手部疗法治百病

SHOUBU LIAOFA ZHI BAIBING

第 5 版

程爵棠　程功文　编著

河南科学技术出版社

·郑州·

内容提要

本书在第 4 版的基础上修订而成，共分三篇。上篇阐述了手部疗法的基本知识，包括手部疗法的作用原理、治疗范围和观手诊病法，手部穴位与主治，手部全息反射区与治疗点，手部按摩、针刺和药疗的操作方法等；中篇介绍了内科、妇科、儿科、男科、伤外科、皮肤科、五官科等 140 余种常见病的手部治疗经验和约 770 首配方；下篇主要介绍手部保健按摩法和保健操。本书是作者长期临床实践和四代家传、师授经验的总结，并参考了大量文献资料，内容丰富，方法简明，实用性强，适于基层医务人员、中医药爱好者及城乡家庭自疗者阅读参考。

图书在版编目（CIP）数据

手部疗法治百病/程爵棠，程功文编著. —5 版. —郑州：河南科学技术出版社，2021.3

ISBN 978-7-5725-0316-0

Ⅰ.①手… Ⅱ.①程… ②程… Ⅲ.①手—穴位疗法 Ⅳ.①R245.9

中国版本图书馆 CIP 数据核字（2021）第 030412 号

出版发行：河南科学技术出版社
北京名医世纪文化传媒有限公司
地址：北京市丰台区万丰路 316 号万开基地 B 座 1-115　邮编：100161
电话：010-63863186　010-63863168
策划编辑：杨磊石
文字编辑：杨　竞
责任审读：周晓洲
责任校对：龚利霞
封面设计：龙　岩
版式设计：崔刚工作室
责任印制：苟小红
印　　刷：河南省环发印务有限公司
经　　销：全国新华书店、医学书店、网店
幅面尺寸：140 mm×203 mm　　　**印张**：10.5　　**字数**：264 千字
版　　次：2021 年 3 月第 5 版　　2021 年 3 月第 1 次印刷
定　　价：38.00 元

第5版前言

本书自2005年初版以来,已3次修订再版,因内容实用、操作简便、安全可靠、疗效确切而受到读者的厚爱,故一再重印以应需求。同时也接到一些读者来信或电话,既给予了鼓励、赞扬,也提出了一些改进意见与建议,希望修订再版。为此,我们在保留原版特色的基础上,根据读者的建议和作者的体会,本着"从严、从验、从简"的原则,对本书进行了再次修订。

此次修订,一是增补了近年来收录的疗效确切的新配方7首及一些新的临床经验体会;二是精简文字,删除了少数疗效欠佳、操作复杂的38首配方;三是修正了原版中的错漏,在编排方面亦做了一些改进。修订后,本书内容更加精练、实用。

在本书修订过程中,承蒙程美红、张大英、张大亮、陈常珍、李勇等协助校对与筛选,谨表谢意。由于笔者学识浅薄,虽经修订仍可能有疏漏之处,敬希读者批评赐正。

程爵棠

2020年10月

第1版前言

手部疗法是民间疗法中之精华，是中医学的重要组成部分。由于它具有操作简便、易学易懂、人人会做、适用范围广、不花钱或少花钱就能治好病、安全可靠、疗效显著等特点，并符合"简、便、廉、验"的原则，故能长期在民间广泛流传和应用，深受广大群众欢迎，在防病治病、保健强身中发挥越来越重要的作用。

手部疗法中的手部按摩，源远流长，它起源于中国远古时期的手疗法。通过历代特别是新中国成立后医学界和民间不断的医疗实践、总结与提高，逐步升华为融手部经穴、经外奇穴和手穴为一体的手部全息反射区按摩法和手部针刺法。20世纪60年代，通过多年研究，并结合家传经验，充实了手部按摩法和手部针刺法，并融入手部药疗，终于形成了一种新的手部按摩、针刺与手部药疗相统一的手部疗法。三者相辅相成，从而扩大了治疗范围，提高了治疗效果。为了使本疗法发扬光大，推广应用，笔者特根据40余年来临床实践，并广泛收集古今有关文献资料和20世纪六七十年代写的医学笔记——《民间外治心法》《外治心悟》和增编的《外治汇要》，结合四代家传和师授经验，几经易稿，始编著成《手部疗法治百病》一书。

本书分上、中、下三篇。上篇为概论篇，简要介绍了手部疗法的历史、理论依据与作用原理、治疗范围、观手诊病法、手部经穴、经外奇穴、手穴与小儿手部穴的定位与主治，手部全息反射区与治疗点、按摩操作手法、手部针刺与药疗，以及优点与注意事项等。中篇为治疗篇，重点介绍了内科、妇科、儿科、男科、伤外科、皮肤科、眼科和耳鼻咽喉科等 140 余种常见病的 800 余首按摩、针刺和药疗配方的临床治疗经验。下篇为保健篇，主要介绍自我全身手部保健按摩法、手部保健按摩法举例和手部健身法经验精选等。

本书在编写过程中，承蒙程美红、程华、文力、程铭、刘一平、刘华、新苗、程文、刘荷花、李显平等协助做了大量的资料收集整理工作，谨表谢意。由于笔者学识浅薄，经验不足，书中仍可能有一些不足之处，恳请同仁高贤和广大读者不吝教言，批评赐正。

程爵棠

2005 年 1 月写于中国瓷都——景德镇

目 录

上篇 概 论

中篇　疾病的手部疗法

下篇 手部保健按摩法

上篇 概 论

　　手部疗法,是依据手部特定部位——手部的经穴、经外奇穴、手针穴以及手部全息反射区、第 2 掌骨侧穴位群,通过适当刺激,达到防治疾病、保健强身之目的,是一种独特的传统医学疗法,又是外治法中的一种自然疗法。因刺激手部的方法多样,如手部按摩法、手部针刺法和手部药疗法等,但刺激的部位都没有离开手部,故统称为"手部疗法"。

　　中医学认为,手部疗法是以脏腑学说理论为基础,以经络学说理论为依据的一种综合治疗方法。手是一双感觉器官,具有丰富的感觉神经,尤其是手指的掌面及正中神经分布的区域。手部具有触觉、痛觉、温度觉等基本感觉。双手特别敏感,且功能齐备,是人体使用最多的组织器官,与人体健康有着密切的联系。通过这种特殊的感受器传递信息,使之达到"手脑相通,十指连心",灵活的双手是人们智力发达的表现,即所谓"心灵手巧"。手随心脑指挥而动,心随手动而调控,手是心脑最忠实的使者。且手部这种感觉中,手掌侧的感觉远较背侧灵敏。同样,在掌侧指腹的感觉比手掌更为灵敏。正因为手部对外界刺激较敏感,经常刺激双手可激发大脑潜能,增强智力,提高自身的健康水平。当人体出现病态时,疾病的信息便从手上反映出来,对手部穴位、反应区进行适当的信息刺激与诱发,获得治疗信息能量,通过经络的传递,调动和激发机体的免疫、防御、抗病修复潜能,起到治疗疾病、养生保健、延年益寿的作用。所以有人说:"手是人外在的头脑"。它的动作与大脑几乎完全一致,手的敏感性比人体其他部位要强得多。西方有学者说："手是人类心灵的外在窗户"。中国也有俗话说："十指连心"，"心为君主之官"，手经大脑指挥而行。

手部疗法是运用一定的按摩、针刺、药疗等治疗方法，刺激双手特定部位，调节人体各脏腑、组织、器官的生理功能的医疗手段。它的特点是：有病治病，无病强身；以外治内，以局部治整体；适用范围广，遍及临床各科；经济实惠，操作简便，易学易懂，便于掌握；疗效可靠，无不良反应。随着人们回归自然观念的加强，这种疗法已受到人们的普遍欢迎。又因它不受时间、地点、环境、设备等条件限制，很适合城乡家庭采用。因此，它能够长期在民间广为流传与应用，是一种值得研究与推广的防治疾病与养生保健相统一的传统医学自然疗法。

一、手部疗法的历史与展望

手部疗法与其他民间疗法一样，内容十分丰富，是集"按摩、针刺、药疗"为一体的综合疗法，是中医学的重要组成部分。它来源于民间，运用于民间，是我国劳动人民长期同疾病的斗争中发现、发展并逐步完善的简便有效的防治疾病经验的总结。因此，它能长期在民间广泛流传和应用，深受广大群众和患者的欢迎。

手部疗法历史悠久，源远流长。远在原始社会，由于科学知识缺乏，生产力落后，生活十分艰苦，此时人类穴居野外，受时气侵袭，各种疾病流行猖獗，又不时被毒蛇猛兽所伤。人们在受伤或患病之时，由于无医无药，为了自身的生存与健康，会本能地摩擦、搓揉双手，以促进血液循环，防冻保暖，增强机体的防寒能力；或有意无意用手抚摸、按压病痛部位，如当牙痛时，按压手的虎口部位时，牙就不痛了；或被树枝刺伤手部，而原来的病痛反而好了；或为了自救，自采百草、捣烂外敷手部，结果人体某部病痛就渐渐痊愈了，凡此种种，人们渐渐地发现手部的某些部位，通过按压、摩擦、搓揉，或借助某些器具用品刺激；或百草外敷手部等，能够起到一定的治疗作用,这便是手部疗法的萌芽和雏形。随着人们实践的拓宽、认识的加深、经验的总结,上述治疗方法便逐渐演化为现在的手部按摩法、手针疗法、手浴手敷疗法以及针灸手部疗法等手部疗法。

随着社会生产力的发展,防治疾病的医疗方法也得到了进一步的充实和发展,而且医疗方法多样化。手部疗法便是其中的一种。如《史记·扁鹊仓公列传》载:"上古之时,医有俞跗,治病不以汤液醴酒,镵石、挢引、案扤、毒熨"。镵石,即针刺;挢引,"挢"也写"挢",扤者举足也,挢者举手也,引即导引功;案扤,即按摩。可见,上古之时,即已应用手部疗法了。

早在两千多年前成书的医学经典著作——《黄帝内经》记载了手部腧穴和手部寸口脉诊病法,为手部治疗提供了理论依据。后世医家通过实践,又发现了手部经外奇穴、手针穴,更加丰富了手部疗法治疗的内涵。按摩是中华医学的瑰宝。在许多古医学著作中都有按摩术的记载。《素问·异法方宜论篇第十二》记载:"中央者,其地平以湿,天地所生万物也众,其民杂食而不劳,故其病多痿厥寒热;其治宜导引按跷。故导引、按跷者,亦从中央出也。"《太素·卷二十七·邪论篇》又云:"寒气客于肠胃之间、募原之下,血不得散,小络急引故痛,按之者血气散,故按之痛止。寒气客于背腧之脉则脉泣,泣者血虚,虚引痛,其腧注于心,故相引而痛,按之则热气至,热气至则痛止矣。"前者论述了按摩术的兴起地、兴起原因、适应证及病症成因;后者则详述了引起疾病的原因和症状及按摩的方法与机制。《灵枢·经别篇》云:"审切循扪按,视其寒湿盛衰而调之,是谓达适而为之真也。"阐述了按摩治疗的广泛性和技巧性。《金匮要略》则云:"右二味为散,沐了,以方寸匕,已摩疾上,令药力行。"说明按摩与药物、浴疗相结合的重要性。《唐六典》中也记载,按摩可除八疾:风、寒、湿、热、饥、饱、劳、逸,并且讲"凡人肢节脏腑积而疾生,宜导而宣之,使内疾不留,外邪不入。若损伤折跌者,以法正之"。加之伴随而行的针刺手部法、药物外疗手部法,终形成三法一体的手部疗法。而且手部穴位多,神经末梢丰富,且又非常敏感,对刺激反应强烈,通过手部经络与全身脏腑、组织、器官的内在联系,刺激双手是可以治疗内外诸多疾病的,而且在手部治疗局部与全身性疾病是最为方便的。

明清之际,林之翰所著的《四诊抉微》、周学海所著的《形色外诊简摩》、汪宏所著的《望诊遵经》、张振鋆重编的《厘正按摩要术》等中医古籍中,均有通过手部诊断、治疗疾病的论述。

由此说明,按摩、针刺、药疗手部,同出一源。经历代医学家和民间的不断努力、实践、再实践,不断总结提高,而逐步发展起来,并不断完善,至今已成为一门独特的手部医疗方法。

新中国成立后,在党和政府的关怀与重视下,中医学事业得到了飞速发展,属外治法中的手部疗法也得到了长足发展。1973年,医学专家张颖清教授发现在人体手的第2掌骨上存在一种有序的穴位群,好像人的缩影藏在此处。当人体患病时,在第2掌侧面的某些部位按摩,症状就会好转。20世纪80年代,我国的中医研究工作者发现了人体全息反应区,提出了人体的生物全息诊疗法,认为人体上的每一独立的解剖节段都包含着与全身部位全息对应的穴位,并发现手部存在着许多与人体内部组织器官相对应的全息反应区,通过刺激,对于人体的调整作用是很显著的。同时,手部按摩专著也相继出版,在中医期刊上也经常看到有关手部按摩之类文章。从古至今,有关手部穴位及全息反射区仍众说纷纭,不尽相同,有待今后达成一致。所喜的是在21世纪的中国,许多古老的传统保健方法已走进很多的家庭,作为人人享有保健的有力手段,手部疗法将以它鲜明的特点与优势成为人们祛疾保健的有效手段之一。

随着医学科学技术发展,有着数千年历史的手部综合疗法将显示越来越广阔的前景。"良医不废外治。"我们深信,手部疗法在挖掘、整理和提高过程中,通过医界同仁和民间的共同努力,结合和借鉴现代医学技术,必将得到更大的发展与推广普及,更好地为人民的卫生保健事业服务。

二、手部疗法的理论依据和作用原理

(一)理论依据

中医学认为,人体是一个统一协调的有机整体,而每个外在的组织器官都是整体中的一员,不可分割。而且每个组织器官都是通过心脑(脏腑功能)指令、协调而发挥各自生理功能作用的。双手是人体中的重要一员,在整体中处于非常重要的地位,与心脑密切相关。手是心灵在外之窗户,故有"心手相印,手脑并用"之说,也是人们创造财富的主要工具。因此,刺激双手,不仅能够治疗局部疾病,而且还能治疗远隔部位的脏腑、组织和器官疾病。其理论依据如下。

1. 以中医脏腑学说理论为基础　一切疾病的发生,皆是脏腑生理功能失调的反应,而脏腑学说理论又是中医基本理论的核心。脏腑通过经络沟通内外、表里、上下,联络五官九窍、四肢百骸,组成一个统一协调有机的整体。病自内生,必通过脏腑经络和所属部位而现于外;病由外入,必通过经络而传之于内(脏腑),故《灵枢·本脏篇》云:"视其外应,以知其内脏,则知所症矣。"说明无论内因或外因致病,皆在作用于脏腑后而病生。病之内,应之外;病之外,体之内。所以,无论何病皆可视其外应(皮部)而察之于内(脏腑)。而手掌是内腑的"晴雨表"。凡疾病之发生,必首先应之于手部,先察手部则可了然于胸。这里举例说明内脏(脏腑)失调如何在手部表现出来,如维生素A缺乏者,手部皮肤会变得粗糙,出现角化;自主神经功能失调者,手就多汗;锌缺乏者,手指尖可出现糜烂、脱屑;脑血管循环不良者,在指甲部可出现黑红瘀斑;肝功能有问题者,指甲会嵌入肉里或呈勺形;等等。凡疾病的治疗皆本于脏腑,一切从脏腑出发,是手疗治病所遵循的基本准则,也是手部疗法的理论基础。辨证论治离不开脏腑,而外治之理,皆本内治之理,法异途归,其理则一。所以外治作用力亦离不开脏腑,离则偏,合则切。刺激双手所产生的治疗刺激信息,又通过经络传导或神经反射作用而传递于内,应之内脏,使之失调的脏腑生理功能得以恢复正常,其病自愈。

2. 以中医经络学说理论为依据 《灵枢·刺节真邪篇》云:"用针者,必先察其经络之虚实,切而循之,按而弹之,视其应动者,乃后取之而下之。"《灵枢·官能篇》又指出:"察其所痛,左右上下,知其寒温,何经所在。"在临床中,这些是针灸医家必须遵循的治疗原则。其实,一切依据穴位治病的外治疗法都应当遵循这些基本准则,所以手部疗法亦不例外。手部疗法,同属理学范畴,亦是以中医经络理论为依据的。

(1)经络相连:十二经脉中有 6 条(即手三阴经和手三阳经)直接循行手部(图 1),分别是手太阴肺经、手厥阴心包经、手少阴心经、手阳明大肠经、手少阳三焦经、手太阳小肠经。足六经虽不直接和手相连,但手足经脉名称相同均可交会灌注。如手足阳明经交会于鼻旁,手足少阳经交会于外眼角,手足太阳经交会于内眼角,手足太阴经交会于胸部,手足厥阴经交会于胸中,手足少阴经

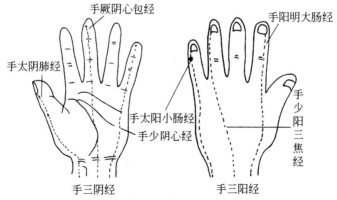

图 1　手部六经

交会于心。也就是说,手三阴经均以胸沿臂内侧走至手,交接于手三阳经;手三阳经循臂外侧走至头,交接于足三阳经。足三阳经从胸腹背肋,沿下肢外侧,交接于足三阴经;足三阴经再从足循下肢内侧经腹至胸,交接于手三阴经(图2)。通过这些经脉使手部与相应的脏腑、组织、器官形成密切的联系。由此说明手三阴经、手三阳经均与手直接相

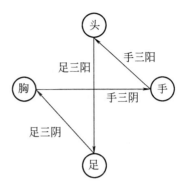

图2 十二经脉走向和交接规律

联系,并通过经络与全身各部相联系;十二皮部也与手发生联系,而且手之皮部是十二皮部中最敏感之区域。肺、心包、心、大肠、三焦及小肠等脏腑之气亦与手相关。

(2)根结理论:从根结理论分析,也说明了手部与头面躯干各部有一定联系。因此可利用手部穴位治疗全身各部有关组织器官及脏腑疾病。为手部穴位远道治疗作用提供了重要理论根据。

此外,费兹杰尔博士提出了反射医学理论经络十条学说即人体内有十条经络,在两手的十指上各有经络分布其中(图3)。并说明拇指线——调整呼吸系统,促进新陈代谢的经;示指线——调整肝脏、胃、胰脏的经;中指线——调整心脏等循环系统的经;环指线——与神经系统、视觉中枢有关的经;小指线——调整肺、生殖器官等的经。因此,只要广泛地刺激在双手经络上的反射区附近将会出现惊人的效果。这也从另一个侧面为手部疗法提供了经络理论依据。

3.手部皮部是手疗治病的着眼点 手部疗法属外治法之一,是通过施治人体手部皮部来达到治病强身的目的。

传统的针灸医学在应用经络诊治疾病时,重点是取相应经脉上的穴位,而手部疗法则侧重手部经脉之穴位与上肢末梢皮部。

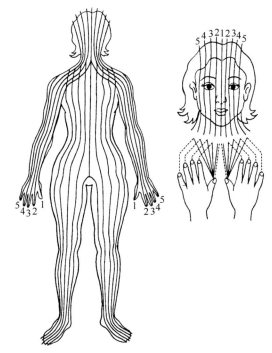

图3 十条经络学说

一身之皮部,分为十二皮部,皆以经脉为纪,所以十二经脉之外应必有十二皮部。手部为手三阴、三阳经脉之起止点,又为十二皮部之分位部——上肢末梢皮部,对外力最敏感;而手部经穴、奇穴、手穴以及手部全息反射区,均在手部皮部之地面。所以刺激手部,除针刺取手部之穴位外,因按摩、药疗作用面积大,往往不是一个穴位,而是几个腧穴的综合效应。凡此总不离手部皮部之范围。所以说手部皮部是手部疗法的着眼点,其道理亦在于此。

同样,凡是在手部找到敏感点并进行有效按摩,这种神经信号就能通过"负诱导"作用使有病器官得到调节并缓解病痛。就是在大脑皮质一个兴奋灶周围出现增强的抑制过程,使原来的兴奋灶出现了抑制。这种现象完全可以通过神经生理中的"负诱导"现象来解释。这就是手部按摩法的理论根据。(引自《手部按摩治疗图解》)

(二)作用原理

中医学认为,人体是一个有机的整体,五脏六腑、五官九窍、四肢百骸各部位都不是孤立的,而是内外相通、表里相应、彼此协调、相互为用、互为制约的整体。因此,通过将按摩、针刺手法和药力效应作用于人体手部的特定部位,可以调节机体的生理、病理状态,达到治疗效果。也就是说,通过刺激双手所产生的治疗作用,以转换成生物能,并渗透到体内,改变有关的系统内能,并可作为信息的载体,向人体某一系统或组织器官传入信息,起到调节脏腑功能的治疗作用。

人体内的一切生命活动都离不开瞬息万变的阴阳转化,疾病的发生都是通过内因、外因等致病因子作用于脏腑,导致脏腑功能失调、体内阴阳失于平衡的结果。刺激双手所产生一定的信息,并通过经络系统或神经系统传递到相应的脏腑、组织、器官,从而恢复其阴阳平衡状态,达到"阴平阳秘",起到治疗疾病的作用。

血液的正常循环有赖于心脏正常的生理功能。血液是人体赖以生存的必要前提,血液循环必须通畅,周而复始,循环往复,以供养全身各部生理活动的需要。常言道:"十指连心",说明了双手与心脏存有特殊的关系。手部有两条经脉与心脏直接相关,即手少阴心经和手厥阴心包经。手部有极为丰富的毛细血管网、淋巴网和密集的微循环等。通过对双手穴位或全息穴等实施按摩、针刺、药疗等治疗方法,给予适当刺激,一可引起部分细胞蛋白分解,产生组胺或类组胺物质;二可通过手部按摩能产生热能等综合作用,使气血系统的内能增加,促使毛细血管扩张、血流加快、血流量加大、淋巴管扩张、神经末梢产生兴奋,从而促进血液循环,改变系统功能。

经络是人体气血运行的通路,内联五脏六腑,外络四肢百骸、五官九窍,沟通表里内外,贯穿左右上下,是网络全身的纽带,使人体各部位紧密联系起来,成为一个不可分割的有机整体,从而调节人体多种生理功能活动,保持人体功能的协调和相对平衡。

十二经脉表里相合。由于双手是经脉相互交接的重要部位之一,因此人体各脏腑组织器官生理功能、病理变化的信息都可以通过经络汇集到双手,使双手成为反映全身健康信息的最敏感点。刺激双手的穴位或皮部,通过经络的传导或神经反射作用就可以调整相关的脏腑、组织和器官的系统内能,调节相关脏器的生物信息,改变相关脏器的病理变化,使之经络保持平衡,调整人体中生物信息,从而达到防病治病和自我保健的目的。

此外,凡手部关节的错位、肌腱滑落等因有关组织解剖位置、异常而致的病症,均可通过按摩手法直接作用加以纠正。但应根据不同情况采取相应的治疗手法,使错得以整复。

总之,刺激双手所产生的作用原理是复杂的,是多方面的。由于刺激治疗方法不同,所产生的作用原理亦不尽相同,但其治疗作用是客观存在的,不容置疑。其治疗作用概括而言,一是从中医学观点分析,主要具有补、泻、温、清、消、散、汗、和、敛、缓、通、理等作用。二是利用现代医学的观点来分析基本原理,不外乎是"力""能""信息"三方面的作用。

三、手部疗法的适应范围与禁忌证

本疗法的适应范围广,能治疾病多,但也有它的禁忌证。本疗法与其他民间疗法一样,仍在发展中。这里所讲的,仅是根据文献资料和笔者本人的临床实践体会所及,实际上内容比本书所收治的还要多。现介绍如下。

(一)适应范围

本疗法适应证多,范围广泛,凡内科、妇科、儿科、男科、骨伤科、外科、皮肤科、眼科与耳鼻咽喉科等各科内外诸多疾病均可治疗,而且见效快、疗效高。例如适用于内科的感冒、头痛、三叉神经痛、支气管炎、支气管哮喘、坐骨神经痛、肋间神经痛、神经衰弱、失眠、高血压、低血压、冠心病、胃肠炎、肠炎、胃脘痛、胃及十二指肠溃疡、呕吐、胃下垂、胃痉挛、痢疾、胆囊炎、胆石症、眩晕、中风、糖尿病、肥胖症、肾炎、癫痫、癔症、呃逆、风湿性和类风湿关节炎、心绞痛、心律失常、中暑、动脉硬化、贫血、肺结核、肝病、面瘫、老年痴呆症、胃肠神经官能症、压力综合征、腰痛、肺心病、腹胀、便秘、疟疾、心肌炎、尿潴留等;妇科的月经不调、痛经、闭经、经期头痛、经前期紧张症、经前乳房胀痛、更年期综合征、功能性子宫出血、盆腔炎、不孕症、妊娠恶阻、胎位不正、女性性功能低下、先兆流产、缺乳、产后血晕等;儿科的小儿感冒、发热、咳嗽、哮喘、腹泻、遗尿、惊风、夜啼、疳积、积滞、厌食、高热惊厥、麻疹、水痘、百日咳、乙脑、硬肿症、小儿麻痹后遗症、流行性腮腺炎、脱肛等;男科的前列腺炎、前列腺肥大、阳痿、遗精、早泄、不育症等;外科的疖肿、乳腺炎、乳腺小叶增生、阑尾炎、痔疮等;骨伤科的落枕、颈椎病、肩周炎、腰扭伤、骨质疏松症、腰椎间盘突出症、梨状肌综合征、肱骨外上髁炎、腱鞘炎等;皮肤科的荨麻疹、带状疱疹、神经性皮炎、银屑病、湿疹、鹅掌风、痤疮、脱发等;眼科的睑腺炎(麦粒肿)、结膜炎、青光眼、近视眼、视神经萎缩、白内障、老花眼、角膜炎等;耳鼻咽喉科的耳源性眩晕、耳鸣、耳聋、鼻出血、鼻炎、过敏性鼻炎、鼻窦炎、扁桃体炎、中耳炎、咽炎、喉炎、咽喉炎、声音嘶哑、牙痛、口腔炎等临床各科140余种常见病和部分疑难病症,都有较好的疗效。

同时还可广泛用于保健强身,延年益寿。

必须说明的是,病有轻重,证有虚实,在上列适应证中有些可单独使用本疗法治好,有些可以按摩为主,或针刺、药疗为主,或三法配合使用,或配合其他疗法治疗;有些病症本疗法仅起到辅助治疗作用。在本疗法治疗无效时,可调整治疗方案;或改用其他疗法施治,以免贻误病情。

(二)禁忌证

为了避免不必要的医疗事故发生或延误患者的治疗,下列病症应当禁用或慎用本疗法。

1. 某些外科急腹症,如肠穿孔、胃穿孔等禁用本疗法;阑尾炎禁用按摩。

2. 多种急性传染病、急性高热病症,如肠伤寒、霍乱、性病、败血症禁用本疗法。

3. 各种骨关节结核、骨髓炎、骨肿瘤、骨折患者禁用本疗法,但骨折整复位后可配合按摩。

4. 血液病及有内脏出血性疾病,如脑出血、上消化道出血等禁用本疗法。

5. 各种急性中毒,如食物、煤气、药物等中毒慎用本疗法。

6. 急性脏器功能衰竭,如心、肾、呼吸衰竭等病人禁用本疗法,急性期过后可配合本疗法治疗。

7. 精神病患者发作期不宜按摩。

8. 有严重的皮肤溃烂、出血及传染性皮肤病严禁发作时按摩,针刺、药疗仅作辅助之用。

9. 严重心脏病、高血压及脑、肺、肝、肾等病慎用本疗法。

10. 妇女妊娠期间、经期或产后恶露未净者禁用按摩。

此外,手部及上肢有固定疾病者,也不宜使用本疗法,因已失去本疗法治疗作用。按摩手法不熟练,忌用外力强力刺激(按摩)穴位,以免造成手部伤害。

以上所列禁忌证并不是绝对禁用本疗法,在有的阶段、有的疾病仍可配合用本疗法治疗。

四、观手诊病法

中医学认为,人体是一个统一协调有机的整体。辨证施治,要从整体出发。人体既是一个有机的整体,又是一个开放系统,其内脏(脏腑)与体表存在着一定的对应关系。同样,就局部而言,与手部的对应关系尤为密切(图4)。因为人体中的所有经脉都与手有关,手接收着人体的全部信息。按生物全息律的理论,生物体的任何相对独立的部分都负载了生物整体的全部信息。因此,人一旦生病,疾病的信号就会通过经脉反映到手上,这样就可通过观察手部来诊断疾病,同时也可配合运用捏、推、挤、压等手法来诊断疾病。

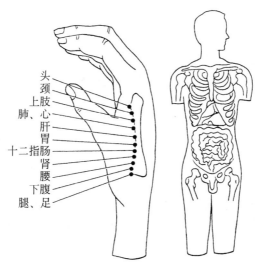

头
颈
上肢
肺、心
肝
胃
十二指肠
肾
腰
下腹
腿、足

图 4　内脏与手部对应关系

观手诊病方法很多,有指甲诊病、第2掌骨侧诊病、掌纹诊病和指纹诊病等。现就观指甲诊病和观手掌诊病分述如下。

(一)观指甲诊病法

观指甲诊病法是以观察十指指甲的气血形态、色泽变化和形态构造来诊断机体脏腑器官疾病或病变程度的方法。此法属中医学"四诊"法中的望诊内容之一。

根据气血形态、色泽变化将指甲划分成 9 份或划分成 4 份(图5)。一般来说,9 份的划分比较细,定位较准确;而 4 份的划分较简略,较常用。并据此观察诊断疾病。

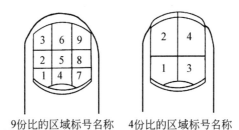

9份比的区域标号名称　　4份比的区域标号名称

图 5　拇指分区法

指甲上常见的气血信号,其大小、形态各式各样(图6)。一般归纳起来可分为圆形、半圆形、椭圆形、月牙形、条形、钩形、八字形、三角形、锥形、哑铃形,以及点状、线状、片状、棒状、云雾状、波浪状。但每一种形状也并非绝对一致,相同的形状间互有差异。在指甲上,气血色泽可反映病变程度和病情的变化。常见指甲气血颜色有红、淡红、紫红、紫黑、黑、黄、淡黄、白、灰等,而色泽又有荣润、鲜明和晦暗、枯槁之分。一般在临床上,疾病的急性期或病变活动期,其色泽呈鲜红或紫红;缓解稳定期血色则变淡红色;病情加重时可变紫、变黑。

1. 根据指甲色泽变化,可为临床诊断疾病提供依据

(1)白甲:指甲全白多见于遗传性疾病、肝硬化患者,少数见于营养不良、溃疡性结肠炎、慢性砷中毒、氟骨症、咬甲症、全身急性发热疾病、上肢动脉闭塞、伤寒、软骨病、心内膜炎、贫血;麻风、甲

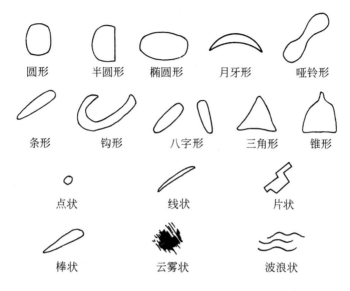

圆形　　半圆形　　椭圆形　　月牙形　　哑铃形

条形　　钩形　　八字形　　三角形　　锥形

点状　　　　线状　　　　片状

棒状　　　　云雾状　　　　波浪状

图6　指甲上常见的气血信号形状示意

癣等亦能出现全白甲。点、片状白斑,称为甲白斑病。亦可见于扁平苔藓、甲癣等疾病。点状白甲还可见于轻微外伤、肝病、肠道疾病、梅毒、蛔虫、锌缺乏症、气血虚亏证。线状白甲,可见于砷中毒、多发性神经炎、铊中毒、氟中毒或肾炎、低蛋白血症。

（2）黑甲:可见于全身性疾病、黏液性水肿、维生素 B_{12} 缺乏症、类风湿关节炎或偏瘫患者。黑变多见于营养消耗、内脏功能性障碍及 B 族维生素缺乏。黑块状见于胃癌、肝癌、碱中毒。黑弧变见于慢性胆囊炎。肾气绝亦见黑甲。中医学认为,指甲色黑为血瘀作痛或心血瘀阻的重症,爪甲黑而肢厥、干呕面青者凶,手足爪甲下肉黑者病重笃。

（3）绿甲:多为铜绿假单胞菌感染或白色念珠菌感染者;绿甲综合征多见于染料工人。

（4）黄甲:多见于肝胆疾病（如肝炎、胆囊炎、胆石症等）、阻塞性黄疸或溶血性黄疸、甲状腺功能减退、肾病综合征、消化系统疾病(尤以肿瘤)、慢性呼吸道疾病、淋巴系统疾病等病人。

(5)红甲:主热证,多为气分热。指甲色鲜红多为血分热或阴虚热;若深色或红紫多为风热、热犯心经或瘰疬症、历节风等;指甲色紫,多为血瘀,主心血瘀阻。

(6)紫甲:多见于先天性心脏病、肺源性心脏病、心力衰竭、一氧化碳中毒、伯氨喹过敏等患者。青紫甲多见于雷诺病、系统性红斑狼疮、冻疮样多形红斑、冻疮、肢端发绀症、硬皮病、网状青斑症等,多由寒凝气滞,阻遏脉络所致。中医学认为,指甲青紫,为湿热重、气血郁滞。若虚证见青紫甲或蓝甲者,为恶候。

2. 根据色泽在指甲上的位置来判断病位,不同指甲可反映多种疾病

(1)拇指指甲(图7):主要反映头颈部疾病。常见病症有上呼吸道感染、头痛、鼻炎、副鼻窦炎、咽喉炎、扁桃体炎、口腔炎、牙周炎、龋齿、中耳炎、视力减退、颈淋巴结肿大、脑肿瘤等。

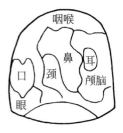

图7 拇指指甲

(2)示指指甲(图8):主要反映上焦、心肺及部分咽喉部和中焦疾病。右示指指甲主要反映肺、气管、食管、乳房、胸背、手、肘、肩及咽喉、颈部的病症。常见病症有急慢性支气管炎、支气管哮

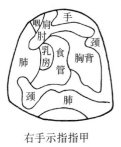

右手示指指甲

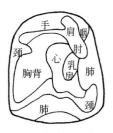

左手示指指甲

图8 示指指甲

喘、肺炎、肺结核、肺气肿、胸膜炎、食管炎、食管肿瘤、咽喉炎、乳房肿瘤及颈、胸、椎、手、肩等疾病。左手示指指甲与右手示指指甲基本相同,可包括心的病症,常见病除与右手示指相同的还可见高血压、低血压等病。

(3)中指指甲(图9):主要反映中焦及部分上、下焦疾病。右手中指指甲主要反映胃、十二指肠、膈、肝、胰、肾、肺及胸、腰、大肠等病变。常见病症有胃痛、慢性胃炎、胃及十二指肠球部溃疡、幽门及贲门疾病、横膈膜炎、胸膜炎、肝肾疾病等。左手中指指甲除包括心外,基本与右手中指指甲相同,常见病症还有冠心病、风心病、心肌炎、心律失常、主动脉硬化等心血管疾病,以及胃炎、胰腺炎、糖尿病等。

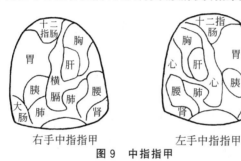

右手中指指甲　　　　　　左手中指指甲

图9　中指指甲

(4)环指指甲(图10):主要反映下焦及部分中焦的疾病。右手环指指甲主要反映肝、胆、胰、肾、大肠、小肠、膀胱、生殖器及膝、腰部等病变。常见病症有肝炎、肝硬化、胆囊炎、胰腺炎、结肠炎、

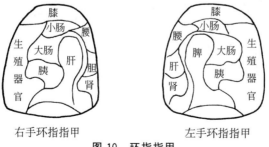

右手环指指甲　　　　　　左手环指指甲

图10　环指指甲

肾炎、风湿性关节炎、腰椎病及子宫、肛门等疾病。左手环指指甲主要反映脾、胰、子宫、尿道、输卵管、外阴、肛门等病变。常见病症有脾大、胰腺炎、肾炎、输卵管炎、直肠炎,以及子宫、尿道、前列腺、外阴、肛门等疾病。

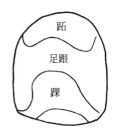

图 11　小指指甲

（5）小指指甲（图 11）：多反映膝以下的疾病。如跟骨、跖骨等部位的病症。

3. 利用手指纹对诊断疾病是很有价值的　手指纹大体上可分为 4 种,即弓形纹、箕形纹、斗形纹和缺散形。其中,箕形纹是正常人较多出现的指纹,而缺散形少见。但随着人的年龄增长、环境变化和病变而使指纹变为其他类型者,均表明健康状况不佳或生理功能不健全等。

4. 对指甲形态、构造及甲下皮肤结合处等望触按动,对诊断疾病亦很重要　下面将《手疗轻松治病》所述内容及图示（图 12）介绍如下。

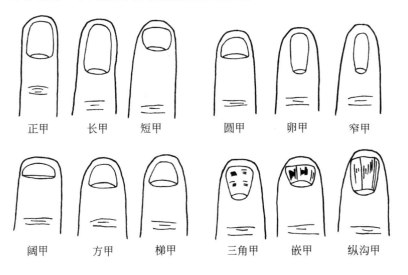

正甲　　　长甲　　　短甲　　　　圆甲　　　卵甲　　　窄甲

阔甲　　　方甲　　　梯甲　　　　三角甲　　嵌甲　　　纵沟甲

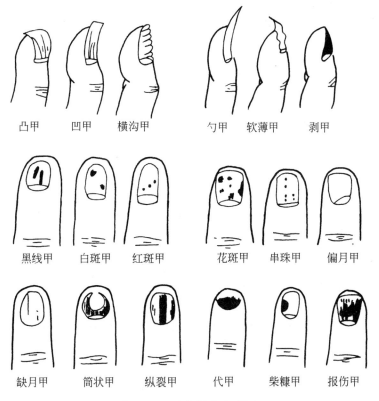

凸甲　　凹甲　　横沟甲　　　　勺甲　　软薄甲　　剥甲

黑线甲　　白斑甲　　红斑甲　　　　花斑甲　　串珠甲　　偏月甲

缺月甲　　筒状甲　　纵裂甲　　　　代甲　　柴糠甲　　报伤甲

图 12　《手疗轻松治病》图示

正甲：甲面纵横呈弧度很小的椭圆球面。厚薄适中，坚硬有弹性，光滑润泽半透明态，淡红含蓄，明朗含神，月痕清晰。甲根与皮肤交界处的皱襞即甲皱，红润柔韧整齐。甲面无崚棱沟裂，甲下无斑纹瘀点，轻按甲面，松后红润复原。这种甲一般显示气血充足，经络通畅，脏腑调和，身体健康，精力充沛

长甲：甲面修长。对光观察甲面一般有轻微的纵行沟纹，正视光洁度较好。甲下色明润稍淡，半月较正常。甲与皮肤交界之甲皱有时起倒刺。提示呼吸系统较弱，胃肠功能易紊乱，情绪不稳定

短甲：甲面短，甲面长度占末节指节背侧距的 1/3 左右，甲下色正常，半

月很小,有时隐于甲皱中。这种甲一般显示健康状况良好,身体强壮,爆发力好。但情绪不稳定,易烦易怒,不加调节易患高血压及肝病

圆甲:甲面紧扣左右肉际,与甲上端肉际缘共同构成半圆形甲。甲皱一般不整齐,甲下色较正常。提示爆发力强,身体强壮,情绪不稳,易患眩晕症、偏头痛及代谢病

卵甲:甲面边缘与面端围成卵形,整个甲面四周曲线缓和无棱角,对光观察甲面上有轻微的纵向纹。甲下色半月正常。提示身体健康,情绪不稳定,不满足感强,易患胃病及头痛、失眠等症

窄甲:甲面左右横径小,两侧肉际较宽,左右径长为甲长的1/3。认真观察,甲色不均匀,也易出现较轻微的横向条纹。提示易患颈腰椎病、骨质增生及心脏病

阔甲:甲面横径大,顶端更明显,甲根部凹大,半月相应偏大。甲面对光可见纵横条纹、但较轻微。甲下色尚正常。提示易患甲状腺功能变异性疾病、生殖功能低下症

方甲:横径不及阔甲,甲长不及末节指节的一半,甲显方形。甲下色半月正常。甲面有时亦现红斑,甲下色红紫相间。提示易患循环系统病,心脏病可能性大

梯甲:甲上端横径小于根部,甲面长度适中,整个甲面如梯形。甲下色半月较正常。有时半月可呈三角形或梯形。提示易患呼吸系统疾病,如肺炎、支气管炎等

三角甲:甲上距大于甲根部。半月多呈三角形。甲下色大致正常。有时甲下色易白紫相间,按压甲面后甲下色恢复较慢。提示易患中风、脑血栓

嵌甲:甲左右两端深嵌于左右肉际中,形成镶嵌状,如甲倒刺入肉际中,也叫"倒甲"。甲面透明度降低,半月有时不整。提示易患神经系统、循环系统障碍等疾病,如神经官能症、自主神经功能紊乱、先天性心脏病

纵沟甲:正视即可见甲面上有纵行沟条,使甲面凹凸不平。多提示肝肾不足、肝阳上亢或气血两亏。易患营养不良症、过敏症、呼吸系统疾病

凸甲:甲面中央明显凸起高于四周,甲顶端部下垂,像贝壳或倒覆的汤匙。对光观察甲面上有凹点,甲下色偏白,半月色偏粉。提示易患结核病、根部紫色更应注意

凹甲:甲面中央凹下低于四周,甲面上可见凹点与纵纹,甲下色不均匀。提示肝肾功能不佳,易于疲劳、精力不充沛,也易患不育症

横沟甲：正视可见甲面上出现凹下横沟，使甲面凹凸不平，甲面透明度降低。多提示肝功能异常或肝气郁结、毛发易脱落、情志易抑郁、内分泌调节紊乱。有时伴有甲下瘀血，多为外伤

勺甲：甲面伸长至顶端肉际时翘起向上形如勺子，两边肉际处指甲易劈裂。甲下色偏苍白，甲皱不整齐，甲面有时出现小白点。提示易患贫血、营养不良

软薄甲：甲面软薄，缺少韧性，失去保护功能，甲下色淡，半月不整，甲皱亦不整齐。提示易患出血症、钙质缺乏症，也可见于久病之人

剥甲：甲面与甲床逐渐分离，初起指甲游离端发白变空，向甲根部逐渐蔓延，甲呈灰白色、无光泽、变软薄。提示由于消化道出血及其他出血症、营养不良症等致贫血

黑线甲：甲面上出现一条或几条细而黑的纵行线。甲下色不均匀，甲皱不整齐，半月泛红偏斜。提示内分泌失调，妇女经期不准，行经腹痛及脑、体力消耗过大

白斑甲：甲面上有小的白色不透明斑块，一般多指均有。儿童易现云状白色斑块。提示消化系统疾病、内分泌失调、胃肠功能紊乱。儿童多为虫积，拇指甲中央有针头样白斑，红白相间，多为蛔虫症

红斑甲：甲面上有红斑红点，甲下色紫暗或红白相间，半月不规整，甲皱不整齐。提示易患循环系统疾病，如心内膜炎、慢性出血症、血小板减少等

花斑甲：甲面光洁度不好，甲色不明润，有隐黄暗斑块，亦有微现的纵纹。提示有消化系统疾病，并伴肠虫症，或长期神经衰弱，易于疲劳倦怠

串珠甲：甲面上出现纵向凹凸不平的串珠样或甲面内有串珠样斑点。提示营养不良或吸收功能障碍，微量元素缺乏及消化器官局部疾病

偏月甲：甲半月偏斜不正，而不再成半月形，甲下色粉或粉中有苍白暗区。提示体力消耗大或营养吸收不好，入不敷出造成机体抵抗力下降

缺月甲：指甲无半月。如果拇指有，余下各指没有，且甲下色泽黯呈粉红色。提示近期饮食起居失常、情绪紧张、身体疲乏、机体抵抗力减弱。如果所有指半月均无，易有循环系统疾病及血液病

筒状甲：指甲内卷如筒，按压后苍白，松开后苍白变化不明显。提示多见于久病体虚或安逸少劳之人，多是气血两虚、机体抵抗力很弱，易患绝症

纵裂甲：甲板不坚，失去韧性，从中央裂成两片。指示易患循环系统疾病或痴呆症，也见于外伤及甲癣。久病不动亦可见此甲

代甲:指甲自行脱落。提示多因疔疮疠毒所致。排除外科疾病则为危候,若不再复生则提示命门火衰,即身体虚弱至极而难以恢复

柴糠甲:甲面光泽黯且自远端峡谷侧增厚,变脆枯槁,呈黄朽木色、粉状蛀蚀或缺损,表面高低不平。提示循环功能障碍,肢端不得营养而受风湿侵袭,易见脉管炎、肌肉萎缩、甲癣

报伤甲:甲下出现按压不散的瘀血斑点,提示身体受外伤

按:指甲色泽(见前述)与形态构造,对诊断疾病确有很重要的参考价值。此两法可单用亦可相互参照使用,对正确的诊断具有很大帮助。

(二)观手掌诊病法

观手掌主要是对手掌的望诊、触诊、按诊和基本纹线的观察与分析,为诊断疾病提供依据。

1. 望诊 望诊是掌部诊断的主要方法,主要观察手掌自然状态下的改变。主要是颜色改变。

我国正常人手部颜色应该是红黄隐隐,明润含蓄。手部病色表现多种多样,如淡红、绛红、黑色、萎黄、青紫、苍白等,可以归纳为5～6种颜色。手掌不同的颜色改变,表示不同的身体病变。当然,还需结合其他诊断方法才能确诊无误,如"闻""问""切"和医学检验等。

(1)赤色:一般主心、小肠病。热证,局部炎症,出血症及某些进行性疾病初期等。

(2)黄色:一般主脾胃疾病。虚证,湿证,亦见于微量元素缺乏症、缺血症、慢性出血症等。

(3)青色:一般主肝胆疾病。寒证,痛证。瘀血、沉积性伤痛及小儿惊风等。

(4)白色:一般主肺病、大肠病。虚证,寒证。脱血,夺气。亦可见于缺血、瘀阻致痛证等。

(5)黑色:一般主肾病。寒证,痛证。水肿,瘀血证。亦可见经

年陈伤。手中黑多为深青暗色。

　　手部反射区(图13)的不同颜色变化又显示相应组织器官的变化。如果颜色所主病脏正好与手部该组织吻合,应引起高度警惕。如青色肝胆病,若在手部肝胆反射区见颜色发青,则应考虑是肝胆病变。

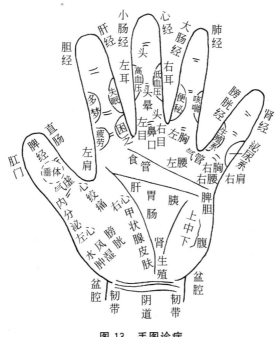

图 13　手图诊病

　　2. 触诊　触诊是通过手的接触、抚摸、感觉局部的温度变化以及有无异常感觉的一种诊断方法,如患者有痛感、麻木不仁等。若某一反射区温度升高,表明相应部位有感染、炎症及进行性疾病;温度降低提示可能是寒邪客侵,阳气虚衰,手掌边缘发凉而掌心热,说明元气未衰,病易恢复;如果掌心凉,颜色转苍白,伴冷汗出,则属气机衰微,表示有相应的病变已经发生。四肢发凉需注意调治。

手部皮肤感觉麻木不仁,又多显示颈、臂神经受压或损伤。如果自觉活动不利时要注意动脉硬化、脑血栓。

3. 按诊 按压后手部出现不散的滞色、硬结、肿块、凹凸不平等多显示相应反射器官的病变。按压酸麻胀感多属虚证或慢性病变;麻木提示神经、循环系统顽固性疾病;胀痛多为炎症、热证等;凹凸、结节、硬节、肿块等多与先天缺陷、手术、结石、钙化、肿瘤等有关。按诊反应区若出现上述变化,可以重复进行按摩治疗此反应区,并配合其他穴位和生理全息反应区、综合按摩,能起到很好的治疗作用。

4. 手掌的基本纹线 一般手掌有几条基本纹线,如大鱼际曲线、近心横曲线、远心横曲线、玉柱线、性线、健康线、腕横纹等。详细了解上述纹线变化情况,对诊断疾病很有帮助(图14)。现分述如下。

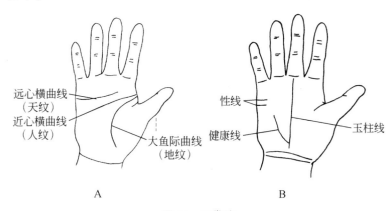

图 14 手掌纹

(1)大鱼际曲线:大鱼际曲线亦称之为地纹、生命线。它起于拇、示指中间,止于大鱼际下端,直到腕,绕大鱼际呈弧形,纵向近掌心,位于中指中心线左右,其偏离程度不大。地纹应是连续不间断、不分叉,在大鱼际区有"特殊"意义,能反映人的身体健康情况、体质好坏、先天禀赋等,疾病状况亦可反映出来,如长(斜贯上下),身体正常健康;短,身体易患病、久病、多病;左右手纹长短不一,体质较弱,病时好时坏。

(2)近心横曲线:近心横曲线亦称之为人纹、小鱼际抛物线、脑线、智慧线、神能线、事业线。人纹多与地纹有相同的起点,并行2～3厘米后,行于掌中央,止于小指尺侧延长线左右。纹线较清晰,没有间断,纹理较深,起点位置高,略呈下垂形,微弯。该纹线末端分叉少,整个纹线延续性好。末端一生变化较多,不外是深浅、分支或长短的变化。人纹所分布区域,主要反映消化、神经、精神等方面情况,它的形态、深浅的变化亦与脑、肝、胆、脾、胃等脏器变化有关。如隐隐约约浮线——脑神经异常;极浅线——智能不发达;无此线——智能低。

(3)远心横曲线:远心横曲线亦称天纹、感情线、心脏线、小指根下横曲线等。正常天纹多数起于小指根下拇指尺侧位置。它起点低、止点高,微向上呈弧形,多止于示中指根下方左右。纹线清晰、深长,色泽红润,起点清楚不杂乱,支线少,末端少叉或无叉。天纹多反映精神状态及情绪、性格,亦与泌尿、生殖系统有关系,也能反映心脏功能及病变情况。如过长——神经性肠胃疾病;出现异常——头脑反应迟钝。

(4)玉柱线:玉柱线又称中指屈纹、事业线、命运线、功名线。多起于大小鱼际在腕部的交合点,穿过人纹、天纹,直行至中指根部。特点是直深细长,颜色较红润,与其他线交接处洁净,纹线不乱。该线不是每个人都有,即使有也常不完整,但没有特殊意义。玉柱线可反映人的神经系统及精神状况,走行区域可反映消化系统功能状况,起始端与生殖有关。

(5)性线:性线又称婚姻线、E线、家庭线。位置在手掌远心端尺侧、天纹与小指之间,正常为1～3条的短横纹线。特点多平直、不乱,无交叉,纹理清晰,色泽红润,多与生殖、生育能力强弱及性欲状况有关。

（6）健康线：健康线又称小鱼际侧线。起点在大小鱼际交合点上方，斜向小指根方向，止点一般不超过人纹，没有健康线是健康的标志，有的话也应连续均匀、浅细，不同的人因健康状况的差异，此线有深浅的变化。另外，此线地方差异明显，北方人多没有或不完整，而南方人几乎均有，其形状各异，有波浪、中断、链锁等变化，与心脑系统、消化系统有关，在临床上有重要的诊察参考价值。如浮而粗壮——健康，精力旺盛；变为断续——体内素质变弱；生来此线不明——正常。

五、手的生理形态与解剖构造

（一）手的生理形态

手可分为 4 个部位，即腕部、手掌、手背和手指（图 15）。

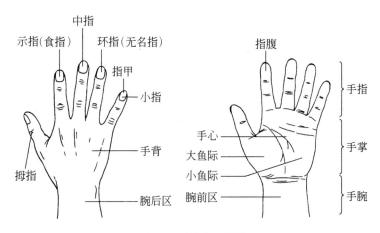

图 15　手的生理结构

腕部指胳膊下端与手掌相连的部分。腕部又分腕前区和腕后区。手指与腕前区之间的称为手掌。手掌中央的凹陷处称为掌

(手)心,其内、外两侧呈鱼腹状的隆起分别称为大鱼际和小鱼际。手指与腕后区之间的部分称为手背。

手指又分指腹、指尖、指甲。每只手有 5 个手指,即拇指、示指(食指)、中指,环指(无名指)、小指,拇指侧为桡侧,小指侧为尺侧。手指的长度,无论男性还是女性,均以中指最长,依次为环指、示指、小指、拇指。男女指长之间有明显差异,而左右手之间无显著差异。手指甲是指端背面皮肤所衍生,正常人指甲为弧形,略呈平板状。露在外面的部分为甲体,其前缘游离,后端隐蔽在皮内的部分为甲根。甲体深面的皮肤称为甲床。甲体近侧的半月形的白色区为指甲弧影。围绕甲根和甲体的皮肤皱襞,称为甲廓或甲沟。

(二)手的解剖构造

1. **手骨** 手骨包括腕骨、掌骨和指骨(图 16),正常人的手骨有 27 块。

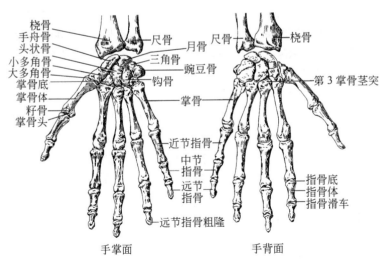

图 16 手骨

腕骨共 8 块，排列成近、远两列。近侧排列由桡骨侧向尺骨侧为手舟骨、月骨、三角骨和豌豆骨。远侧排列为大多角骨、小多角骨，头状骨和钩骨。8 块腕骨构成一掌面的腕骨沟。各骨相邻的关节面，形成腕骨间关节。手舟骨、月骨和三角骨近端形成椭圆形的关节面，与桡骨腕关节面及尺骨下端的关节盘构成桡腕关节。

掌骨共 5 块。由桡骨侧向尺骨侧为第 1～5 掌骨。近端为底，接腕骨；远端为头，接指骨；中间为体。第 1 掌骨最短而粗，其底有鞍状关节面，与大多角骨的鞍状关节面相关节。

指骨属于长骨，共 14 块。拇指有 2 节，其余各为 3 节，为近节指骨、中节指骨和远节指骨。每节指骨的近端为底，中间部为体，远端为滑车。远节指骨远端掌面粗糙，称远节指骨粗隆。

2. 手掌　手掌的解剖构造可分浅表层、中层、深层。浅表层包括皮肤、浅筋膜、深筋膜。其中浅筋膜比较致密，深筋膜又分浅、深两层。中层由掌浅弓、正中神经、尺神经的浅支、指浅屈肌腱、指深屈肌腱及蚓状肌构成。深层则由尺神经深支、掌深弓、骨间肌及掌骨构成。手掌的间隙是位于手掌中间深部的疏松组织间隙，又分鱼际间隙和掌中间隙。掌中间隙由掌腱膜的桡骨侧缘向深部发出，斜向尺侧附着于第 3 掌骨前缘。而手掌肌肉由鱼际肌、拇短展肌、拇短屈肌、拇对掌肌、拇收肌、小鱼际肌、掌短肌、小指展肌、小指短屈肌、小指对掌肌、蚓状肌、骨间肌与屈指肌腱所构成。

3. 手背　手背皮肤较薄，有毛和皮脂腺，富有弹性。因与浅筋膜结合疏松，故易移动。握拳时皮肤紧张，伸指时也不显得过于松弛，因此外伤易导致皮肤撕脱。手背浅静脉丰富。手的血液回流，以手背静脉为主。手背深筋膜，可分为浅、深两层。手背部动脉供应主要来自桡动脉的分支。

4. 手指　手指的解剖也分为浅层和深层。浅层包括皮肤、浅筋膜、血管和神经。深层包括指浅屈肌腱、深层肌腱、指腱鞘和指伸肌腱。

各手指均有 2 条指掌侧固有动脉和 2 条指背动脉，并分别与同名神经伴行。指掌侧固有动脉行于各指的两侧面偏掌侧,在指端相吻合,分支分布于指骨、指关节、肌腱和皮肤。指背动脉较短小,仅达近侧指关节,行于各指两侧面偏背侧。手指的静脉主要位于手指背侧。浅淋巴管与指腱鞘、指骨骨膜的淋巴管相交通。

六、手部常用穴位的定位与主治

(一)手部经穴的定位与主治

四肢末端经脉的起止点。手部经脉——手三阴(肺、心包、心)经循行于手臂内侧面而止于手指的末端;手三阳(大肠、三焦、小肠)经循行于手臂外侧面而起于手指的末端(图17)。现就手部各穴的定位与主治分述如下。

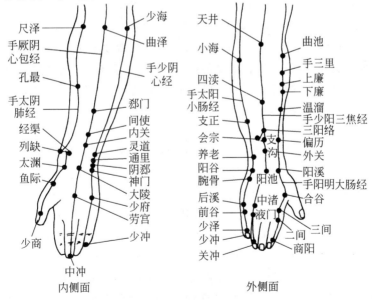

图 17 手部经穴

少商（肺经） 定位：在拇指内侧（桡侧）指甲角外约1分。主治：中风、中暑、昏迷休克、癫狂、癔症、扁桃体炎、鼻出血、咽喉肿痛、食管狭窄、呃逆、慢性肠炎、垂舌、手指挛痛、声音嘶哑、咳嗽、气喘、胸痛、小儿惊风，外感热病等。

鱼际（肺经） 定位：在拇指掌关节后内侧、太渊穴前1寸，赤白肉际凹陷中。主治：咳嗽、咯血、发热、头痛、肺炎、咽喉肿痛、扁桃体炎、肺结核、乳房肿痛、眩晕、心悸、癔症、指痉挛、失音、乳痈、掌中热等。

太渊（肺经） 定位：在手腕掌面桡侧横纹上，桡动脉桡侧凹陷中。主治：胸满、咳嗽、哮喘、肺痨咯血、无脉症、呕血、前臂神经痛、肋间神经痛、结膜炎、角膜炎、流感、胸背痛、缺盆中痛、咽喉肿痛、腹胀、呕吐、掌中热、手腕无力疼痛等。

经渠（肺经） 定位：在太渊穴后1寸，桡动脉桡侧凹陷中。主治：咳嗽、哮喘、咽喉肿痛、腕痛无力、食管痉挛、呕吐、呃逆、小儿急性支气管炎、桡侧神经痛、胸背痛、掌中热等。

列缺（肺经） 定位：桡骨茎突上方，腕横纹上1.5寸凹陷中。主治：头痛、项强、哮喘、咽喉肿痛、口眼㖞斜、齿痛、三叉神经痛、面瘫、半身不遂、腕痛无力、腕部腱鞘炎、上肢瘫痪、掌中热、溺血、小便热、阴茎痛等。

孔最（肺经） 定位：在尺泽穴下5寸，太渊穴上7寸，桡骨掌面正中处。主治：咳嗽、气喘、肺炎、咯血、咽喉肿痛、肘臂挛痛、痤疮、身热无汗及手指、肘关节炎等。

尺泽（肺经） 定位：肘横纹中，肱二头肌桡侧。主治：潮热、咳嗽、咯血、气喘、哮喘、鼻出血、咽喉肿痛、胸胁胀满、腹痛、吐泻、小儿惊风、上肢瘫痪、肘臂痛、乳腺炎等。

商阳（大肠经） 定位：在示指内侧（桡侧）指甲角外约1分。主治：脑卒中、昏迷、耳鸣、耳聋、目赤、咽喉肿痛、齿痛、腹痛、吐泻、热病无汗、扁桃体炎、桡神经麻痹、疼痛、腮腺肿痛、青光眼、口腔炎、喘咳、肩痛引至缺盆等。

二间（大肠经）　定位:第2掌指关节前,(桡侧)横纹头赤白分肉间凹陷中。主治:鼻出血、口眼㖞斜、咽喉肿痛、腮肿、食积、齿痛、肩背神经痛、目黄、目赤肿痛、嗜睡、身痛、畏寒等。

三间（大肠经）　定位:在示指内侧(桡侧)第2掌指关节后,赤白分肉凹陷中。主治:咽喉肿痛、耳鸣、齿痛、齿龈肿痛、手背红肿、手指拘挛、上肢瘫痪、肩背神经痛、眼睑痒痛、腹泻、目痛、鼻出血、口干、肠鸣腹胀、嗜睡等。

合谷（大肠经）　定位:在手背第1、2掌骨(拇、示指间)之中点,约于第2掌骨中心处。主治:头痛、目赤肿痛、鼻病、齿病、咽喉肿痛、牙关紧闭、口眼㖞斜、热病无汗、多汗、经闭、滞产、腹痛、便秘、小儿惊风、瘾疹、痄腮、指挛臂痛、眩晕、耳聋、失音、感冒、咳嗽、胃痛、痢疾、手指麻木等。

阳溪（大肠经）　定位:在手腕上侧腕横纹两筋间凹陷中。跷起拇指凹陷更明显。主治:头痛、耳鸣、耳聋、目痛、生翳、咽喉肿痛、齿痛、食管痉挛、腕部腱鞘炎、臂痛、腕痛无力、半身不遂、癔症、目赤肿痛、热病心烦、癫狂、痫证等。

偏历（大肠经）　定位:在阳溪穴上3寸,桡侧骨外侧凹陷中。主治:耳鸣、耳聋、牙痛、口眼㖞斜、扁桃体炎、面神经麻痹、腕部腱鞘炎、上肢酸痛、瘫痪、鼻出血等。

温溜（大肠经）　定位:虎口向上,阳溪穴上5寸与曲池穴之间,桡骨外侧凹陷中。主治:头痛、面肿、扁桃体炎、口腔炎、上肢酸痛、瘫痪、癫狂。

手三里（大肠经）　定位:在曲池穴下2寸,筋肉之间。主治:齿痛颊肿、颌痛、痄腮、瘰疬、胃脘痛、腹痛、腹泻、高血压、腰背痛、肘臂神经麻痹、半身不遂、面神经麻痹、上肢麻痹酸痛、瘫痪、乳腺炎等。

少海（心经）　定位:在肘关节内侧(尺侧)横纹头凹陷中。主治:肺结核、胸膜炎、淋巴结炎、瘰疬、手指厥冷、牙痛、头痛、眩晕、尺神经痛、肋间神经痛、颜面神经痛、心痛、头项痛、呕吐、腋下肿痛、手颤臂肘部痉挛、上肢不能抬举、健忘、癔症、精神分裂症等。

灵道（心经） 定位：在神门穴后1.5寸,两筋间凹陷中。主治：肘关节炎、肘部神经痛、尺神经麻痹、癔症、心痛、干哑、暴喑不语（急性舌骨肌麻痹及萎缩）、神昏、失眠、悲恐、手痒、臂肘挛痛等。

通里（心经） 定位：在神门穴后1寸,两筋间凹陷中。主治：头痛、眩晕、鼻出血、扁桃体炎、盗汗、癔症、神经衰弱、神经性心悸、急性舌骨肌麻痹（暴喑）、怔忡、癫痫、目眩、舌强、咽喉肿痛、上肢痉挛、臂腕酸痛、指挛等。

阴郄（心经） 定位：在神门穴后0.5寸,两筋间凹陷中。主治：头痛、眩晕、鼻出血、扁桃体炎、心悸、上肢神经痉挛、癔症、恶寒、盗汗、子宫内膜炎、肺结核、神经衰弱、心痛、惊悸、失眠、喉痛、干咳、呕血等。

神门（心经） 定位：在手掌面尺侧第一道腕横纹的两筋间凹陷中。主治：心痛、烦恼、心悸、怔忡、健忘、失眠、神经衰弱、无脉症、癔症、癫狂、鼻炎、舌肌麻痹（失音）、心脏肥大、慢性泄泻、食欲不振、糖尿病（消渴）、小儿惊风、呕血等。

少府（心经） 定位：在环指和小指之间,掌心内第一道横纹尺侧凹陷中。主治：心脏疾病、心悸、癔症、间歇热、失眠、小便短赤、遗尿、妇女生殖器疾病（阴挺、阴痛、阴痒）、手掌多汗、手指拘挛、上臂神经麻痹、前臂神经痛等。

少冲（心经） 定位：在小指桡侧指甲角约0.1寸。主治：心脏疾病、神经性心悸、癫狂、肋间神经痛、喉头炎、热性病、休克、脑出血、中暑、惊风、癔症、胸胁胀满等。

少泽（小肠经） 定位：在小指外侧（尺侧）指甲角约0.1寸。主治：脑卒中、昏迷、头痛、项强、目翳、鼻出血、疟疾、热病、喉痹、心脏肥大、前臂神经痛、颈项神经痉挛、肋间神经痛、缺乳、乳腺炎、精神分裂症等。

前谷（小肠经） 定位：在小指外侧（尺侧）第5掌指关节前横纹头赤白肉际凹陷中。主治：疟疾、呃逆、颈项强痛、耳鸣、耳聋、目痛、鼻出血、扁桃体炎、颊肿、鼻塞、痄腮、热病无汗、乳汁不足、乳腺炎、前臂神经痛、手指麻木、目赤肿痛、消渴、癫狂、痫证等。

后溪(小肠经) 定位:在小指外侧(尺侧)第5掌指关节后横纹上方的赤白肉际凹陷中。主治:癫狂、鼻出血、耳鸣、耳聋、角膜炎、目翳、扁桃体炎、盗汗、精神分裂症、神经衰弱、癔症、疟疾、感冒、热病、肘臂或颈项痉挛、疼痛、小儿麻痹后遗症、指挛、鹅掌风、瘫痪、消渴及急、慢性腰背痛、头痛、目眩、黄疸、目赤肿痛等。

腕骨(小肠经) 定位:在手腕外侧(尺侧)腕横纹前约一横指,赤白肉际凹陷中。主治:肘腕及五指关节炎、腰痛、头痛、耳鸣、呕吐、胆囊炎、颊颔炎、泪囊炎、目翳、颈项强痛、尺神经麻痹、臂痛、指挛、手肿、上肢瘫痪、消渴、迎风流泪、疟疾、黄疸、热病汗不出、小儿惊风等。

阳谷(小肠经) 定位:在手背腕横纹外侧(尺侧),尺骨小头之前凹陷中。主治:眩晕、耳鸣、耳聋、颈颔肿痛、口腔炎、牙龈炎、小儿抽搐、疳积、臂痛、手腕酸痛、热病无汗、癫痫、目赤肿痛、疥疮生疣等。

养老(小肠经) 定位:在阳谷穴上1寸,尺骨小头最高点桡侧骨缝中。屈肘掌心朝面、小指侧内旋,尺骨小头桡侧显出的陷窝即是。主治:肩臂神经痉挛及麻痹、视力减退、口舌生疮、小便短赤、落枕、手腕酸痛、上肢麻痹无力、白内障、急性腰痛、肩背肘臂痛等。

支正(小肠经) 定位:在阳谷穴上5寸,筋骨之间。主治:头痛、项强、颈肿、目眩、消渴、癫狂、精神病、尺神经麻痹、臂痛、肘挛、手指酸痛、神经衰弱等。

小海(小肠经) 定位:在肘尖(尺骨鹰嘴)与肘内高骨(肱骨内上髁)之间的沟中。主治:肩、肱、肘、臂之诸肌痉挛、尺骨神经痛、耳聋、牙龈炎、舞蹈病、下腹痛、精神分裂症、颈项强痛、小便短赤、癫痫、上肢震颤、瘫痪等。

曲泽(心包经) 定位:在肘窝横纹中央,大筋(肱二头肌缝)内侧凹陷中。主治:心肌炎(心痛、心悸)、支气管炎、肱神经痛、肺结核、呕血、风疹、中暑、妊娠恶阻、胃痛、腹痛、胀泻、身热、烦满、臂肘挛痛等。

郄门(心包经) 定位:在大陵穴后 5 寸,两筋之间。主治:心肌炎(心痛、胸满、心悸)、呕血、鼻出血、癫痫、癔症、痔疮等。

间使(心包经) 定位:在大陵穴后 3 寸,两筋之间。主治:心肌炎、心脏内外膜炎、咽喉炎、胃炎、脑卒中、昏迷、癔症、癫痫、精神病、疟疾、热病、小儿惊风、月经不调、子宫内膜炎、小儿夜惊、虫积、精神分裂症、肘臂挛痛等。

内关(心包经) 定位:在大陵穴后 2 寸,两筋之间,仰掌握拳腕部显出之浅沟凹陷处。主治:心肌炎、心脏内外膜炎、黄疸、前臂肘神经痛及麻痹、心绞痛、心悸、怔忡、无脉症、胃痛、胃溃疡、呃逆、呕吐、胸胁胀痛、昏迷、眩晕、失眠、疟疾、热病、中暑、癫痫、癔症、精神病、急性胃肠炎、神经衰弱、小儿惊风、脑卒中、偏瘫、哮喘、偏头痛、产后血晕、抑郁症等。

大陵(心包经) 定位:在手掌面的腕横纹正中,两筋之间凹陷中。主治:心肌炎、肋间神经痛、扁桃体炎、咽喉炎、心痛、心悸、癫痫、癔症、胃痛、中暑、头痛、热病汗不出、呕吐、胸胁胀痛、神经衰弱、急性胃炎及肘、臂、手指挛痛以及怔忡、多梦、喜笑悲恐、腕关节痛等。

劳宫(心包经) 定位:在中指和环指之间,掌心内第一道横纹的凹陷中。主治:胸膜炎、吞咽困难、口腔炎、心痛、呕吐、胸胁胀痛、胃痛、大小便带血、鼻出血、黄疸、癫痫、癔症、热病汗不出、脑卒中、昏迷、手掌多汗、鹅掌风、痔疮、口臭、风火牙痛、多梦等。

中冲(心包经) 定位:在中指尖正中,指甲前约 0.1 寸。主治:心痛、心烦、热病汗不出、脑卒中、中暑、昏迷、晕厥、休克、吐泻、癫痫、癔症、小儿夜啼、舌强不语及急、慢性惊风、舌下肿痛等。

关冲(三焦经) 定位:在环指外侧(尺侧)指甲角外约 0.1 寸。主治:头痛、目赤(结膜炎)、目翳、目视不明、热病、腹痛、吐泻、咽喉肿痛、中暑、脑卒中、昏迷、疟腮、口干、心烦、前肘臂神经痛、五指痛、耳鸣、耳聋等。

液门(三焦经) 定位:第 4、5 指缝间。主治:贫血性头痛、眩晕、耳鸣、耳聋、咽喉炎、牙龈炎、目赤肿痛、疟疾、手指红肿、痒痛、手指拘挛、前臂痉挛、麻痹、偏头痛、毒蛇咬伤等。

中渚（三焦经） 定位：在液门穴后 1.5 寸，握拳第 4、5 掌骨小头后缘之间凹陷中。主治：头痛、眩晕、耳鸣、耳聋、聋哑、咽喉肿痛、疟疾、热病汗不出、肘臂痛、手指不能屈伸、手肿痒痛、偏头痛、目赤肿痛等。

阳池（三焦经） 定位：腕背横纹正中凹陷处。主治：感冒、疟疾、耳聋、虚劳、消渴、风湿病、上肢关节炎、子宫前屈或后屈、扁桃体炎、上肢肿痛、麻痹、手背肿痛、无力、下垂、肩背痛、手指麻木等。

外关（三焦经） 定位：腕背横纹上 2 寸，桡骨与尺骨之间凹陷中。主治：热病、头痛、耳鸣、耳聋、目赤肿痛及一切目疾、瘰疬、半身不遂、上肢关节炎、前臂神经痛、胸胁痛、疟腮、颊肿、流行性感冒、肺炎、中暑、高血压、惊风、牙痛、鼻出血、落枕、上肢挛痛、麻痹、瘫痪、腕痛无力、手指肿痛、麻痹、屈伸不利、偏头痛、外感、肩背痛等。

支沟（三焦经） 定位：在腕背横纹上 3 寸，桡骨与尺骨之间凹陷中。主治：心痛、胸膜炎、肋间神经痛、耳鸣、耳聋、暴喑、热病汗不出、口噤不开、胸胁胀痛、水肿、呕吐、便秘、癃闭、瘰疬、产后血晕、上肢酸痛、瘫痪、肩背酸痛等。

（二）手部经外奇穴的定位与主治

《手足按摩治百病》云：手部不仅有重要的经穴，更有许多经外奇穴分布其上，包括手掌侧 21 个穴，手背侧 25 个穴。

手掌侧奇穴

风齿痛（又名牙风痛） 定位：在掌长肌腱与桡骨侧腕屈肌腱之间，腕横纹上 2.5 寸（图 18）。主治：风火牙痛、疔疮肿痛及前臂、腕关节疼痛。

龙玄 定位：位于前臂远端桡骨侧，桡骨茎突上方的静脉处，腕横纹上 2 寸（图 19）。主治：下牙痛、口眼㖞斜、手痹风邪。

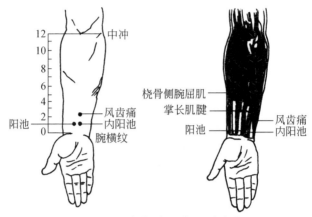

图 18　风齿痛、内阳池、阳池定位

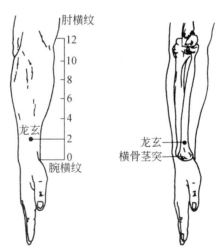

图 19　龙玄定位

内阳池　定位:在掌长肌腱与桡骨侧腕屈肌腱之间,腕横纹上1寸,内关与大陵穴连线的中点(图18)。主治:鹅掌风、口疮、口臭、心痛、心悸、胃痛、呕吐。

阳池　定位:在桡骨侧腕屈肌腱桡骨侧缘,腕横纹上1寸处

（图18）。主治:咯血、咽喉肿痛、声音嘶哑。

掌山 定位:在掌根处,第1掌骨基底部与舟骨之间凹陷中赤白肉际处(图20)。主治:疟疾、痰涎壅盛。

板门 定位:在第1掌指关节后方、鱼际穴尺侧1寸处(图20)。主治:气短、气急、牙齿疼痛、咽喉肿痛。

小天心 定位:位于手掌侧,大小鱼际交接处之中点处(图20)。主治:惊风握拳、抽搐、斜视、高热、神志昏迷。

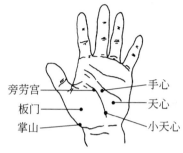

图20 掌山、板门、小天心、天心、手心、旁劳宫定位

天心 定位:位于手掌部,第4掌骨基底前方(图20)。主治:惊风、口眼㖞斜。

手心 定位:在第3掌骨根部与腕横纹中点连线的中点处,即在掌心正中(图20)。主治:黄疸、百日咳、疳积、口疮、高血压病、癫痫、手指麻木。

旁劳宫 定位:位于手掌第2、3掌骨基底部结合处前缘凹陷处(图20)。主治:咽喉肿痛。

疰夏 定位:位于手掌第2掌骨中点之桡骨侧缘(图21)。主治:疰夏(俗称"苦夏")、虚损病症。

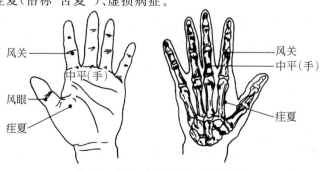

图21 疰夏、中平、风关、风眼定位

中平 定位:位于手掌部,中指根与掌相接处之横纹中央(图21)。主治:口腔炎。

四横纹 定位:位于手掌指侧缘,第2、3、4、5指指根与掌相接之横纹中央(图22)。主治:手指麻木、疼痛、痈疔、热证、呕吐、腹痛。

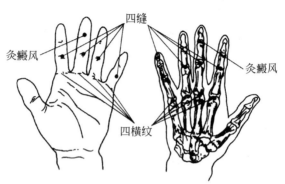

图22 四横纹、四缝、灸癜风定位

四缝 定位:在手掌第2、3、4、5指近端指关节横纹中点处(图22)。主治:小儿疳积、百日咳、小儿腹泻、咳嗽、气喘。

灸癜风 定位:位于手掌侧,中指远端指关节横纹中点稍前方(图22)。主治:白癜风。

风关 定位:位于手掌侧,示指近端指关节横纹中点处(图21)。主治:小儿惊风。

鬼当 定位:位于手掌大拇指关节横纹尺侧端赤白肉际处(图23)。主治:夜盲症、小儿泄泻、腹痛、呕吐、目赤肿痛、目翳、咽喉肿痛。

风眼 定位:位于大拇指桡骨侧,指关节横纹桡骨侧端赤白肉际处(图21)。主治:小儿雀目、五指不能屈伸。

鬼信 定位:位于大拇指尖端,距指甲0.3寸处(图24)。主治:水肿。

小指尖 定位:位于手小指尖端处(图24)。主治:黄疸、消渴、百日咳、疝气。

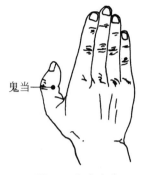

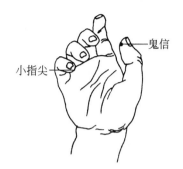

图 23　鬼当定位　　　　　　图 24　鬼信、小指尖定位

十宣　定位:位于十指尖端中央,距指甲游离缘 0.1 寸处(图 25)。主治:脑卒中、昏迷、晕厥、中暑、热病、小儿惊厥、咽喉肿痛、指端麻木。

手背部奇穴

寸平　定位:位于前臂伸侧,大肠经与三焦经之间,腕背横纹上 1 寸处(图 26)。主治:休克,晕脱症、心痛。

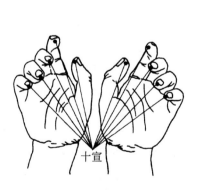

图 25　十宣定位

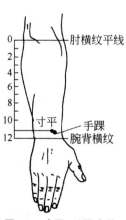

图 26　寸平、手踝定位

手踝 定位:位于手腕背侧,桡骨结节之高点处(图 26)。主治:上下齿痛、腕关节疼痛、指挛。

中泉 定位:位于腕背横纹上,指总伸肌腱桡骨侧凹陷中(图 27)。主治:胸胁胀满、咳嗽、气喘、胃脘疼痛、心痛、唾血、目翳、掌中热、腹胀、腹痛。

一窝风 定位:位于手腕背横纹上,直对中指处(图 27)。主治:腹痛、泄泻及急、慢性惊风。

八会 定位:位于手背桡骨侧,阳溪穴至拇指下 0.5 寸处(图 28)。主治:癫狂、白内障、近视、脑卒中、高血压、卵巢疾病。

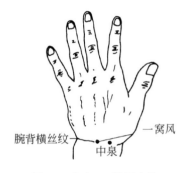

腕背横丝纹 一窝风 中泉

图 27 中泉、一窝风定位

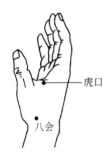

虎口 八会

图 28 八会、虎口定位

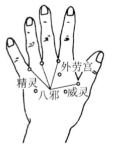

外劳宫 精灵 八邪 威灵

图 29 威灵、精灵、外劳宫、八邪定位

虎口(大都) 定位:拇指、示指分开于指蹼缘中点上方赤白肉际处(图 28)。主治:头痛、眩晕、牙痛、烦热、急性扁桃体炎、乳痈、心痛、失眠。

威灵、精灵(腰痛穴) 定位:威灵位于第 2、3 掌骨基底结合部前缘,指总伸肌腱桡骨侧凹陷中;精灵位于第 4、5 掌骨基底结合部前缘,指总伸肌腱尺侧凹陷中(图 29)。主治:急性腰扭伤、头痛、昏迷、痰壅气促、小儿急慢性惊风、手背红肿疼痛。

外劳宫（落枕穴）　定位：位于手背第 2、3 骨间，掌指关节后 0.5 寸许凹陷中（图 29）。主治：落枕、手背红肿疼痛、手指麻木、五指不能屈伸、小儿脐风、消化不良。

八邪　定位：位于手背 1 至 5 指间缝纹端处（图 29）。主治：手背肿痛、手指麻木、头项强痛、目赤肿痛、齿痛、咽喉肿痛、烦热、毒蛇咬伤。

上都　定位：微握拳，在手背第 2、3 掌骨小头高点之间凹陷中（图 30）。主治：手臂红肿疼痛及手指麻木。

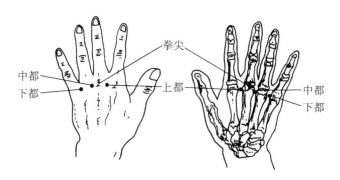

图 30　上都、中都、下都、拳尖定位

中都　定位：微握拳，在第 3、4 掌骨小头高点之间凹陷中（图 30）。主治：手臂红肿及手指麻木。

下都　定位：微握拳，在第 4、5 掌骨小头高点之间凹陷中（图 30）。主治：手臂肿痛及头痛、眩晕、目赤肿痛、肘臂部痉挛或麻痹、咽喉肿痛、齿痛。

拳尖　定位：在手背第 3 掌骨小头高点处（图 30）。主治：白癜风、赘疣、目赤肿痛、目翳、小儿热毒气盛眼睛痛。

大骨空　定位：位于手背，拇指指关节横纹中点处（图 31）。主治：一切眼疾病、呕吐、腹泻、衄血。

中魁　定位：握拳，在中指背侧近端指关节横纹中点处（图

31）。主治：呃逆、呕吐、胃痛、噎膈、牙痛、鼻出血、白癜风。

小骨空　定位：握拳，在小指背侧近端指关节横纹中点处（图31）。主治：目赤肿痛、目翳、咽喉肿痛、指关节疼痛。

五虎　定位：握拳，位于手背第2、4掌骨小头高点处（图32）。主治：手指拘挛、麻木。

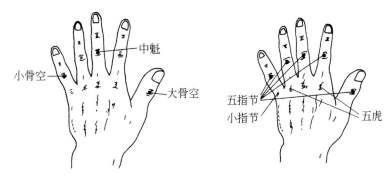

图 31　大骨空、中魁、小骨空定位　　　图 32　五虎、小指节、五指节定位

小指节　定位：握拳，位于手背第5掌骨小头高点处（图32）。主治：胃病。

五指节　定位：位于手5指背侧，近端指关节横纹中点处（图32）。主治：腹痛、呼吸困难。

老商　定位：位于拇指尺骨侧指甲角旁约0.1寸处（图33）。主治：感冒、咳嗽、咽喉肿痛。

中商　定位：位于拇指背侧正中线，指甲根后0.1寸处（图33）。主治：感冒、咳嗽、咽喉肿痛。

三门　定位：位于第2掌指关节桡骨侧凹陷中（图34）。主治：多发性疖肿。

一扇门　定位：位于手背第2、3掌指关节间，威灵穴前3寸处（图35）。主治：热病汗不出、眼疾、疥疮。

二扇门　定位：位于手背第4、5掌指关节前，精灵穴前3寸处（图35）。主治：热病汗不出、眼疾、疥疮。

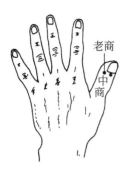

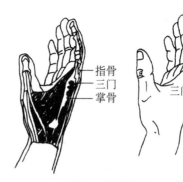

图 33　老商、中商定位　　　　**图 34　三门定位**

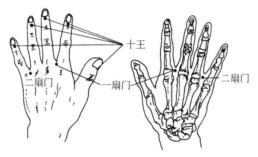

图 35　一扇门、二扇门、十王定位

十王　定位：位于手背各指甲根部中点向后 0.1 寸处（图 35）。主治：中暑、霍乱、感冒、热病。

(三)手针穴的定位与主治

《手足按摩治百病》云：手部还有手针穴，即手掌侧新穴 19 个穴，手背侧新穴 28 个穴。

手掌侧新穴

胃肠点　定位：位于劳宫穴与大陵穴连线中点处（图 36）。主治：急慢性胃肠炎及溃疡病、消化不良、胆道蛔虫症。

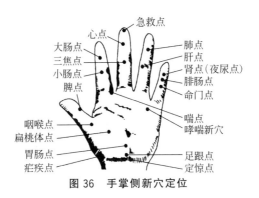

图 36 手掌侧新穴定位

喘点 定位:位于手掌示指掌指关节尺侧处(图 36)。主治:支气管炎、哮喘、神经性头痛、胸痛。

肾点(夜尿点) 定位:位于掌面远端,小指远端关节横纹中点处(图 36)。主治:遗尿、尿频。

足跟点 定位:位于大陵穴与胃肠点连线之中点处(图 36)。主治:足跟痛。

疟疾点 定位:位于第 1 掌骨基底部与大多角骨之间的骨缝中,大鱼际桡骨侧缘赤白肉际处(图 36)。主治:寒热往来、疟疾。

扁桃体点 定位:位于第 1 掌骨中点尺侧掌面处(图 36)。主治:扁桃体炎、急慢性咽喉炎。

急救点 定位:位于中指尖距指甲游离缘 2 分处(图 36)。主治:昏迷、中暑。

定惊点 定位:位于手掌大、小鱼际交接处(图 36)。主治:小儿惊风、高热、痉证。

脾点 定位:位于掌面拇指指关节横纹中点处(图 36)。主治:腹痛、腹胀、消化不良、腹泻、水肿。

小肠点 定位:位于手掌面第 2 指近端指关节横纹中点处,为四缝穴之一(图 36)。主治:小肠病变。

大肠点 定位:位于手掌面第 2 指远端指关节横纹中点处(图 36)。主治:腹胀、腹痛、肠鸣、泄泻、便秘、痢疾。

三焦点　定位:位于手掌面中指近端指关节横纹中点处(图36)。主治:水肿、气喘、小便不利及胸腹、盆腔疾病。

心点　定位:位于手掌面中指远端指关节横纹中点处(图36)。主治:心痛、心悸、心脏疾病。

肝点　定位:位于手掌面第4指近端指关节横纹中点处(图36)。主治:胁肋胀痛、黄疸、胃脘胀满、疼痛。

肺点　定位:位于手掌面第4指远端指关节横纹中点处(图36)。主治:咳嗽、气喘、胸闷、胸痛、咽喉肿痛。

命门点　定位:位于手掌面小指近端指关节横纹中点处(图36)。主治:阳痿、遗精、腰痛。

哮喘新穴　定位:位于掌面第4、5掌指关节之间(图36)。主治:哮喘。

腓肠点　定位:位于掌面小指中线上第2指骨之中点处(图36)。主治:腓肠肌(小腿肚)痉挛。

咽喉点　定位:位于手掌面拇指掌指关节横纹之中点处(图36)。主治:急慢性咽喉炎及呕吐。

手背侧新穴

踝点　定位:位于拇指桡骨侧,掌指关节赤白肉际处(图37)。

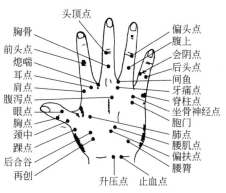

图37　手背侧新穴定位

45

主治:踝关节扭伤、疼痛。

胸点 定位:拇指指关节桡骨侧赤白肉际处(图37)。主治:胸闷、胸痛、呕吐、腹泻、癫痫。

眼点 定位:位于拇指指关节尺骨侧赤白肉际处(图37)。主治:各种眼疾,如目赤肿痛、视物模糊、睑腺炎(麦粒肿)、青光眼等。

后合谷 定位:位于手背第1、2掌骨基底结合前凹陷中(图37)。主治:神经性头痛、三叉神经痛、精神分裂症、高血压、偏瘫、小儿麻痹后遗症、月经不调。

颈中 定位:位于手背拇指中线上,第一节指骨中点处(图37)。主治:落枕、颈项强痛。

再创 定位:位于手背第1、2掌骨基底部结合处(图37)。主治:脑卒中、半身不遂、口眼㖞斜、龋齿、牙龈溃烂、牙痛、腹痛、胃痛、食欲不振、足背肿、痹证、癫狂。

肺点 定位:位于手背第2掌骨中点桡骨侧缘处(图37)。主治:肺病、哮喘、咽喉肿痛。

耳点 定位:位于手背示指掌指关节骨尖中央,微握拳取之(图37)。主治:耳鸣、耳聋。

肩点 定位:位于示指掌指关节桡骨侧赤白肉际处(图37)。主治:肩部病变,如肩周炎、肩关节扭伤等。

前头点 定位:位于示指近端关节桡骨侧赤白肉际处(图37)。主治:前头痛、牙痛、胃痛、急性胃肠炎、急性单纯性阑尾炎、风寒湿痹证、踝关节扭伤。

熄喘 定位:位于手背第2、3指指缝纹端处(图37)。主治:支气管哮喘。

头顶点 定位:位于中指近端指关节桡骨侧赤白肉际处(图37)。主治:头顶痛、神经性头痛、痛经。

间鱼 定位:位于手背第3、4指指缝纹端处(图37)。主治:精神病、嗜睡。

牙痛点 定位:位于手背第3掌指关节尺骨侧缘处(图37)。

主治:牙痛、急性扁桃体炎、三叉神经痛。

胸骨 定位:位于手背中指中线上,第 1 指骨之中点处(图 37)。主治:胸闷、胸痛、胸骨钝痛、咳嗽、气喘、乳少、腰背部疼痛。

升压点 定位:位于腕背横纹与中指中线之交点处(图 37)。主治:低血压病、眩晕。

腰肌点 定位:位于手背第 3、4 掌骨间,第 3、4 掌指关节上 2.5 寸处(图 37)。主治:急、慢性腰扭伤及腰肌劳损、各种腰痛。

腹泻点 定位:位于手背第 3、4 掌骨间,第 3、4 掌关节上 1 寸处(图 37)。主治:腹泻、腹痛、腹胀、痢疾。

偏扶点 定位:位于手背腰肌点后 0.25 寸,第 3 指掌中线上(图 37)。主治:偏瘫、半身麻木。

腹上 定位:位于手背环指中线上、第 1 指骨中点处(图 37)。主治:腹胀、腹痛、腹泻、阳痿、遗精、早泄。

偏头点 定位:位于环指近端指关节尺侧赤白肉际处(图 37)。主治:偏头痛、肋间神经痛。

胞门 定位:位于手背第 4、5 掌骨间中渚穴后 0.75 寸处(图 37)。主治:生殖系统病变,如遗精、阳痿、早泄、月经不调。

腰膂 定位:位于手背第 4、5 掌骨间,精灵穴后 0.5 寸处(图 37)。主治:腰背痛。

止血点 定位:位于手背环指中线与腕背横纹的交点处(图 37)。主治:各种出血性病症、踝关节扭伤。

坐骨神经点 定位:位于手背环指掌指关节尺骨侧缘处(图 37)。主治:腰腿痛、坐骨神经痛。

会阴点 定位:位于小指近端指关节桡骨侧赤白肉际处(图 37)。主治:痛经、白带、会阴部疼痛、肛裂。

后头点 定位:位于小指近端指关节尺骨侧赤白肉际处(图 37)。主治:后头痛、项背强痛、急性扁桃体炎、呃逆、颊痛。

脊柱点 定位:位于第 5 掌指关节尺侧赤白肉际处(图 37)。主治:腰痛、尾骶痛、肩胛痛、耳鸣、鼻塞。

(四)手部全息反射区与治疗点

手部全息反射区,是手部疗法用的一种新的刺激部位,对人体的调整作用是很显著的。通过刺激手部全息反射区,确能起到良好的治疗作用。所以这些区域又独立于经穴与奇穴之外发挥着自己的作用。也就是说,穴位与区域或许有的有重叠,但仍有各自功能作用的独立性。因此穴位与区域有着互补作用及必然的内在联系,共同承担着反映疾病、接受刺激、传递调节信息、协调脏腑、平衡阴阳、增强免疫等作用。

手部全息反射区,为通过手部治疗疾病增添了新的刺激区域(图 38 至图 40)。这些反射区是一个小的区域而不是一个点,通过反射区刺激,既可治疗疾病,又可保健强身。

使用手部全息反射区,可按病况,各取所用(图 41 至图 46)。

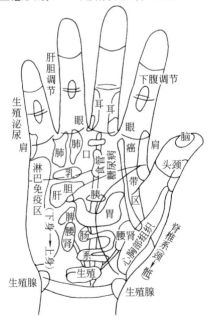

图 38　手掌全息反射区示意

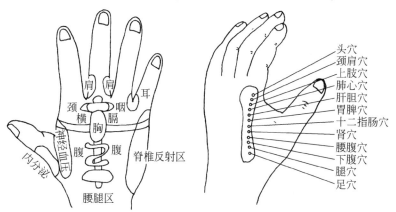

图 39 手背全息反射区示意　　图 40 手的第 2 掌骨的人体全息示意

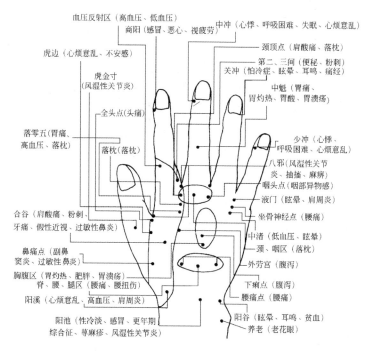

图 41 手背穴位与治疗症状对照

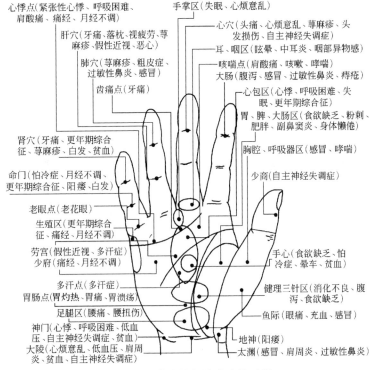

图42 手掌穴位与治疗症状对照

对反射区各治疗点的使用要灵活,找出规律,合理组方,使治疗点与病况相一致,同时需要持之以恒,按法施治,而且手法须熟练,这样才能有利于提高临床治疗效果。

(五)小儿手部穴位的定位与操作

脾经 定位:拇指末节螺纹面。操作:旋推或将患儿拇指屈曲,循拇指桡侧向掌根方向直推为补(称为补脾经);由指端向指根方向直推为清(称为清脾经)。补脾经及清脾经,统称推脾经。次数:100～500次。

肝经 定位:示指末节螺纹面。操作:旋推为补(称为补肝

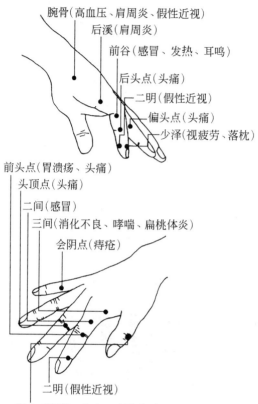

腕骨(高血压、肩周炎、假性近视)
后溪(肩周炎)
前谷(感冒、发热、耳鸣)
后头点(头痛)
二明(假性近视)
偏头点(头痛)
少泽(视疲劳、落枕)
前头点(胃溃疡、头痛)
头顶点(头痛)
二间(感冒)
三间(消化不良、哮喘、扁桃体炎)
会阴点(痔疮)
二明(假性近视)
眼点〔眼痛、充血、睑腺炎(麦粒肿)、眼外伤〕

图 43　手掌侧穴位与治疗症状对照

经);向指根方向直推为清(称为清肝经)。补肝经和清肝经,统称推肝经。次数:100~500 次。

　　心经　定位:中指末节螺纹面。操作:旋推为补(称为补心经);向指根方向直推为清(称为清心经)。补心经和清心经,统称推心经。次数:100~500 次。

　　肺经　定位:环指末节螺纹面。操作:旋推为补(称为补肺经);向指根方向直推为清(称为清肺经)。补肺经和清肺经,统称

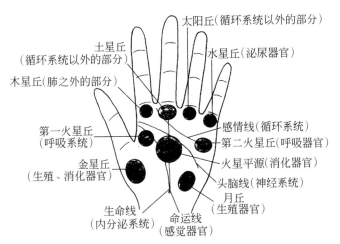

图 44 手掌线丘与对应器官

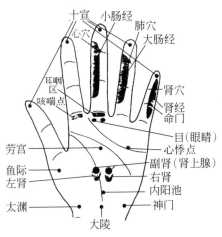

图 45 手掌常见治疗点

推肺经。次数:100～500 次。

肾经 定位:小指末节螺纹面。操作:由指根向指尖方向直推为补(称为补肾经);向指根方向直推为清(称为清肾经)。补肾经和清肾经,统称推肾经。次数:100～500 次。

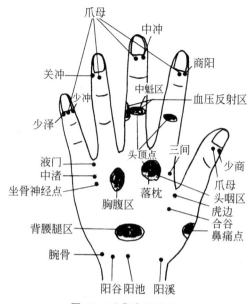

图 46 手背常见治疗点

大肠 定位:示指桡侧缘,自示指尖至虎口成一直线。操作:从示指尖直推向虎口为补(称为补大肠);由虎口方向直推至示指尖为清(称为清大肠),补大肠和清大肠,统称推大肠。次数:100～300 次。

小肠 定位:小指尺侧边缘,自指尖到指根成一直线。操作:从指尖直推向指根为补(称为补小肠);从指根直推向指尖为清(称为清小肠),补小肠和清小肠,统称推小肠。次数:100～500 次。

肾顶 定位:小指顶端。操作:以中指或拇指端按揉,称为揉肾顶。次数:100～500 次。

肾纹 定位:手掌面,小指第 2 指间关节横纹处。操作:中指或拇指端按揉,称为揉肾纹。次数:100～500 次。

四横纹 定位:掌面示、中、环、小指第 1 指间关节横纹处。操作:拇指甲掐揉,称为掐四横纹;四指并拢从示指横纹处推向小指横纹处,又称为推四横纹。次数:各掐 5 次,推 100～300 次。

— 53 —

掌横纹 定位:掌面示、中、环、小指掌指关节横纹处。操作:以拇指甲掐,称为掐小横纹;拇指侧推,称为推小横纹。次数:各掐5次,推100～300次。

掌小横纹 定位:掌面小指根下,尺侧掌纹头。操作:中指或拇指端按揉,称为揉掌小横纹。次数:100～500次。

胃经 定位:拇指掌面近掌端第一节。操作:旋推为补(称为补胃经);向指根方向直推为清(称为清胃经)。补胃经和清胃经,统称推胃经。次数:100～500次。

板门 定位:手掌大鱼际平面。操作:指端揉,称为揉板门或运板门;用推法自指根推向腕横纹,称为板门推向横纹,反之称为横纹推向板门。次数:100～300次。

内劳宫 定位:掌心中,屈指时中指与环指之间中点。操作:中指端揉,称为揉内劳宫;自小指根掐运起,经掌小横纹、小天心至内劳宫,称为运内劳宫(水底捞明月)。次数:揉100～300次,运10～30次。

内八卦 定位:手掌面,以掌心为圆心,从圆心至中指根横纹约2/3处为半径作为圆周。操作:用运法,顺时针方向掐运,称运内八卦或运八卦。次数:100～300次。

小天心 定位:大、小鱼际交接处凹陷中。操作:中指端揉,称揉小天心;拇指甲掐,以中指尖或屈曲的指间关节捣,称为捣小天心。次数:揉100～300次,掐、捣5～20次。

运水入土,运土入水 定位:手掌面,大指根至小指根,沿手掌边缘一条弧形曲线。操作:自拇指根沿手掌边缘,经小天心推运至小指根,称为运土入水;反之,称为运水入土。次数:100～300次。

总筋 定位:掌后腕横纹中点。操作:按揉本穴,称为揉总筋;用拇指甲掐,称为掐总筋。次数:揉100～300次;掐3～5次。

大横纹 定位:仰掌,掌后横纹。近拇指端称为阳池,近小指端称为阴池。操作:两拇指自掌后横纹中(总筋)向两旁分推,称为分推大横纹,又称为分阴阳;自两旁(阴池、阳池)向总筋合推,称为和阴阳。次数:30～50次。

十宣　定位:十指尖指甲内赤白肉际处。操作:用掐法,称为掐十宣。次数:各掐5次,或醒后即止。

老龙　定位:中指甲后一分处。操作:用掐法,称为掐老龙。次数:掐5次,或醒后即止。

端正　定位:中指甲两侧赤白肉际处,桡侧称左端正,尺侧称右端正。操作:用拇指甲掐或拇指螺纹面揉称螺掐、揉端正。次数:掐5次,揉50次。

五指节　定位:掌背五指第1指间关节。操作:拇指甲掐,称为掐五指节;用拇、示指揉搓,称为揉五指节。次数:各掐3～5次;揉搓30～50次。

二扇门　定位:掌背中指本根节两侧凹陷处。操作:拇指甲掐,称为掐二扇门;示、中指端按揉,称为揉二扇门。次数:掐5次;揉100～500次。

上马　定位:手背环指及小指掌指关节凹陷中。操作:拇指端揉,或拇指甲掐,称为揉上马或掐上马。次数:掐3～5次;揉100～500次。

外劳宫　定位:掌背中,与内劳宫相对处。操作:用揉法,称为揉外劳宫;用掐法,称为掐外劳宫。次数:掐5次;揉100～300次。

威灵　定位:手背第2、3掌骨歧缝间。操作:用掐法,称为掐威灵。次数:掐5次,或醒后即止。

精灵　定位:手背第4、5掌骨歧缝间。操作:用掐法,称为掐精灵。次数:掐5～10次。

外八卦　定位:掌背外劳宫周围,与内八卦相对处。操作:拇指做顺时针方向掐运,称为运外八卦。次数:100～300次。

一窝风　定位:手背腕横纹正中凹陷处。操作:指端揉,称为揉一窝风。次数:100～300次。

膊阳池　定位:在手背一窝风后3寸处。操作:拇指甲掐或指端揉,称为掐膊阳池或揉膊阳池。次数:掐3～5次,揉100～300次。

三关　定位:前臂桡侧,阳池至曲池成一直线。操作:用拇指桡侧面或示、中指面自腕推向肘,称为推三关。屈患儿拇指,自拇指外侧端推向肘,称为大推三关。次数:100～300 次。

天河水　定位:前臂正中,总筋至洪池(曲泽)成一直线。操作:用示、中二指面自腕推向肘,称为清(推)天河水;用示、中二指蘸水自总筋处,一起一落弹打如弹琴状,直至洪池,同时一面用口吹气随之,称为打马过天河。次数:100～300 次。

六腑　定位:前臂尺侧,阴池至肘成一直线。操作:用拇指面或示、中指面自肘推向腕,称为退六腑或推六腑。次数:100～300 次。

七、操 作 方 法

(一)操作前准备工作

1. **一般要求**　对施术场所没有特殊要求,只要求配备一间面积不少于 10 平方米的诊疗室,室内光线要好,清洁干净,同时应选择安静、通风的房间。避免周围噪声大、灰尘大。如有条件,室内应摆放几盆鲜花与檀香。内备诊桌、诊椅、长凳、热水瓶和脸盆、毛巾、肥皂等日常用品。若在特殊情况下临时就诊时,也应选择一处安静、清洁的场所。

2. **配合治疗**　一要放松。患者就诊时,先嘱其休息 10 分钟左右,以消除紧张情绪与疲劳,放松体态,松弛肌肉,适应环境,以利施术操作。二要配合。在施术中,要取得患者积极配合,必须术前做好患者的思想开导工作,消除顾虑和恐惧、紧张感,树立治病信心,同时要讲清本疗法的优点和注意事项、饮食宜忌,并嘱适当参加室外活动,并按时复诊,有利于提高治疗效果。

3. **无菌操作**　术前一定要做好常规消毒工作,做到无菌操作。对刺激部位(患者双手)先用热水、毛巾擦洗干净,再进行常规消毒。术者双手也应保持清洁和消毒。对针具要煮沸消毒或用高压蒸汽消毒,也可用1:1000新洁尔灭溶液消毒;按摩棒也要常规消毒。消毒后方可使用。

4. 患者体位　患者取正坐位,双手放在诊疗桌上,术者与患者正面或斜对面正坐,以方便施术操作为宜。

5. 备好工具　为保证正常施术操作需要,诊室内应备有充足的按摩棒、点穴棒、0.5～1.5寸毫针、75%乙醇、碘酒、甲紫(紫药水)、医用药棉、胶布和火柴,回形针、票夹等。

6. 修整指甲　术者事前要对指甲加以修整,保持适当长度,并加以磨平使之圆滑。指甲不宜过长,也不宜过短。过长易刺伤皮肤,过短又会影响治疗效果。因此术者指甲长短要适度。

7. 配穴选穴　配穴就是根据治疗方案(配穴方),确定治疗部位,选准穴位。配穴确定后,选穴正确与否是决定疗效好坏的关键之一。如果选穴(或区域)不当,不但起不到治疗作用,反而增加病人的痛苦。封氏(见附文)则强调,在施术中一定要找到敏感点,并加以重点按摩,同样效佳。

8. 端正态度　要达到预期的治疗效果,除了仔细询问病情、详细检查、正确诊断、制定治疗方案和耐心治疗外,术者的态度也起着重要的作用。正确的态度是:一要集中思想,全神贯注,专心施术;二要耐心解释,有问必答,态度和蔼,切不可在语言上给患者一种思想刺激,引起反感;三要苦练基本功,熟练手法,不断提高医疗水平和治疗效果。

(二)手部常用的治疗方法

1. 手部按摩法　手部按摩法是指通过手对手部一些固定的与身体内外脏器、组织有特异联系的穴位或全息反射区、敏感点,以特定手法的刺激来调节相应的脏腑、组织、器官,达到治疗疾病和养生保健的目的。

(1)按摩基本手法:手部按摩法的基本手法有按法、点法、揉法、推法、掐法、捻法、摇法、拔法、擦法、摩法、拿法、捏法十二法。现分述如下。

①按法：用拇指指尖或指腹（肚）垂直着力于手部穴位或反射区、敏感点上为按法（图47）。按法一般于手部各穴区，尤以较平的穴区（如大、小鱼际处）为常用。此法常用于治疗各种慢性疾病、慢性疼痛及预防保健等。

操作时着力部位要紧贴手部表面，移动范围不可过大，用力由轻渐重，稳而持续，逐渐用力下按，使刺激充分到达肌肉组织的深层，病人有酸、麻、重、胀、走窜等感觉，持续数秒，渐渐放松，一按一松，如此反复操作。操作时要稳而持续，不可用力过猛，不要滑动，按压频率、力度要均匀。要加强刺激时，可用双手拇指重叠施压。对年老体弱或年龄较小的病人力度要适宜。

本法常与揉法配合应用，即称为按揉法。

②点法：用拇指指端，或中指顶端，或小指外侧尖端加环指，拇指固定，或屈拇指指间关节，或屈示指以近端指间关节等部位，点压于手部穴区为点法（图48）。点法一般用于骨缝处的穴区和要求较"按法"更为有力而区域又小的部位。多用于急性疾病及急、慢性痛症等。

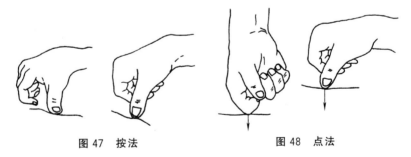

图47　按法　　　　　　　　图48　点法

点法较按法接触面积小，要求力度强，刺激量大。操作时要求点压准确有力，逐渐用力下按，用力要由轻到重，使刺激量充分到达肌肉组织的深层，病人有酸、麻、重、胀、走窜等感觉，持续数秒，逐渐放松,一点一松,如此反复操作。用力不可过猛,不可滑动,应持续有力,力量调节幅度大。对年老体弱或年龄较小的病人,力度要适宜。

本法常与按法结合使用,称为点按法。

③揉法:揉法的手法是以手指螺纹面按于手部穴区上,腕部放松,以肘部为支点,前臂做主动摆动,带动腕部和掌指做轻柔和缓的旋转揉动,将力通过手指而达穴区部位。常用揉法有中指揉

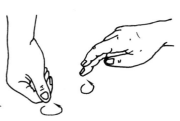

图49　揉法

和拇指揉两种(图49)。揉法适用于表浅或开阔的穴区上操作,能起到调整补益作用。可用于慢性疾病、虚证、劳损以及养生保健。局部肿痛也适用。尤为年老体弱及婴幼儿治病的常用手法。

揉法操作用力(压力)宜轻柔、和缓;动作要协调而有节律,频率为每分钟120～160次,持续时间宜长。可按逆时针方向揉动而补中有泻,或按顺时针方向揉动而属补法。宜随证选择。

本法常与按法结合运用,称为揉按法。

④推法:手部按摩中常用的手法是指推法。操作时用拇指指端或指腹着力于手部一定的部位上进行单方向的直线推(移)动,为指推法。要紧贴体表,用力要稳,速度要缓慢均匀,多配合适量的介质,速度为每分钟200次左右。可用于手部各线状穴区。如用双手拇指从某线状穴区的中点向两侧分推,称为分推法。如用两手拇指指端或螺纹面自某线状穴区两端向中间推动合拢,为合推法,又称"合法"。或用多指及掌根、大小鱼际侧按指推法操作,统称为推法(图50)。推法运用于手部纵向长线实施,也可沿指向各侧施行。推法操作一段时间后转为擦法。可用于慢性疾病、劳损性疼痛、酸痛、虚寒证及养生保健等均可用推法。

推法操作时,要求指掌紧贴在施术部位上,用力要稳健,速度

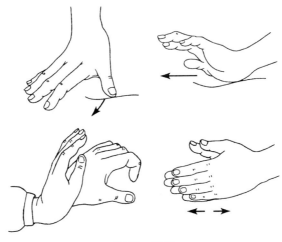

图 50　推法

要缓慢均匀。注意在同一层次上推动。推法一般是沿手部骨骼走向施行,这样力度可大可小,调节自如。

⑤掐法:用手指顶端甲缘重刺激手部特定穴区。一般多用拇指顶端及桡侧甲缘施力,先对准刺激点,再将力量灌注于拇指顶端掐压。也有以拇指与其余各指顶端甲缘相对夹住穴区施力,以上均称为掐法(图 51)。

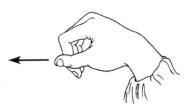

图 51　掐法

掐法刺激力最强,多用于掌指关节结合部及掌骨间缝部位。此法适用于急性疾病、痛症、重症、癫狂发作、神经衰弱等病。

掐法属强刺激手法,掐前要取准刺激点。掐法操作要逐渐用力,加大力度,至深透引起强反应时为止。掐至深度要维持半分钟,松后按揉局部半分钟,然后再行一次操作,也可以快节奏掐动。掐法时间要短。为了避免掐伤皮肤,可在重掐部位上覆盖一层薄布。掐后配以轻揉局部，以缓解不适之感。操作时切忌滑动，以防掐破损伤皮肤。

本法常与按法、揉法及捻法合用或交替应用。

⑥捻法：捻法是用拇指、示指螺纹面相对成钳状，夹住手部一定的部位，一般是单指，两指相对做搓揉动作，称为捻法（图52）。捻法有活血、通络、止痛作用。主要用于手部每指各部大小关节处。可用于慢性疾病、局部不适及保健等。

捻法如果作用于丰厚宽大部位，降低频率、增加一定力度，则可变成对指揉。所以捻法既强调频率和作用部位，又要轻而不浮，重而不滞。

⑦摇法：又称摇转法，是指术者一手握住患者手部近端并固定，一手夹住远端，使手指、指关节、手腕部关节做被动均匀的环形摇转动作（图53）。摇法可以起到放松调整、滑利关节等作用。此法应用于手指指关节、手腕部关节部位，有增强保持关节灵活运动、防衰抗病的功能。慢性疾病、老年性疾病、局部疼痛等，以及手部保健都可应用。

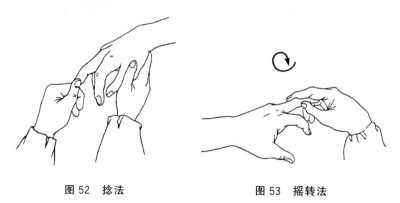

图52　捻法　　　　　　图53　摇转法

摇法一般为双手操作，一手固定，一手操作，这样能更好地达到操作方便自然、安全可靠的目的。操作中切忌突然单向用力。摇转幅度不可过大，要符合生理要求，以防止损伤关节。为保护手部各关节,在施术前宜先用拔法、捻法放松关节,再施行摇法操作,还有利于提高治疗效果。

⑧拔法:即术者一手固定于手部相应关节一端,一手牵拉另一端,做拉伸、牵引动作为拔法(图54)。拔法主要用于手指指关节、手腕关节部。此法旨在具有放松关节,增加、改善关节活动范围,保健强身,延缓衰老等作用。拔法适用于手指指关节、掌指关节及腕关节、手部关节的局部病症,老年人强身保健均可应用。

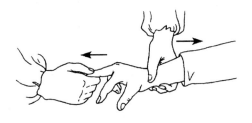

图 54 拔法

拔法操作要求两手用力要适度,速度要均匀,动作灵活和谐,不可强拉硬拽,沿关节连结纵轴线操作,不能偏斜发力,以免损伤关节或韧带。拔法不要强求关节间有弹响声,以免带来不必要的不良后果。

拔法多与捻法、揉法等配合应用。

⑨擦法:从单指或手掌大小鱼际及掌根部附着于手的一定部位上,紧贴皮肤进行往复快速直线运动的为擦法(图55)。擦法有很好的行气活血、通络散寒、温煦补益的作用。坚持手掌部擦法,能起到补精益髓、防病抗病、延年防衰的效果。擦法适用于手掌、手指部、顺骨骼走向,特别是手掌心部操作运用。凡慢性疾病、虚寒证、精神性疾病及强身健体均可应用。

擦法操作时,腕关节应自然伸直,前臂与手近于水平,指擦的指端可微微下按,以肩关节为支点,上臂主动带动指掌做往返直线移动,指擦时可视不同而操作。擦法一定要着力,要轻而不浮、节奏迅速才能达到效果。着力不滞,迅速往复,以出现温热感为佳。

擦法可与多种手法配合应用。

⑩摩法:以手掌面或示指、中指、环指螺纹面附于手部一定的穴区上,以腕关节连同臂部摆动,在掌部穴区上做顺时针或逆时针方向的环形擦动即为摩法(图56)。摩法可作为重手法后的放松调整之用。摩法与擦法有异曲同工之妙,亦可起到温经通络、行气活血的作用。摩法适用于手部相对开阔的部位。凡老年性疾病、慢性疾病、虚证、寒证等均可应用。

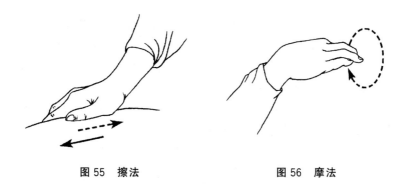

图 55　擦法　　　　　　　图 56　摩法

摩法如同研墨一样,围绕环可以自中心向周围逐渐放大,然后再回收,使中心及四周有温热感为佳。要求动作轻柔,速度均匀、协调,频率要快,也可逐渐增加一些(适度)力度,以无碍频率为宜。摩法操作时要持续、均匀、迅速,不应重滞不匀,或浮而不实,以免达不到治疗效果。

⑪拿法:捏而提起谓之拿。拿法就是用拇指和示、中两指,或用拇指和其他四指相对用力,在手部一定的部位和穴位上进行有节律性的提捏为拿法。拿法适用于手部各穴区。可用于一切病症。

拿法操作时,用力要由轻到重,不可突然用力。动作要和缓而有连贯性。操作要持续,不可拿拿停停而影响治疗效果。

⑫捏法:捏法用于手部,常用三指捏。三指捏是用拇指与示、中两指夹住手部某一部位的两个穴位,相对用力挤压为捏法。捏法适用于手部各穴区,尤以手背部为常用。此法可用于急症、重症、痛症。

捏法操作时,在做相对用力挤压动作时,要有节律性,用力要由轻到重,逐渐加大,而且力量要均匀,不可用力过猛。

本法常与拿法结合使用。

另外,可在手部第 2 掌骨桡侧面的穴位群的某些特定穴位上进行按揉刺激,以治疗疾病。

应用本法治疗时,患者手部肌肉放松,虎口朝上,手呈握空拳状,示指尖与拇指尖相距约 3 厘米。术者一手托住病人的手,另一手用拇指按压穴位,使其产生酸、胀、重、麻等感觉,按时要略带揉的动作,每分钟大约 150 次,每次按揉 3 分钟。也可先用火柴棒按压,找到敏感痛点后再按揉治疗。操作前要选准穴,操作中手法要柔和,压力宜垂直深透,避免损伤皮肤。

附:封氏"五步三层"按摩法

封氏"五步三层"按摩法,就是先按照"五步"法,把从手至前臂的各个部位全部按摩到,绝不会遗漏;再实行每个小局部都分"三层",从轻渐重地探索寻找敏感点,并进行重点按摩。

"五步"就是五个按摩步骤,即依次按摩手背→手指→手掌→手腕→前臂的五个按摩步骤(图 57)。一般都先从左手开始,最后按摩右手。

"三层"就是三层按摩模式,即每个局部按摩动作都是由浅入深,分三个层次,每个层次又分轻、中、重三个力度的"三三制"手法。发现敏感点再加重按摩。

三层按摩法的实质是从轻渐重。从手按摩来说,一是用轻手法起到探索和使病人适应手法的作用;二是用中等力度手法发现敏感点并给予增加刺激量的按摩;三是用深而强的刺激达到治疗疾病和解除病痛的目的。如在手下发现阳性物更要延长按摩时间。

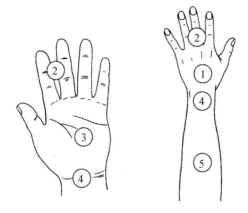

图57　五步按摩顺序

①手背；②手指；③手掌；④手腕；⑤前臂

按：此法不需要经验，不带框框，方法简单，谁都能做，效果甚好。就像傻瓜照相机一样，谁拿起来都能用。不要事先拟订治疗方案，不受手部穴位与全息穴约束，百病一案（或方），不按穴区而穴区就在其中。无论何病，均可按"五步三层"按摩法按摩，仅是敏感点所在部位不同而已。正如《手部按摩治疗图解》所说："找到痛点能治病，决定因素是刺激，只要抓住敏感点，有效治疗已证明"。

（2）按摩的力度、时间与方法：手部按摩的力度总的要求为持久、有力、均匀、柔和、达到"深透"。所谓"持久"，是指手法能按要求持续运用一定时间；"有力"是指手法必须具有一定的力量，这种力量应该根据不同病症、不同部位、不同手法而增减；"均匀"是指手法运用要有节奏性，速度不要时快时慢，压力不要时轻时重；"柔和"是指手法要轻而不浮，重而不滞，用力不可生硬粗暴或用蛮力，变换动作要自然。总之，用力要由轻渐重，逐渐增加力量和时间，一直增加到被按摩者能接受的最大限度为止。

按摩双手的方向，可以顺逆经络气血的方向为依据。根据疾病的性质,采取顺经络气血运行的按摩方向为补,逆经络气血运行的按摩方向为泻,补虚泻实。或以向心按摩为补,离心按摩为泻,也就是按摩方向要根据疾病性质的不同来决定,而不是一成不变的,要根据病情灵活掌握和运用。

2. **手部针刺法**　在对手部针刺时,病人的手要自然微屈,然后进行常规消毒,用 1 寸毫针,用一定手法刺激。针手背穴位,从手背向手掌面直刺,刺入到靠近骨膜,但不刺入骨膜。针手掌穴位,从手掌向手背直刺,进针深度一般为 0.3～0.5 寸。此为手穴针针刺法。但手部经穴、奇穴针刺也可参照此法或参考专业针灸书的一般要求即可。

取穴要求:可遵《内经·灵枢》之旨,左病取右,右病取左,两侧病痛的则同时取双手。取穴要少而精,一般每次只取 1～2 穴。手法宜重些。

3. **手部药疗法**　手部药疗法属药物外治法的局部用药。随着用药方法不同,一般又可分为手部熏洗法(或称手浴法),手部握药法和手穴贴敷法等多种。具体用药方法与要求,已列入本书中篇收治疾病之中,这里从略。

八、手部疗法的优点与注意事项

(一)优点

本疗法既可用于治疗疾病,又可用于养生保健。广大群众乐于接受或自己采用、深受欢迎。因此自有其自身特点所在。

1. **简便易学**　本疗法不需要有复杂高尖的医疗器械,仅凭术者双手和简单针具,用药亦多为常用之中草药,且多可就地采集,比较方便;针具多为 1 寸左右之毫针,而且操作简便易行,一学就会,一看就懂,比较容易学习和掌握。通过一段时间培训或自学,都能掌握它、应用它。故很适合城乡家庭互疗或自疗之用。

2. 治疗范围广 本疗法既可治疗急性疾病,也能治疗慢性疾病,凡临床各科都有适应证。仅以本书收治疾病为例,凡内科、妇科、儿科、男科、外科、骨伤科、皮肤科、眼科和耳鼻咽喉科等临床各科多种常见病和部分疑难病症均可用本疗法治疗之。随着本疗法普及推广和应用,可治疾病必将日益增多,适应范围不断扩大。

3. 符合整体观 通过从手部着手治疗手部疾病,以外治内,以局部(手部)治疗整体,而且一途(手部)多法(按摩、针刺、药疗),证之临床,颇具效验,这符合中医的整体观念,为临床治疗疾病和养生保健又开辟了一条外治新途径。有病治病,无病健身。

4. 见效快,疗效高 凡适用本疗法的适应证,不管是急性疾病还是慢性疾病,只要使用得法,并坚持使用,都有较好的疗效,有的还会收到意想不到的效果。临床实践证明,本疗法的治疗效果是不可低估的,而且见效快、疗效高。同时又是一种理想的保健强身方法,只要坚持保健按摩,必日见其功,获益良多。

5. 经济价廉 按摩治病,仅用双手;针刺治病,只用毫针,即使配用中草药外用,也是少花钱,而且多为常用之品,有的可自己采集,取材甚便。尤其是保健按摩,日久用之可不花钱,仅用双手就行。所以大大减轻了患者的经济负担,而且节约了药材资源。真是一种利国利民、治病健身的好疗法。

6. 安全可靠,无不良反应 本疗法回归自然,具有无不良反应、无污染、安全可靠等自然疗法之优势。手部按摩、针刺与药疗,均为外治之法,可随时观察,中病即止。可随时变换手法,调整施术部位(穴区),稳妥安全,且又可自我诊治,早期诊断,早期治疗。

7. 疼痛的作用 手部按摩所产生的疼痛,是一种非常敏感的反应痛,范围较小。施术后可仔细体会,它是一种良性疼痛,因为多数疼痛过后觉得身体舒适,精神状况也随之改善。这种带有良性信息的疼痛很快打破疾病的"稳态",激发体内潜能,促使体内各种激素的产生和释放。能增强人体免疫功能,从而达到治疗疾病和预防相应疾病的目的。这也是手部按摩治病的自身特点。

(二)注意事项

应用手部疗法治病还必须注意下列各点。

1. 施术场所要宽敞明亮、空气流通,并禁止在室内吸烟。冬天要注意保暖,避免手部受寒或冻伤;夏季天气闷热,可开风扇,但不宜对着吹风。

2. 极度疲劳、饥饿、暴饮、暴食后 1 小时内不宜按摩与针刺;一般就诊者术前应休息片刻(休息 15 分钟左右),体育运动后应休息半小时为宜。

3. 术者要保持双手清洁温暖;术前洗手,指甲修剪齐整圆滑。

4. 选穴要准确,选择与运用手法要得当,力量要适度,时间每次以 15～30 分钟为宜,每穴 3～5 分钟。自我保健按摩者应循序渐进,不可操之过急,并严格遵守操作要求。

5. 老人的骨骼变脆、关节僵硬,而儿童皮薄肉嫩,因此,在手部按摩时,力度要轻,切不可使用暴力,而且手法要灵活多样,恰到好处。

6. 严重病症应配合药物等疗法治疗,或以药物或其他疗法为主,本疗法为辅,一切以"愈疾"为目的。

7. 如术中出现不良反应,应及时处理。

8. 患者手部有坏疽、感染或化脓性病灶者应禁用本疗法;应改用其他疗法治疗为宜。

9. 用本疗法治病或保健过程中,患者要有信心、恒心、耐心,坚持治疗,方可取得较好疗效。

10. 治疗时间与次数。急性疾病可每日治疗 1～2 次,中病即止;慢性疾病宜每日或隔日 1 次,5～10 次为 1 个疗程。本疗法所用按摩、针刺与药疗,三法可配合使用,也可单独使用其中一法。

中篇　疾病的手部疗法

一、内科疾病

感　冒

感冒是以外感风邪为主的四时之气（六淫）或兼夹时疫之气所引起的一种外感发热性疾病，即现代医学通称为上呼吸道感染。此病一年四季皆可发生，尤以冬、春两季为多见，是临床常见多发病。又因患者感受的病因不同、体质强弱的差异及感邪之轻重，兼夹邪之不同，所以在临床表现上尚有伤风、风寒、风热感冒和时行感冒（即流行性感冒）之分。

【病因】　六淫外袭，风为首领。"风为百病之长"。风邪侵袭，善行数变，每多兼夹，尤以夹寒、夹热之邪为多，或夹时疫之气。尤以身体虚弱，每遇气候变化、寒热失调时尤易罹患。尤其年老体弱患者，一旦感冒，且多缠绵难愈，或反复发作。

【症状】　因有兼夹，证有轻重。根据临床表现，凡外感以风邪为主的，称为"伤风"，症见头痛、鼻塞、流涕、怕风；夹寒邪的，称为"风寒感冒"，以恶寒、发热、无汗、头痛、肢节酸痛、鼻塞声重、时流清涕、喉痒、咳嗽、痰稀白、脉涩紧、舌苔薄白而润为主；夹热邪的，称为"风热感冒"，以发热，微恶风寒、头痛、头胀、咽喉肿痛、微渴欲饮、咳嗽、痰黄稠、汗出而不畅、脉浮数、舌苔薄黄为主；若兼夹时疫，且发病急，病情比风热感冒严重，并有传染性，易引起暴发或大流行,故称为"流行性感冒",即古称"时行感冒"。

【手部按摩法】

配穴方一 鱼际区、合谷、头点(前头点、头顶点、偏头点)、肺心穴、肺区、鼻咽区、胸区、第3掌骨背侧、退热点、太渊、商阳。治法:治疗部位常规消毒后,按操作常规,掐点鱼际、合谷、头点、肺心穴;按揉肺区、鼻咽区、胸区;摩擦手掌心、第3掌骨背侧;点按退热点;点压太渊、商阳。每个穴位、穴区、反应点30~50次。每日治疗1~2次,中病即止。主治:感冒(上感)。附记:屡用效佳。

配穴方二 鱼际、胸腔、呼吸器的治疗点及疲劳点、肺穴、商阳、少商。刺激阳池穴有退热作用。治法:治疗部位常规消毒后,按操作常规,对上述所选穴位和反射区运用按、点、掐、揉等手法予以刺激,用泻法。每日治疗1次,3~5次为1个疗程。主治:感冒和流行性感冒。附记:屡用效佳。

【手部针刺法】

配穴方一 合谷、曲池、外关。治法:治疗部位常规消毒后,按操作常规,用毫针对准所选穴位刺入,用强刺激泻的手法捻转,留针15~30分钟,每5~10分钟运针1次。每日1次,中病即止。主治:各型普通感冒及时行感冒。附记:屡用皆效。

配穴方二 一扇门、十王。治法:治疗部位常规消毒,按操作常规,用1寸毫针对准所选穴位刺入0.3~0.5寸,用强刺激泻法捻转,留针25分钟,行针3次。每日1次,中病即止。主治:感冒。亦可用于流行性感冒。附记:屡用效佳。

【手部药疗法】

加减麻黄汤 组成:麻黄6克,桂枝、杏仁、生姜各10克,荆芥、苏叶各15克,生葱白30克。用法:上药加清水适量(约1000毫升),煎沸5分钟后,将药汁倒入盆内,先熏双手及头面部,后泡洗双手15分钟。每日2次,每日1剂。主治:伤风,风寒感冒。附记:本方有辛温发汗、宣肺解表之功效,故屡用屡验。若在按摩后用之,效果尤佳。

八味银石汤　组成:桑叶、金银花、连翘各 15 克,薄荷(后下)、荆芥各 10 克,生石膏 30 克,桔梗 5 克,甘草 9 克。用法:每日 1 剂。上药加清水 1000～1500 毫升,煎数沸后,将药汁倒入盆内,先熏双手及头面部,再浴双手。每日 2 次,每次 30 分钟。主治:风热感冒及流行性感冒。附记:本方有清热解毒、辛凉解表之功,故用之多效。

五味羌活散　组成:羌活 30 克,苍术、明矾、荆芥各 10 克,佩兰叶 15 克。用法:上药共研细末,以生姜汁、葱白汁各半调和为丸如黑豆大,备用。双手各握 1 丸于手心(劳宫穴)令汗出。每日 3 次,每次 4～5 小时。主治:风寒夹湿感冒。附记:功能祛风除湿散寒。徐徐调治,每获良效。

头　　痛

头痛在临床上较为常见。头痛既可单独出现,为病;亦可并发于其他疾病中,为症。中医学认为,头痛一证,急性为"头痛",慢性为"头风"。根据表现,一般又可分为外感头痛和内伤头痛两大类。又因其病邪随经络循行而至,故又有前额痛、后头痛、巅顶痛和偏头痛、满头痛之分。而偏头痛另详后述。

【病因】　病因虽多,无非外感(六淫)和内伤(七情)所致。"伤于风者,上先受之","高巅之上,唯风可到"。所以,外感头痛,以风邪为多,因"风为百病之长",每多兼夹,故又有风寒头痛、风热头痛、风湿头痛之分。内伤头痛,多因七情内伤、脏腑失调、气血不足所致,故又有肝火头痛、血瘀头痛、血虚头痛、气虚头痛、阴虚头痛、阳虚头痛和痰浊头痛之分。

【症状】　急性头痛多为外感;慢性头痛多为内伤。

1. 外感头痛　起病较急,常伴有恶寒、发热、鼻塞、流涕等表证,主要有以下 3 型。

(1)风寒头痛:症见头痛时作,遇寒则甚,痛走项背,恶风微寒,口不渴,鼻塞,苔薄白,脉浮紧。

（2）风热头痛：症见头痛且胀，伴眩晕，甚则如坐舟中，面目红赤，发热恶风，有汗，或尿短赤，或口渴欲饮，舌尖红，苔薄黄，脉浮数或弦数。

（3）风湿头痛：症见头痛而沉重，如遇阴雨天气时尤甚，或伴有肢体困重疼痛，腰膝酸胀，有下坠之感，纳呆呕恶，苔白腻，脉濡缓。

不过，皆以头痛为主；其他伴随症状一般较轻。

2. 内伤头痛　起病缓慢，时发时止，缠绵难愈。主要有以下6型。

（1）肝阳（火）头痛：症见头痛眩晕，心烦易怒，面红目赤，口苦，舌红，苔薄黄，脉弦有力。

（2）痰浊头痛：症见头痛昏蒙，胸脘满闷，呕恶痰浊，苔白腻，脉滑或弦滑。

（3）肾虚头痛：症见头痛且空，腰膝酸软，遗精，或带下，耳鸣，眩晕，苔少，脉细或沉弱。

（4）血瘀头痛：症见头痛日久，痛处固定不移，痛如锥刺，或有头部外伤史。舌暗有瘀斑，脉细涩。

（5）气血不足头痛：症见头晕、目眩、乏力、面色㿠白等。

（6）厥阴头痛：症见巅顶头痛，甚则呕吐痰涎，肢冷，脉沉细，苔白。

【手部按摩法】

配穴方一　列缺、合谷、曲池、后溪、神门及全息穴、头穴、颈肩穴。治法：治疗部位常规消毒后，按操作常规，拿捏或按揉列缺、合谷、曲池、后溪、神门各100次，向掌心方向按掐头穴、颈肩穴各300次。每日1次。主治：头痛。附记：本法对于慢性高血压的头痛、偏头痛、血管神经性头痛、感冒头痛及一些原因不明的头痛均有较好的疗效。

配穴方二　鱼际、合谷、阳溪、少泽、前谷、后溪、头点（前头、头顶、偏头、后头）、脑区、关冲、头穴、肾区。治法：治疗部位常规消毒后，按操作常规，摩热双手，点按头区、肾区，揉按合谷、阳溪、少泽、前谷、后溪、各头点、脑区、关冲、头穴。头痛可根据疼痛部位不同点按不同的相关穴、区、点,各30～50次。每日或隔日1次,10次为1个疗程。主治:头痛。附记:屡用有效。

【手部针刺法】

配穴方一 ①前头点、头顶点、配印堂;②偏头点、后头点、曲池或太阳。治法:上列两组,随症选用。治疗部位常规消毒后,用1寸毫针对准所选穴位刺入,用强刺激法捻转,留针15～20分钟,间断捻转。每日或隔日1次,7～10次为1个疗程。主治:头痛(前头痛、头顶痛用方①,后头痛、偏头痛用方②,前、后头痛用方①、②)。附记:屡用效佳。

配穴方二 头顶点、后头点、后合谷、下都、虎口。治法:治疗部位常规消毒后,用1寸毫针对准所选穴位刺入,用强刺激泻法捻转,留针20分钟,捻转2～3次。每日或隔日1次,5～10次为1个疗程。主治:头痛。附记:屡用皆效。

【手部药疗法】

白砒丸 组成:白砒、藤黄、斑蝥、红娘子各等份。用法:上药共研细末,加水为丸,如梧桐子大。将1丸放膏药中间,另合一张膏药,用针刺数孔,贴太阳、列缺穴上,以胶布固定。每日换药1次,5次为1个疗程。主治:头痛。附记:屡用有效。

芎芷手浴汤 组成:川芎、白芷各30克,薄荷、全蝎各10克,蜈蚣3条,生石膏50克,细辛5克。用法:上药加清水1500毫升煎数沸后,将药汁倒入盆中,趁热熏洗双手,先熏后泡浴。每日2～3次,每次15～30分钟。10次为1个疗程。主治:头痛。附记:本方具有疏风清热、通络止痛之功效,故屡用效佳。

头痛丸 组成:白芷50克,细辛10克,藁本15克,冰片3克。用法:上药共研细末,备用。同时每取本散30～50克,用葱白汁调和为丸,如梧桐子大,每手劳宫穴各放1丸握之,或加敷合谷穴。每日换药1次。10次为1个疗程。主治:头痛。附记:本方具有疏风散寒、通络止痛之功,故临床用之多效。

偏 头 痛

偏头痛是由于脑血管功能紊乱所引起的一种剧烈性头痛,现代医学称为血管神经性头痛。其痛多在一侧,时痛时止,多呈周期性发作。发作可持续数小时或数日,以后逐渐减轻而至缓解,常在入睡后完全缓解。该病多见于女性,常在青春期发病,而以中老年人为多见。

【病因】 多因痰浊中阻,或风邪上窜、清阳痰扰所致。病在少阳经,与肝胆有关。

【症状】 偏头痛,多痛在一侧。开始发作前常有先兆症状,如患者先有嗜睡、倦怠、忧郁感或眼前出现闪光、暗点,有时还可出现面唇和肢体麻木、失语等。20～30 分钟后发生偏头痛,剧痛难忍,但多可自行缓解。该病多为慢性,可延至数年或十数年之久。反复发作,缠绵难愈。

【手部按摩法】

配穴方一 合谷、外关、少泽、中渚。治法:治疗部位常规消毒后,按操作常规,点掐合谷、少泽各 5～10 下,按揉外关、中渚各 50～100 次。每日 1 次,每次 15～20 分钟。10 次为 1 个疗程。主治:偏头痛。附记:可先取对侧手部穴位按摩,交替使用。验之临床,止痛效佳。

配穴方二 列缺、液门及虎口、偏头点。治法:治疗部位常规消毒后,按操作常规,对上述所选穴位进行掐、点、按、揉等手法予以按摩疗之。每日 1 次,每次 20 分钟。10 次为 1 个疗程。主治:偏头痛。附记:屡用有效。

【手部针刺法】

配穴方一 少泽、合谷。治法:治疗部位常规消毒后,用 1.5 寸毫针对准所选穴位刺入。实证用强刺激泻法捻转,虚证用轻刺激补法捻转。得气后留针 20～30 分钟,间断捻转。每日针 1 次,10 次为 1 个疗程。主治:偏头痛。附记:屡用效佳。

　　配穴方二　外关、内关。治法:治疗部位常规消毒后,以指代针,用拇指、示指同时扣掐对侧的内关、外关穴 30～50 下,必要时,左右交替进行。每日 2～3 次,10 日为 1 个疗程。主治:偏头痛。附记:屡用效佳。

　　【手部药疗法】

　　白芷明砂汤　组成:细辛、羌活、白芷各 15 克,夜明砂 30 克,柴胡 9 克。用法:每日 1 剂。上药加清水 1500 毫升,煎沸后,将药汁倒入盆内,趁热熏双手及头痛处,先熏后洗,沐浴双手。每日 2 次,每次 20～30 分钟,10 次为 1 个疗程。主治:偏头痛。附记:屡用效佳。本方稍作加减,即方中细辛改用 3 克,加川芎 9 克。每日 1 剂,水煎服,效果亦佳。

　　三虫止痛散　组成:全蝎、干地龙各 9 克,僵蚕、柴胡各 5 克,冰片 15 克。用法:上药共研细末,储瓶备用。用时每取本散 20～25 克,用白酒调为稀糊状,外敷于患侧劳宫(手心)、太阳穴处。每次贴敷 2～3 小时,连续贴敷 2～3 次即可。主治:偏头痛。附记:本方具有疏风通络,解痉止痛之功。多年使用,效果甚佳。

三叉神经痛

　　三叉神经痛,属中医学"面痛""偏头痛"范畴。是三叉神经分支范围内反复出现阵发性、短暂闪电样、刀割样、火灼样疼痛,无感觉缺失等神经功能障碍,检查无异常的一种病症。多发生于 40 岁以上,尤以女性为多。

　　【病因】　原因不明。中医学认为,病因与头痛基本一致,多因风寒、风热阻络;或肝火上逆、气虚痰阻等因所致。或因邻近器官病变、病毒感染所诱发。

　　【症状】　三叉神经痛,仅限于三叉神经感觉分布区内,不扩散至后头部。一般分为发作期与缓解期。发作期起病急骤、疼痛剧烈,为阵发性。痛如刀割、锥刺、火灼、电击样阵痛,其来去突然,持续时间仅数秒至数分钟。频率自一日数次至 1 分钟多次。多在深夜发作,可将患者在熟睡中痛醒。疼痛可因触及面部某一点(如谈笑、刷牙、洗脸时)而诱发。该处称为扳机点。通常多发于三叉神经的第 2 支与第 3 支,单发于第 1 支者较少见。疼痛多于上下唇、鼻翼、眼眶等处开始向外放射。在发作数周或数月后常可自行缓解,数月至数年,即为缓解期。病程越长,发作越剧烈,缓解期越短。

【手部按摩法】

配穴方一 头痛点、偏头点、后头点、头顶点、眼睛治疗点、虎口部及阳溪、合谷穴。治法:治疗部位常规消毒后,按操作常规,对上述所选穴区进行按、揉、点、掐等手法予以按摩治疗。每日或隔日 1 次,每次 15～30 分钟,10 次为 1 个疗程。主治:三叉神经痛。附记:临床屡用,有立竿见影的效果。避免触及引发疼痛的"扳机点"是很重要的,生活中不要大声讲话或争吵,坚持做相关反射区和穴位的按摩是很有益处的。

配穴方二 列缺、阳溪、合谷、外关、中渚、液门。治法:治疗部位常规消毒后,按操作常规,对上述所选穴位行按、揉、点、掐、捏、拿等手法予以按摩疗之。每日 1 次,每次 20～30 分钟,10 次为 1 个疗程。主治:三叉神经痛。附记:屡用效佳。

【手部针刺法】

配穴方一 合谷、阳溪。治法:治疗部位常规消毒后,用毫针对准所选穴位刺入,用强刺激泻法捻转,得气后留针 30 分钟,间断捻针。每日针 1～2 次,10 次为 1 个疗程。主治:三叉神经痛。附记:屡用效佳。

配穴方二 咽喉穴、胃、大肠。治法:治疗部位常规消毒后,用 30 号 1 寸毫针直刺 0.3～0.5 寸,中刺激,留针 3～5 分钟,痛止后继续行针 1～3 分钟,必要时适当延长留针时间。疼痛顽固者,可皮下埋针或电针治疗。隔日 1 次,5 次为 1 个疗程。主治:三叉神经痛。附记:屡用有效。

【手部药疗法】

归胡煎　当归、川芎、穿山甲(代)、延胡索、白芍、麻黄、川椒、细辛各 9 克,薄荷脑、柴胡各 5 克。用法:每日 1 剂。上药加清水1500～2000 毫升,煎数沸后,将药汁倒入盆内,趁热熏蒸双手与双足,先熏后洗,沐浴手足。每日 2 次,每次 15～30 分钟,7 日为 1个疗程。主治:三叉神经痛。附记:屡用皆效。

六味止痛散　地龙、全蝎、细辛、蜈蚣、延胡索、乳香各等份。用法:上药共研细末,贮瓶备用。用时每取本散 25 克,用药酒或白酒调和成稀糊状,外敷于痛侧劳宫、太阳穴,包扎固定。每日换药1 次,7 次为 1 个疗程。主治:三叉神经痛。附记:临床验证效佳。本方具有搜风通络、活血止痛之功,故用之多效。

中　暑

中暑,俗称发痧,是发生在夏季的一种急性病症,若不急治,或治不得法,其死甚速。根据临床表现,一般又分"伤暑""暑风"或"暑厥"等。

【病因】　多因长时间处在高温环境或烈日下(夏秋季节)作业,温(暑)热秽浊毒气侵入人体,使气血滞塞而发病。轻者为"伤暑",重者为"暑风"或"暑厥"。

【症状】　猝然头昏、头痛、心中烦乱、无汗、眼前发黑、恶心、倦怠、四肢发冷、指甲与口唇乌青,甚则口噤不能言、神昏、转筋抽搐、或壮热、烦躁,或汗出气短、四肢厥冷、神志不清、血压下降,或腹痛剧烈、欲吐不出。

【手部按摩法】

配穴方一　曲泽、大陵、太渊、少泽、中冲、内关、十宣及全息穴(头穴、心肺穴等)。治法:治疗部位常规消毒后,按操作常规,握拳,用示指屈曲对准曲泽、内关、大陵做点按活动。一按一松,连做40 次;拇指按放在太渊穴做推擦活动,连做 3 分钟。用拇指掐按少泽、十宣、中冲、头穴、心肺穴各 300 次。每日 1～2 次,中病即

止。主治:中暑。附记:屡用效佳。

配穴方二 急救点、血压反射区、十宣、心穴、内关、阳池、合谷。治法:治疗部位常规消毒后,按操作常规,对上述所选穴位与反应区进行掐按、按揉、捏捻等手法予以按摩疗之。每日 1~2 次,中病即止。重症用重刺激泻法,轻症则用中刺激疗之。主治:中暑。附记:屡用效佳。

【手部针刺法】

配穴方一 曲泽、大陵、内关、阳池、合谷、十宣。治法:治疗部位常规消毒后,用毫针对准所选穴位刺入,用强刺激泻法捻转,得气后留针 30 分钟,间断行针,每日 1~2 次,中病即止。主治:中暑(轻症)。附记:屡用效佳。

配穴方二 急救点、十王、十宣、合谷。治法:治疗部位常规消毒后,用毫针对准所选穴位刺入,用强刺激泻法捻转,得气后留针 30 分钟,间断行针。每日 1~2 次,中病即止。主治:中暑(重症)。附记:多 1~2 次见效。

【手部药疗法】

浴手汤 胡芦巴 50 克,扁豆衣 40 克,鲜薄荷 30 克,干地龙 15 克。用法:每日 1 剂。上药加清水 1500 毫升,煎数沸后,将药汁倒入盆内,加入白酒 30 毫升,待温浸泡双手,并用毛巾蘸药水,涂擦头、背、四肢、腋下、腹股沟等处。反复涂擦。每日 2 次,中病即止。主治:中暑。附记:屡用效佳,多 1~2 次见效。

握手膏 干地龙 30 克,薄荷 15 克,扁豆衣 30 克。用法:上药共研细末,备用。用时每取本散 20 克用十滴水调和成糊状,外敷于双手心(劳宫穴),包扎固定。每 3~4 小时换药 1 次,中病即止。主治:中暑。附记:屡用效佳。也可同时配合下列二法:①用食盐一撮。取食盐揉擦两手腕、两足心、两肋、前胸、后背八处,擦出许多红点,即觉轻松而愈。功能:清热凉血。适用于中暑。效佳。②用细辛适量,研细末,每取少许搐鼻取嚏。功能:宣肺开窍。适用于中暑、猝然昏倒、不省人事。效佳。

发　　热

发热,是指体温超过正常范围的疾病,临床表现多为高热,可伴见于多种外感热性病中,在临床中较为常见。

【病因】　多因外感六淫之邪所致外感热性病后发展演变而致。

【症状】　发热或高热,并伴见不同兼症。

【手部按摩法】

配穴方一　合谷、少商、头顶点、头痛治疗点、内关、阳池。治法:治疗部位常规消毒,按操作常规,掐压合谷、少商、头顶点、头痛治疗点各5～10下,按压内关、阳池穴各50～100次,用强刺激泻法。每日1～2次,中病即止。主治:高热。附记:临床屡用,确有一定的效果。必要时应配合药物内治为宜。

配穴方二　合谷、内关、郄门及心肺穴、头穴、颈肩穴、肾穴。治法:治疗部位常规消毒后,按操作常规,按揉或拿捏上述经穴(合谷、内关、郄门等)各50次,向掌心方向掐按全息穴(心肺穴、头穴、颈肩穴、肾穴等)各300次。如不觉疲劳或其他人替你按摩,每穴可多按至300次以上。可每日按摩2次,直至热退身凉。主治:发热。附记:屡用效佳。

【手部针刺法】

配穴方一　合谷、内关、少商、少泽。治法:治疗部位常规消毒后,用毫针对准所选穴位刺入,用强刺激泻法捻转,得气后留针20～30分钟,其中少商穴点刺放血。每日针1～2次,中病即止。主治:发热。附记:屡用效佳。

配穴方二　四横纹、一扇门、十王、十宣(刺血)。治法:治疗部位常规消毒后,用毫针对准所选穴位刺入,用强刺激泻法捻转,得气后留针30分钟。间断捻转。十宣穴用三棱针点刺放血各1～2滴。每日1～2次,中病即止。主治:高热。附记:屡用效佳,1日即可见效。

【手部药疗法】

银翘石膏汤　金银花、连翘各 50 克,生石膏 100 克,薄荷 30 克,板蓝根、杭菊花各 40 克,葱白 10 根,淡豆豉 15 克。用法:每日 1 剂。上药加清水 2000 毫升,煎数沸,将药汁倒入盆内,趁热先熏蒸双手、双足与头面部,待温再浴双手、双足。每日 3 次,每次 20～30 分钟。中病即止。主治:外感发热。附记:屡用效佳。本方具有清热解毒、辛凉解表之功,故用之效佳。

两面针膏　两面针、生石膏各 50 克,广地龙、鱼腥草各 40 克,知母 30 克,薄荷 15 克。用法:上药共研细末,备用。用时每取本散 20 克,用凡士林适量调和成稀糊状,外敷于双手心(劳宫穴)和肚脐上,包扎固定。每日 2 次。每次 5～8 小时。主治:高热。附记:多年使用,效果甚佳。若配用本方(剂量减半),水煎服,效果尤佳。

支 气 管 炎

支气管炎有急性、慢性之分,它们均是由病毒或细菌感染,或因物理、化学及过敏性病原等引起的炎症性疾病,属中医学“咳嗽”范畴。无论男女老幼,一年四季均可发生,是临床常见多发病。

【病因】　病有久暂,因有内外。外因以六淫外袭所致。临床所见以风寒、风热为多。内因多以肝火、脾虚、痰湿等因所致。无论何因,皆与肺有关。古谓:“咳症虽多,无非肺病。”“五脏六腑皆令人咳,非独肺也,又不离乎肺。”外因所致而中于肺者,多属外感咳嗽,多为急性;内因而累及于肺者,多属内伤咳嗽,多为慢性,或由急性咳嗽迁延失治所致。慢性复感外邪,又可引起急性发作。

【症状】　临床均以咳嗽为主症。兼表证者,多为外感咳嗽;无表证者,多为内伤咳嗽。咳嗽痰多清稀色白为风寒或肺寒;痰多稠黏色黄为风热或肺热;干咳无痰为阴虚。无论何种咳嗽,多可互相转化,急性失治迁延可转化成慢性;慢性复感诱因(外因)所致,又可急性发作。一般发病急骤,病程短暂者,多为急性支气管炎;1

年持续咳嗽在 3 个月以上者,或发病缓慢、病程较长,且反复发作,多为慢性支气管炎。

【手部按摩法】

配穴方一　太渊、鱼际、少府、肺点、止咳点、少商、合谷、四缝穴、鼻咽区、肺区、大鱼际部。治法:治疗部位常规消毒后,按操作常规,点揉太渊、鱼际、少商、肺点、止咳点、合谷;掐四缝穴;按摩鼻咽区、肺区、大鱼际。注意保温,点揉宜深透,摩擦宜发红微热。每日或隔日 1 次,10 次为 1 个疗程。主治:咳嗽。附记:临床屡用,均有明显疗效。咳嗽,包括现代医学的上呼吸道感染、急慢性支气管炎、支气管扩张、各种肺炎、肺结核等而见咳嗽者,均可用本法疗之。

配穴方二　太渊、鱼际、阴郄、中泉及全息穴(心肺穴、颈肩穴等)。治法:治疗部位常规消毒后,按操作常规,拿捏上述经穴和经外穴各 50 次,掐按心肺穴、颈肩穴各 100 次。或将上述所选穴位分为两组,即经穴和经外穴为一组,全息穴为另一组,交替使用,每穴按揉 200 次,每日按摩 2 次,早晚各 1 次,1 个月为 1 个疗程。主治:慢性支气管炎。附记:屡用有效,久用效佳。对于急性发作者,或合并哮喘,或合并明显的心肺病变,应以药物治疗为主,手部按摩法为辅。

【手部针刺法】

配穴方一　太渊、合谷、少商。治法:治疗部位常规消毒后,用毫针对准所选穴位刺入,用强刺激泻法捻转,得气后留针 30 分钟,间断行针。每日 1 次,5 次为 1 个疗程。主治:急性支气管炎。附记:屡用皆效。

配穴方二　中泉、老商、中商、四缝。治法:治疗部位常规消毒后,用毫针对准所选穴位刺入,用中刺激,平补平泻法,若证重而实者则用泻法。每日或隔日 1 次,10 次为 1 个疗程。主治:咳嗽、慢性支气管炎。附记:屡用有效,久用效佳。

【手部药疗法】

加味三拗汤 麻黄、细辛、杏仁、五味子、干姜各 10 克,甘草 5 克。用法:每日 1 剂。上药加清水 1500 毫升,煎沸后将药汁倒入盆内,趁热先用鼻闻吸之(约 5 分钟),待温浸泡双手。每日 2～3 次,每次 20～30 分钟,10 次为 1 个疗程。主治:风寒咳嗽、肺寒咳嗽。附记:屡用有效。

牛蒡子汤 牛蒡子、浮海石、天竺黄各 30 克,薄荷、荆芥各 9 克。用法:每日 1 剂。上药加清水 1500 毫升,煎沸后将药汁倒入盆内,待温浸泡双手。每日 2～3 次,每次 20～30 分钟。5 日为 1 个疗程。主治:风热咳嗽。附记:屡用皆效。

百部汤 百部 30 克,紫菀、化橘红、大力子、前胡各 10 克,桔梗 15 克,甘草 10 克。用法:每日 1 剂。上药加水煎汤,将药汁倒入盆内,先熏双手及头面部,待温浴手。每日 2～3 次,每次 20～30 分钟,10 日为 1 个疗程。主治:肺燥咳嗽及阴虚咳嗽。附记:屡用有效。

支气管哮喘

支气管哮喘,早在《内经》中就有"吼病""喘急""呷咳"等描述。至金元时期才以"哮喘"命名。是临床常见多发病。无论成年人或小儿,一年四季均可发病。尤以寒冬季节及气候急骤变化时,发病或诱发者较多。

【病因】 多因身体素虚,或因肺有伏痰,一遇外感风寒、精神刺激、抑郁或气候骤变及吸入粉尘、煤烟以及饮食不节、过食生冷等因素皆可触动肺内伏痰而诱发本病。当发作时,痰随气动,气因痰阻、相互搏击、阻遏气道,肺气上逆而致哮喘发作。

【症状】 突然发作,发作前常先有打喷嚏,咽喉发痒、胸闷等先兆症状。发作时呼吸急促,胸闷气粗,喉间有哮鸣声,喘息不能平卧,甚则张口抬肩,多呈阵发性发作,或伴有烦躁、神萎、面色苍白、青紫、出汗,甚则神志不清等症状。每次发作可达数小时,甚至数日才能缓解。临床一般分为急性(发作期)和慢性(缓解或迁延期)两类。前者病变在肺,证分寒热;后者累及脾、肾,三脏皆虚。

【手部按摩法】

配穴方一　少商、太渊、咳喘点、停喘点、肺点、肺区、咽喉区、胸膈区、大鱼际、环指。治法:治疗部位常规消毒后,按操作常规,点揉太渊、咳喘点、停喘点;掐肺点;按揉少商、肺区、咽喉区、胸膈区、大鱼际;捻环指。注意敏感点手法加重,症状缓解后再施中、轻度手法调整。每日 1 次,10 次为 1 个疗程。主治:哮喘。附记:屡用有效。

配穴方二　太渊、内关、鱼际、少商、肺点、熄喘、哮喘新穴。治法:治疗部位常规消毒后,按操作常规,按揉太渊、内关、鱼际;点掐少商、肺点、熄喘、哮喘新穴。发作期用重手法泻法,缓解期用中轻手法,用补或平补平泻法。每日 1 次,每次 15～30 分钟,10 次为 1个疗程。主治:支气管哮喘。附记:多年使用,确有一定的效果。

【手部针刺法】

配穴方一　咳喘点。治法:治疗部位常规消毒后,用毫针对准所选穴位刺入,用强刺激泻法,留针 3～5 分钟。每日 1 次,10 次为 1 个疗程。主治:哮喘(适宜于较严重发作的病人)。附记:屡用有效。

配穴方二　太渊、鱼际、内关、三间。治法:治疗部位常规消毒后,用毫针对准所选穴位刺入,用强刺激泻法捻转,得气后留针 20分钟,间断行针,待症状缓解后改用中刺激手法。每日或隔日 1次,10 次为 1 个疗程。主治:支气管哮喘。附记:屡用有效。

【手部药疗法】

清化浴手汤　组成:鱼腥草、蒲公英、车前草、天竺黄各 50 克,大力子、莱菔子各 15 克。用法:每日 1 剂。上药加清水 1500 毫升,水煎取汁,倒入盆内,待温浴手。每日 2 次,每次 15～30 分钟,5 日为 1 个疗程。主治:哮喘(痰热壅肺型)。附记:屡用效佳。

毛盐膏　组成:鲜毛茛 30～60 克,食盐 3～5 克。用法:将鲜毛茛洗净,与食盐混合捣烂成稠膏状,备用。每取药膏如蚕豆大小,敷贴在内关和大椎穴上,纱布覆盖,胶布固定,待局部感到灼辣难忍、皮肤发红、起疱时揭去。局部起疱过大者,可用消毒银针将其挑破,排尽黄水,涂以甲紫药水。主治:哮喘。附记:多一次见效。

肺 结 核

肺结核中医学称为"肺痨"或"劳瘵",是一种由结核杆菌引起的慢性传染病。《严氏济生方》云:"夫劳瘵一证,为人之大患,凡受此病者,传变不一,积年瘵易,甚至灭门,可胜叹哉"。

【病因】 此由结核杆菌传染所致。多因体质虚弱、正气不足、饮食不洁,或长期接触矽尘,或与肺结核病人共碗筷吃饭,或吃病人剩余食物,或经常与患者接触等,致使结核杆菌感染而致病。发病缓慢。

【症状】 初起一般症状较轻,咳嗽不甚,仅神疲乏力、食欲缺乏,继则咳嗽加重、午后潮热、两颧发红、唇红口干、咯血、盗汗、失眠、身体消瘦。男子多伴梦遗,女子多伴经闭。或伴胸痛、呼吸困难等局部症状。听诊可见呼吸音减弱,偶尔可听到啰音。一般分为浸润型和空洞型。前者多见于初期,后者多见于晚期。临床所见,早期多气阴不足,后期多阴虚火旺。

【手部按摩法】

配穴方一 胸腔呼吸器区、肺点、胸点、太渊、气喘点、咳喘点、合谷、劳宫、少商。治法:治疗部位常规消毒后,按操作常规,按揉胸腔呼吸器区、劳宫,点压合谷、胸点、肺点、太渊、咳喘点、气喘治疗点,掐少商。初起用泻法,往后则用中刺激。每日或隔日1次。10次为1个疗程。主治:肺结核。附记:坚持用之,可改善患者的症状,提高患者的抗病能力。

配穴方二 太渊、经渠、合谷、肺点(位手背)、胸点。治法:治疗部位常规消毒后,按操作常规,按、揉、点、掐上述所选经穴与手穴。每日1次。每次15～30分钟,10次为1个疗程。力度随证而定。主治:肺结核。附记:屡用有效。本病之治疗,应以药物治疗为主,本法治疗为辅。内外并治可提高疗效。

【手部针刺法】 取穴:太渊、咳喘点、胸点、肺点及肺区、胸区。治法:治疗部位常规消毒后,用毫针对准所选穴区刺入,用中刺激,平补平泻法。每日或隔日1次,20次为1个疗程。主治:肺结核。附记:坚持应用,确有一定的治疗效果。应配合药物治疗为宜。

【手部药疗法】

肺痨汤 组成:金银花、百部、独角莲各30克。用法:每日1剂。上药加清水适量,水煎取汁,将药汁倒入盆内,趁热熏洗双手及前胸后背处,待温时浴双手,并用毛巾蘸药水擦洗前胸后背,反复擦洗。每日2次,每次30分钟,10日为1个疗程。主治:肺结核。附记:坚持治疗,效果甚佳。亦可加用本方内治。每日1剂,水煎服。并可随证加减。内外并治,可提高疗效。

百部膏 组成:百部50克,白芥子30克,麝香适量。用法:上药共研细末(前2味),用食醋适量调和成稀糊状,备用。先取麝香在两手心(劳宫)各放少许,再取本膏15克分敷其上(劳宫穴),包扎固定。每日换药1次,1个月为1个疗程。主治:肺结核。附记:验之临床,确有较好的疗效。本膏若加敷肺俞(双)和病灶所在前胸、后背处,可提高治疗效果。

高 血 压

高血压属中医学"头痛""眩晕"等病范畴,是一种以体循环动脉血压升高为主的临床综合征。多发生在40岁以上中老年人,是临床常见的多发病,可分原发性和继发性两种。继发性高血压是由其他疾病引起,是肾脏病、糖尿病、内分泌疾病、颅内病变等所引起的一种症候,而不是一个独立的病。原发性高血压又称高血压病。

【病因】 多因肝肾阴虚、肝阳上亢,或肾虚、阴虚阳亢,或受精神刺激、大脑紧张所致。可见原发性高血压是由于"阳亢"(或因虚致实)而导致人体大脑皮质功能紊乱而引起的。

【症状】 高血压病除了血压升高外,还伴有颈后或头部胀痛、头晕眼花、心慌,或胸闷、四肢发麻,或头重脚轻如坐舟中。日久不愈,严重者还可引起动脉硬化或诱发脑卒中等病变。

【手部按摩法】

配穴方一 合谷、内关、阴郄、头穴、颈肩穴、心肺穴、下腹穴、肝胆穴等全息穴。治法:治疗部位常规消毒后,按操作常规,拿捏或按揉合谷、内关、阴郄各 100 次,掐按上述全息穴各 200～300次。每日按摩 1～2 次,持续 3 个月为 1 个疗程。3 个月后如恢复正常,手部按摩可改为每日 1 次或隔日 1 次。主治:高血压。附记:屡用效佳。

配穴方二 血压反应区、心包区,高血压的治疗点、肾经以及中冲、少冲、十宣、合谷。治法:治疗部位常规消毒后,按操作常规,按揉心包区;推肾经;点掐血压反应区、高血压治疗点、中冲、少冲、十宣、合谷穴。顺手掌感情线按摩也有效。每日或隔日 1 次,1 个月为 1 个疗程。主治:高血压。附记:坚持按摩,会有一定效果。应注意休息,戒除烟酒,节制房事;注意劳逸结合,避免情绪激动;头部不可突然或强力运动;忌食辛辣之物,饮食有节。

【手部针刺法】

配穴方一 合谷、阳谷、神门、阴郄、十宣。治法:治疗部位常规消毒后,用毫针对准所选穴位刺入,用中刺激,平补平泻法。留针 30 分钟。每日或隔日 1 次,10 次为 1 个疗程。主治:高血压。附记:屡用有效。必要时,应以药物治疗为主。内外并治,可提高疗效。禁忌同上。

配穴方二 心点、肝点、八会、虎口。治法:治疗部位常规消毒后,用毫针对准所选穴位刺入,用中刺激,留针 30 分钟。每日或隔日 1 次,10 次为 1 个疗程。主治:高血压。附记:屡用有效。

【手部药疗法】

清心平肝汤 组成:野菊花、夏枯草、连翘、钩藤、灯心草各30克。用法:每日1剂。上药加清水适量,水煎取汁,将药汁倒入盆内,待温时浸泡双手。每日2次,每次30分钟,10次为1个疗程。主治:高血压。附记:功能清心平肝,故屡用有效。又用钩藤、牛膝各30克,煎水浴手,效果亦佳。

蓖麻仁膏 组成:蓖麻仁50克,吴茱萸、牛膝各30克。用法:将蓖麻仁捣烂,后2味研细末,合之共捣烂如泥,备用。用时每取本膏20克,外敷于双手心劳宫穴,包扎固定。每日换药1次,10次为1个疗程。或加敷双足涌泉穴。主治:高血压。附记:本方具有引火归元、降压止晕之功效,故用之效佳。待血压恢复正常后,可改为每星期2次,以巩固疗效。

白芥子散 组成:白芥子30克,天麻10克,胆南星、苍术、川芎各20克。用法:将上药共研细末,贮瓶备用。用时每取药末20克,用生姜汁适量调和成软膏状,于睡前敷贴于中脘及双侧内关穴,并用胶布覆盖贴紧,次日晨去除洗净。每日换药1次,2周为1个疗程。主治:高血压病。附记:本方具有活血化瘀、祛风止晕之功效,故用之效佳。待血压恢复正常后,可改为每周2次,以巩固疗效。

低 血 压

低血压属中医学"虚损""眩晕"等病范畴,是一种体循环动脉血压低于正常水平的综合征。

【病因】 多因脾肾两亏、气血不足、清阳不升、血不上荣、髓海空虚所致;或因遗传因素所致。

【症状】 低血压,多伴有头晕、耳鸣、目眩、疲劳、四肢酸软无力、食欲缺乏、面色萎黄、心慌气短、足发冷、自汗、盗汗等。甚则当体位变动,特别是突然起立时眼前发黑、头晕欲仆等。有的病人一般没有自觉症状。

【手部按摩法】

配穴方一 血压反应区、心包区、中渚、阳池、神门、大陵。治法:治疗部位常规消毒后,按操作常规,推血压反应区,按揉心包区、中渚、阳池、大陵、神门。用中刺激,留针30分钟。每日或隔日1次,10次为1个疗程。主治:低血压。附记:屡用有效。

配穴方二 大陵、神门、中渚、阳池。治法:治疗部位常规消毒后,按操作常规,用手指慢慢地压揉以上4个穴位,血压就会上升,自觉症状消失。在压揉时,必须注意的是,要一直压揉到穴道周围都有暖和感为止。每日1次,15天为1个疗程。主治:低血压。附记:坚持治疗,效果甚佳。

【手部针刺法】

配穴方一 神门、内关、大陵、合谷、中渚。治法:治疗部位常规消毒后,用毫针对准所选穴位刺入,用轻刺激补法,留针15～30分钟,每日或隔日1次,10次为1个疗程。主治:低血压。附记:屡用有效。

配穴方二 心点、升压点。治法:治疗部位常规消毒后,用毫针对准所选穴位刺入,用轻刺激补法。留针15～30分钟。每日1次,10次为1个疗程。主治:低血压。附记:屡用效佳。

【手部药疗法】

归芪升压汤 组成:黄芪80克,当归25克,升麻、枳壳各6克。用法:每日1剂。上药加清水适量,水煎取汁,将药汁倒入盆内,趁热先熏后洗双手(手心向下),待温时再浸泡双手。每日2次,每次30分钟。主治:低血压。附记:坚持治疗,效果甚佳。本方具有益气活血、补血升压之功效,故用之多效。

参芪升压丸 组成:黄芪15克,党参10克,当归10克,升麻6克。用法:将上药共研细末,贮瓶备用。用时每取药末20克,用低度白酒调和成稠膏状,制成2丸,于睡前置手心握丸,次日晨去掉。每日换药1次,2周为1个疗程。主治:低血压。附记:本方具有益气活血、补血升压之功效,故用之多效。

冠 心 病

冠状动脉粥样硬化性心脏病（简称冠心病），又称缺血性心脏病，属中医学"胸痹""真心痛""胸痛"等病范畴，是临床常见多发病，尤以中老年人发病居多。

【病因】 多因心阳不足、六淫寒邪乘虚侵袭，以致寒凝气滞、拘急收引；或饮食不节、膏粱厚味、变生痰湿、痰湿侵犯，占据清旷之区；或痰热灼络、火性上炎；或气血津液、阴阳不足，以致虚而血行缓慢；或七情内伤、气机郁滞，均可导致气滞血瘀、血脉瘀阻、郁遏于胸所致。现代医学认为，是由于胆固醇类脂质沉积在冠状动脉内膜壁下，内皮细胞、平滑肌细胞、结缔组织增生及血小板凝集形成粥样硬化斑块，引起管壁狭窄或闭塞；或者由冠状动脉内膜平滑肌强烈收缩引起冠状动脉痉挛，导致心肌缺血所致。

【症状】 胸痹（心绞痛），或心肌梗死、心律失常、心力衰竭等。正如《金匮要略》所说："胸痹不得卧，心痛彻背，背痛彻心。""胸痹，胸中气塞短气。""阳微阴弦，即胸痹而痛。"常伴有面色苍白、神情恐惧、胸闷憋气、呼吸困难、出冷汗等。

【手部按摩法】

配穴方一 心区、拇指、中指、神门、少商、少冲、中冲、肺心穴、心点。治法：治疗部位常规消毒后，按操作常规，揉按心区；捻掐拇指、中指；点揉神门、少商、少冲、肺心穴、心点。每日 1 次，每次 20～30 分钟。10 次为 1 个疗程。主治：胸痹。附记：屡用效佳。

配穴方二 内关、大陵、神门、少海、曲泽及全息穴的心肺穴等。治法：治疗部位常规消毒后，按操作常规，按揉或推按内关、大陵、心肺穴各 200～300 次。其余各穴 50～100 次。心脏病患者如自己做手部按摩，不要选穴过多，坚持每天按摩 1 次或隔日 1 次。主治：心脏病（包括风湿性心脏病、先天性心脏病、高血压性心脏病、冠心病、心肌炎等）。附记：对上述心脏病，本法手部按摩只是辅助方法。治疗应以药物治疗为主。

【手部针刺法】

配穴方一 内关、神门、大陵、阴郄、少冲及心包区。治法:治疗部位常规消毒后,用毫针对准所选穴位刺入,刺心包区压痛点。用强刺激泻法捻转得气后留针15～30分钟,每日1次,10次为1个疗程。主治:冠心病。附记:屡用有效。

配穴方二 心点、胸点、急救点。治法:治疗部位常规消毒后,用毫针对准所选穴位刺入,用强刺激泻法捻转,得气后留针30分钟,间断行针。每日1次,10次为1个疗程。待痛止后改为隔日针1次。主治:心绞痛。附记:屡用有效。

【手部药疗法】

胸痹浴手方 组成:川红花、泽兰、麻黄、桂枝、白芥子各50克。用法:每日1剂。上药加清水适量,水煎取汁,将药汁倒入盆内,趁热熏手,待温时浴手。每日2次,每次30分钟,10次为1个疗程。主治:冠心病。附记:屡用有效。本方具有活血化痰、温经通络之效,故用之多效。

心痛散 组成:蒲黄、延胡索各30克,细辛、檀香各10克,冰片5克,硝苯地平15片。用法:上药共研细末,备用。用时每取本散15克,用食醋或白酒适量调和成稀糊状,外敷于双手心劳宫穴和阿是穴(心前区疼痛处),包扎固定。每日换药1次,10次为1个疗程。主治:心痛(心绞痛)。附记:验之临床多效。本方具有活血通络、行气止痛之功,故用之有效。

心 律 失 常

心律失常属中医学的"心悸""惊悸""怔忡"等范畴。心脏收缩的频率或心脏节律的异常,病人自觉心悸、心慌,甚则不能自主的一种疾病,统称为心律失常。心律失常可见于多种器质性病变,或单纯性功能障碍。临床一般呈阵发性,随情绪波动或劳累过度而发病。

【病因】 多因心气不足、心血亏虚;或心脉被痰瘀痹阻;或受惊吓;或痰热内蕴、痰火上扰心神所致。

【症状】　心跳、心慌、心烦,甚至有紧张之感,或伴有气短、倦怠、眩晕、失眠、健忘、呼吸急促等症。

【手部按摩法】

配穴方一　心包区、心脏治疗点,心悸、脉搏异常的治疗点,歇斯底里症的治疗点,大陵、太渊、少冲、中冲穴。治法:治疗部位常规消毒后,按操作常规对上述所选穴区及治疗点进行按揉、掐压、点按等手法予以按摩疗之。每日 1 次,10 次为 1 个疗程。主治:心悸、心律失常。附记:屡用有效。

配穴方二　全手掌、小指各侧、心胸区、肾区、心悸点、神门、少府、大陵、少冲。治法:治疗部位常规消毒后,按操作常规,用力摩擦手掌、搓揉手掌心、擦小指各侧至温热;点按掌心;按压心胸区、肾区;点揉神门、少府、大陵、少冲;掐揉心悸点。操作宜持续和缓,注意保暖。每日 1 次,每次 20～30 分钟,10 次为 1 个疗程。主治:心悸。附记:屡用皆效。

【手部针刺法】

配穴方一　内关、大陵、神门、灵道、少冲。治法:治疗部位常规消毒后,用毫针对准所选穴位刺入,用中刺激,平补平泻法,留针 15～30 分钟。每日 1 次,10 次为 1 个疗程。主治:心律失常(心悸、怔忡、惊悸)。附记:屡用有效。

配穴方二　通里、阴郄、内阳池、心点、心悸点。治法:治疗部位常规消毒后,用毫针对准所选穴位刺入,用中刺激,留针 30 分钟。每日 1 次,10 次为 1 个疗程。主治:心律失常(心悸)。附记:屡用多效。

【手部药疗法】

稳心灵汤　组成:党参 30 克,黄精 30 克,缬草 15 克,琥珀粉、三七末各 1 克。用法:每日 1 剂。上药加清水适量,水煎取汁,将药汁倒入盆内,待温时,浸泡双手。每日 2 次,每次 30 分钟(冷后加温)。另用 1 剂,水煎服,日服 2 次。主治:各种心律失常。附记:本方有益气养阴、活血化瘀、复脉宁神之功。另加外用浴手,内外并治,奏效尤捷,效果尤佳。

整脉膏 组成:苦参(心率缓慢型用桂枝代)、茶树根各 30 克。用法:上药共研细末,用食醋适量调和成稀糊状,备用。用时每取本膏 15 克,外敷于双手心劳宫穴,包扎固定。每日换药 1 次,10 次为 1 个疗程。主治:心律失常。附记:多年使用,效果甚佳。或用速效救心丸 5 粒,置于左侧内关穴上,用 1/4 块麝香止痛膏加以固定。每日 1 次。中午贴,贴后再轻压 4 次,5 分钟 1 次。晚上取下还可丢弃,连用 3 天。用治各种心悸、胸闷气沉。效果亦佳。

脑动脉硬化

脑动脉硬化,多见于中年以后的男性及绝经期的女性,是一种继发性脑病变。

【病因】 多因饮食不节、将息失宜;或七情内伤,以致肝肾亏虚,气血无以上荣于脑;或痰瘀阻塞经络;或因遗传及烟酒中毒所致。高脂血症、高血压、糖尿病是脑动脉硬化的基本病因。

【症状】 发病徐缓,呈进行性。头痛、头重、耳鸣、眩晕、智力下降、健忘、时常失眠、全身不适、易疲劳、精神倦息、知觉异常、运动障碍、麻痹、血压增高、情绪急躁易怒,经久不愈,可并发脑萎缩、脑血管意外等病变。

【手部按摩法】

配穴方一 内关、劳宫、通里、郄门、合谷及全息穴的头穴、心肺穴、肾穴等。治法:治疗部位常规消毒后,按操作常规按揉或推按内关、劳宫、心肺穴各 200～300 次;其余穴位根据不同病变选择 1～2 个配合使用,每穴按摩 50～100 次。每日按摩 1 次,长期坚持。主治:冠状动脉粥样硬化、脑动脉粥样硬化。附记:临床屡用,对本病有较好的防治作用。久用效佳。

配穴方二 胃脾大肠区、胸腹区、高血压的治疗点、头顶点、中冲、少冲、关冲穴。治法:治疗部位常规消毒后,按操作常规,推按胃脾大肠区;按揉胸腹区;捏掐高血压的治疗点;点掐中冲、关冲、少冲穴及头顶点。每日 1 次,每次 15～30 分钟,10 次为 1 个疗程。主治:脑动脉硬化。附记:久用效佳。

【手部针刺法】

配穴方一　内关、合谷、间使、少冲、中冲。治法:治疗部位常规消毒后,用毫针对准所选穴位刺入,用强刺激泻法捻转,得气后留针 15～30 分钟,间断行针。每日 1 次,10 次为 1 个疗程。主治:脑动脉硬化症。附记:屡用有效。

配穴方二　心点、头顶点、前头点、偏头点、后头点、八会。治法:治疗部位常规消毒后,用毫针对准所选穴点刺入,用中刺激,留针 30 分钟。每日 1 次,10 次为 1 个疗程。主治:脑动脉硬化。附记:用之临床有一定效果。治疗本病应以药物治疗为主,本法为辅,可提高疗效。

【手部药疗法】

八味软化散　组成:川芎、三七、丹参、水蛭、土鳖虫各 25 克,葛根、泽泻各 30 克,罗布麻 100 克。用法:上药共研细末,储瓶备用。用时每取本散 20 克,用白酒适量调和成稀糊状,外敷于双手心劳宫穴,包扎固定。每日换药 1 次,15 次为 1 个疗程。主治:脑动脉硬化症、冠状动脉样硬化。附记:本方具有活血化瘀,消脂通络,平肝降压之功,故用之有效。

松叶活血汤　组成:松叶 50 克,黄芪 30 克,丹参 30 克,竹叶 20 克,天麻 15 克。用法:将上药加清水 1000～1500 毫升,煎沸 10 分钟,倒入盆内兑入白酒 50 毫升,趁热熏双手掌,待温浸泡双手。每次熏洗 20～30 分钟,每日 2 次。2 周为 1 个疗程。主治:脑动脉硬化症。附记:本方是有提神醒脑、益气活血、降压通络之功,故用之有效。

眩　　晕

眩是眼花,晕是头昏,头昏眼花常同时并见,故统称"眩晕"。

本症既可并发于其他疾病之中,亦可单独出现。前者为症,后者为病,是临床常见多发病。

【病因】 多因心脾不足、气血两虚、清窍失养;或肝肾阴虚、肾精亏虚、髓海不足,此多见于虚证,且多责之于心、肝、肾阴血亏虚为患;实证多为风阳上扰清窍;或为水饮阻滞、浊阴上犯清空;或为痰浊中阻、清阳不升;或为气滞血瘀、瘀血停留;或为上寒下热扰及清窍等因所致。

【症状】 眩晕,轻者低头闭目即止;重者如坐舟中,旋转不定,以致不能站立;更为严重者常伴有恶心、呕吐、心悸、出冷汗等症状。

【手部按摩法】

配穴方一 头晕目眩点、肾点、耳咽区、关冲、合谷。治法:治疗部位常规消毒后,按操作常规,按揉左右肾点;掐按头晕目眩点、耳咽区、合谷、关冲。每日按摩1次,每次15～30分钟,10次为1个疗程。主治:眩晕。附记:屡用有效。

配穴方二 内关、阳谷、支正及全息穴的头穴、肝胆穴。治法:治疗部位常规消毒后,按操作常规,按揉或拿捏内关200次,阳谷、支正各50次;掐按头穴、肝胆穴各500次。每日1次,10次为1个疗程。主治:眩晕。附记:临床屡用,确有一定的疗效。又掐关冲、中冲,效果亦佳。又掐关冲、阳谷穴,治目眩,效佳。

【手部针刺法】

配穴方一 神门、合谷、阳谷、关冲、中冲。治法:治疗部位常规消毒后,用毫针对准所选穴位刺入。虚证用轻刺激,实证用强刺激。得气后留针15～30分钟。每日或隔日1次,10次为1个疗程。主治:眩晕。附记:多年使用,效果甚佳。

配穴方二 虎口、下都、关冲。治法:治疗部位常规消毒后,用毫针对准所选穴位刺入。随证虚实以补泻之。留针30分钟,每日1次,10次为1个疗程。主治:眩晕。附记:屡用有效。

【手部药疗法】

棉花根汤　组成:棉花根、黄芪、白术各 30 克。用法:每日 1 剂。上药加清水适量,水煎取汁,将药汁倒入盆内,待温时浸泡双手。每日 2 次,每次 20～30 分钟,10 次为 1 个疗程。主治:眩晕(气血亏虚型)。附记:本方具有健脾益气之功,故用之多效。

苍术二白膏　组成:苍术、白术、白茯苓各 30 克,生半夏、天麻各 10 克。用法:上药共研细末,用米醋适量调和成软膏状,备用。用时每取本膏适量,外敷于双手心劳宫穴和肚脐处,包扎固定。每日换药 1 次,10 次为 1 个疗程。主治:眩晕(痰湿、痰浊型)。附记:多年使用,确有较好的疗效。

贫　　血

贫血系指单位容积血液所含的血红蛋白或红细胞数低于正常值。现代医学分为缺铁性贫血、失血性贫血、溶血性贫血和再生障碍性贫血等。中医学统称血虚,属于"黄胖病""虚劳"等范畴。

【病因】　多因失血;或饮食失调、素质不强、病后体虚或胃肠道功能紊乱所致。

【症状】　贫血。多伴有面色苍白、呼吸急促、心跳加快、困倦乏力、头晕、耳鸣、腹泻、闭经、性欲下降等。检查血液红细胞总数、血红蛋白量均减少。

【手部按摩法】

配穴方一　神门、大陵、手心、肾穴。治法:治疗部位常规消毒后,按操作常规,按揉上述所选穴位各 5 分钟,或用香烟灸神门、大陵、肾穴各刺激 7～10 次。至于手心,可用手指轻轻地压揉即可。每日 1 次,1 个月为 1 个疗程。主治:贫血。附记:坚持半年,甚至 2～3 个月,都能够呈现出明显改善的效果。

配穴方二　血压反应区、头晕目眩治疗点、耳咽区、左右眼治疗点、关冲、少冲、少泽、液门、中渚。治法:治疗部位常规消毒后,按操作常规,点揉或掐揉上述所选穴区,用轻刺激,补法。每日1~2次,每次15分钟,1个月为1个疗程。主治:贫血。附记:久用效佳。

【手部针刺法】

配穴方一 全息穴的脾胃区、肾区、心区、肝胆区敏感点。治法:治疗部位常规消毒后,用毫针对准上述所选反应区敏感点刺入,用轻刺激,补法,留针20分钟,或用香烟点灸各敏感点7~10下。每日1次,1个月为1个疗程。主治:贫血。附记:徐徐调治,日久见功。

配穴方二 内关、神门、关冲、少冲。治法:治疗部位常规消毒后,用毫针对准所选穴位刺入,用轻刺激,补法,留针30分钟,不捻针。每日或隔日1次,1个月为1个疗程。主治:贫血。附记:久用效佳。

【手部药疗法】

贫血汤 组成:党参18克,白术12克,茯苓15克,炙甘草6克,当归头12克,熟地黄25克,川芎10克,花生衣10克,白芍12克,淫羊藿6克,丹参15克,补骨脂10克,枸杞子12克。用法:每日1剂,头煎加水500毫升煎服,取药汁300毫升,分2次各服150毫升,二、三煎各加清水1500毫升,煎沸,倒入盆内,趁热熏蒸手掌,待温浸泡双手。每次20~30分钟,每日2次。2周为1个疗程。主治:珠蛋白生成障碍性贫血(地中海贫血)、再生障碍性贫血。附记:坚持用药,内外并治,颇具效验。

贫血散 组成:熟地黄、白芍、麦冬、牡丹皮、芦荟、大黄、黑芝麻、金银花、仙鹤草各等份。用法:将上药共研细末,贮瓶备用。用时每取药末20克,以食醋、白酒各半调敷手心劳宫穴,包扎固定。每日换药1次。1个月为1个疗程。主治:再生障碍性贫血、营养不良性贫血。附记:有清热解毒、养阴凉血之功效。坚持治疗,效果甚佳。若加用本散内服,每次服6~9克,日服2~3次,温开水冲服。内外并治、效果尤佳。

神经衰弱

神经衰弱涉及中医学的"不寐""心悸""郁证""虚损""遗精""阳痿"等病症,是大脑皮质兴奋与抑制平衡失调引起的一种功能性疾病。临床所见,大致属功能减退一类病变反应,其证多虚。

【病因】　中医学认为,人的意识、思维、情志等活动皆属心、肝所主,所以神经衰弱一病离不开心、肝功能活动的衰退或亢进,但与脾、肾有关。所以该病之起多因思虑过度、劳伤心脾;房事不节、肾气亏损;情志不舒、肝气郁滞;肝肾阴虚、虚火上扰;心胆气虚、神志不宁;脏腑失调、阴阳不交所致。

【症状】　症状繁多,临床表现极为复杂。一般常见头痛、头晕、耳鸣眼花、疲劳气短、消化不良、失眠多梦、心悸健忘、焦虑不安、精神萎靡、遗精、阳痿或月经不调以及其他的伴随症状。

【手部按摩法】

配穴方一　大脑治疗点(拇、中指头)头脑线、感情线、生命线、命运线。或十指指甲根后约 0.1 寸处,可掐揉。治法:治疗部位常规消毒后,按操作常规,捻揉大脑治疗点;推按头脑线、感情线、生命线、命运线,轻刺激。每日 1 次,每次 15～20 分钟,10 次为 1 个疗程。主治:神经衰弱。附记:屡用有效。

配穴方二　内关、神门及心点、肾点、大脑区。治法:治疗部位常规消毒后,按操作常规,按揉内关、神门穴各 5 分钟;点揉心点、肾点各 30～50 下;掐揉大脑区 3 分钟。每日或隔日 1 次,10 次为 1 个疗程。主治:神经衰弱。附记:屡用有效。

【手部针刺法】

配穴方一　内关、神门。治法:治疗部位常规消毒后,用毫针对准所选穴位刺入,用中刺激,得气后留针 20 分钟。每日或隔日 1 次,10 次为 1 个疗程。主治:神经衰弱。附记:屡用有效。

配穴方二　心点、肾点。治法:治疗部位常规消毒后,用毫针对准所选穴位刺入,用中刺激,得气后留针 3～5 分钟。隔日 1 次,

10 次为 1 个疗程。主治:神经衰弱。附记:久用效佳。

【手部药疗法】

二仁汤 组成:酸枣仁、柏子仁、夜交藤、合欢花各 30 克。用法:每日 1 剂。上药加清水适量,水煎取汁,将药汁倒入盆内,待温时浸泡双手。每日 2 次,每次 20～30 分钟,10 次为 1 个疗程。主治:失眠、神经衰弱。附记:屡用有效。

安神散 组成:琥珀 1.5 克,合欢花、白芍、酸枣仁各 15 克。用法:上药共研细末,储瓶备用。用时每取本散 15 克,以米醋适量,调和成糊膏状,外敷于双手心劳宫穴,包扎固定。每日换药 1 次,10 次为 1 个疗程。主治:失眠、神经衰弱。附记:本方具有安神解郁、养血柔肝之功,故用之多效,久用效佳。

失　　眠

失眠又称"不寐"。清·张景岳云:"不寐症,虽病有不一,然惟知正邪二字则尽之矣!……有邪者多实证,无邪者皆虚证"。在临床上较为常见。

【病因】 多因思虑忧郁、劳倦过度、心脾血虚。或因肾虚或心肾不交;或因惊恐胆怯;或因胃中不和;或因病后、产后气血虚弱所致。

【症状】 病多内虚,证有虚实。失眠多梦,晚上当睡不睡,难有睡意;或整夜转侧难眠,而白天又很想睡觉。多伴有神疲体倦、面色不华、头晕脑涨、记忆力减退;或烦躁多汗、口干舌燥;或胸闷、二便不畅;对周围事物缺乏兴趣、心情焦虑、食欲欠佳。

【手部按摩法】

配穴方一 心包区、神门、肾经、失眠点、头脑线、生命线、中冲、关冲、虎口、合谷。治法:治疗部位常规消毒后,按操作常规,按揉心包区,神门;推按肾经、头脑线、生命线;点揉失眠点、中冲、关冲;掐揉虎口、合谷。每日 1 次,每次 15～30 分钟,10 次为 1 个疗程。主治:失眠。附记:久用效佳。

配穴方二　①中冲、内关、手三里；②头部反射区、肾脏反射区、肝脏反射区、甲状腺反射区。治法：治疗部位常规消毒后，按操作常规，方①失眠时，在被子里好好压揉上三穴，就能熟睡；方②每天就寝之前，按摩左右的头、肾脏、甲状腺反射区各 2 分钟，右手的肝脏反射区 3 分钟，一定要持续 1 周之久，效佳。主治：失眠（急性用方①，慢性用方②）。附记：屡用效佳。

【手部针刺法】

配穴方一　神门、合谷、关冲。治法：治疗部位常规消毒后，用毫针对准所选穴位刺入，用中刺激，得气后留针 15～30 分钟。每日或隔日 1 次，10 次为 1 个疗程。主治：失眠。附记：屡用有效。

配穴方二　中冲、神门、内关、手三里。治法：治疗部位常规消毒后，用毫针对准所选穴位刺入，用中刺激，得气后留针 20 分钟，或用钢丝发夹头点刺（压）以上各穴，各 30～50 次。每日 1 次，10 次为 1 个疗程。主治：失眠。附记：久用效佳。又嗜睡一证，可针刺二间、三间、间鱼穴。每日 1 次，效佳。

【手部药疗法】

交藤安神汤　组成：首乌藤 50 克，茯神 30 克，淡竹叶 15 克，炒枣仁 20 克。用法：上药加清水 1500 毫升，煎沸 10 分钟，倒入盆内，趁热熏蒸双手，待温浸泡。每次 20～30 分钟，每日 2 次，10 次为 1 个疗程。主治：失眠。附记：本方具有清心安神之功效，故用之效佳。

安神膏　组成：首乌藤、丹参、酸枣根各 50 克，朱砂 5 克。用法：将上药共研细末，贮瓶备用。用时每取药末 40 克，用绿茶水调敷双侧神门、劳宫穴，外加包扎固定。每日换药 1 次。主治：失眠。附记：功能养血安神，故用之效佳。

脑血管意外后遗症

脑血管意外中医学称为"中风"。该病发病急骤凶险。一般可分出血性（脑出血和蛛网膜下腔出血）和缺血性（脑血栓形成和脑栓塞)两大类。该病常见于中老年患者,多数与动脉硬化有关。急性期过后,多留有后遗症。

【病因】 多因"热极生风"或"虚风内动"导致风自内生而致病。在后期多为本虚标实,在本,多为肝肾不足、气血衰少;在标,则为风火相扇、痰湿壅盛、气虚瘀阻。中医学称为中风后遗症。一般可分为中经络(病位较浅,病情较轻)和中脏腑(病位较深,病情较重)两大类。

【症状】 中风后遗症,临床所见以口眼㖞斜、舌强语謇、半身不遂(偏瘫),或上下肢瘫痪、肢体疼痛为多见。

【手部按摩法】

配穴方一 头区、各手指腹及手指关节、神门、少商、二间、合谷、少泽、前谷。治法:治疗部位常规消毒后,按操作常规,持续点揉头区;掐揉各指桡、尺侧缘及指腹;捻拨各手指关节。患侧加强操练。重手法点掐神门、少商、二间、合谷、少泽、前谷等穴。掐点各指甲缘。每日按摩1次,10次为1个疗程。主治:中风后遗症。附记:屡用有效,久用效佳。

配穴方二 肝经、肝脏治疗点、头脑线、生命线、少冲、关冲、中冲、阳池、合谷穴。治法:治疗部位常规消毒后,按操作常规,推按肝经;按揉肝脏治疗点;推揉头脑线、生命线;再点掐少冲、关冲、中冲、阳池、合谷穴,强刺激。每日按摩1次,10次为1个疗程。主治:中风后遗症。附记:久用效佳。

【手部针刺法】

配穴方一 劳宫、灵道、通里、商阳、中冲、关冲、少冲、少泽。治法:一手每次取四穴、交替使用。治疗部位常规消毒后,用毫针对准所选穴位刺入用强刺激泻法捻转,得气后留针30分钟,间断捻针。每日1次,10次为1个疗程。主治:中风、中风后遗症。附记:屡用有效。本病初起之治疗,应以药物治疗为主,本法为辅。

配穴方二 再创、八会、十宣。治法:治疗部位常规消毒后,用毫针对准所选穴位刺入,用强刺激泻法捻转,得气后留针30分钟,间断捻针。每日或隔日 1 次,10 次为 1 个疗程。主治:中风、中风后遗症。附记:屡用有效。

【手部药疗法】

中风浴手方　组成:①透骨草、穿山甲各 30 克,急性子、片姜黄、荆三棱、莪术、汉防己、威灵仙、红花各 15 克。②伸筋草、透骨草、地龙、红花各 30 克。③蓖麻仁 10 克,桃枝、柳枝、桑枝、槐枝、椿枝、茄根各 30 克。用法:以上三方随症选用。上药加水适量,水煎取汁,将药汁倒入盆内,方①和方③趁热熏洗患肢(手和足),先熏后洗,每日 2 次,每次 30 分钟。方① 7 日为 1 个疗程,间隔 2～3 日再行下 1 个疗程。方③连续 1～2 个月。方②药液温度以 50～60℃为宜,浸泡患肢,先浸泡手部,再浸泡足部。浸泡时,手指、足趾在药液中进行自主伸屈活动。每次 15～20 分钟,药液温度下降后可再加热,每日 3 次,连续 2 个月。手足麻木者可加霜桑叶 250 克煎汤,熏洗全身或患肢。主治:中风后手足肿胀(用方①)、中风后手足痉挛(用方②)和中风后手足不遂(用方③)。附记:方①功能活血通络、消肿止痛;方②功能活血通络、理筋透骨;方③功能活血通络。故用之,多可收到较好的疗效。

手心用药方　组成:桃仁、栀子仁各 7 枚,麝香(后入)0.3 克。用法:上药共研细末,用白酒适量调和成软膏状,备用。用时取本膏贴敷于手心(劳宫穴),男左女右,外用胶布固定。每 7 日换药 1 次。主治:中风(脑血管意外)。附记:经试治多例,疗效尚满意。尤以初病发作而无其他兼症者为佳。用药期间适当休息,减少谈话。用药后掌心如起小疱,针刺消毒。忌食辛辣。

面神经麻痹

面神经麻痹,又称面神经炎,简称"面瘫"。中医学称为"口眼㖞斜"。多见于青壮年,为脑神经疾病中的常见病。

【病因】　多因面部着凉受风、风邪阻遏经络,致使面神经血管的骨膜发炎肿胀,面神经受压而麻痹所致。

【症状】　口眼㖞斜或口㖞斜,眼不能闭合。病侧呈松弛状态,口歪向健侧,笑时口角㖞斜更加明显,做鼓腮、吹口哨、露齿等动作时则㖞斜亦加重。

【手部按摩法】

配穴方一　头痛的治疗点(拇指腹及背部)、头的治疗点(中指远关节桡、尺侧)、肾经、中渚、合谷。治法:治疗部位常规消毒后,按操作常规,捏揉头痛、头的治疗点;推按肾经;点掐中渚、合谷。每日按摩 1 次,5 次为 1 个疗程。主治:面神经麻痹。附记:屡用有效。

配穴方二　脑区、头颈区、肝胆区、合谷、列缺、外关。治法:治疗部位常规消毒后,按操作常规,捏捻脑区、头颈区;按揉肝胆区;点掐合谷、列缺、外关穴。每日按摩 1 次,每次 20～30 分钟,5 次为 1 个疗程。主治:面瘫。附记:屡用有效。

【手部针刺法】

配穴方一　列缺、合谷、外关、中渚。治法:治疗部位常规消毒后,用毫针对准所选穴位刺入,用强刺激,得气后留针 15～30 分钟,间断捻针。每日 1～2 次,5 日为 1 个疗程。主治:面神经麻痹。附记:屡用效佳。

配穴方二　龙玄、天心、再创。治法:治疗部位常规消毒后,用毫针对准所选穴位刺入,用强刺激泻法,得气后留针 30 分钟,间断捻转。每日 1 次,5 次为 1 个疗程。主治:面瘫。附记:屡用屡验,效佳。

【手部药疗法】

熏手心方　组成:巴豆、钩藤、威灵仙各 15 克,金银花、广木香、蝉蜕、茶叶各 20 克。用法:每日 1 剂。上药加米醋 50 毫升,水500 毫升,煮沸后放入药壶中,壶口刚好对准手心为宜,患者口眼左㖞者熏右手心,口眼右㖞者熏左手心,以药物蒸汽热度使手掌心潮红湿润,又能耐受为宜。每次熏蒸 20～30 分钟,每日早、中、晚各 1 次,2 日 1 剂,10 日为 1 个疗程,连续 1～2 个疗程。主治:面瘫(面神经炎)。附记:功能疏风通络,行气活血之功,故用之效佳。

巴蓖膏　组成:巴豆(去壳)7枚,蓖麻子(去壳)3粒,麝香(后入)1克。用法:先将前2味共捣烂如泥,入麝香共捣和匀,敷于劳宫穴(左喎敷右、右喎敷左),包扎固定。敷药处可趁热敷之。中病除药。主治:面神经麻痹。附记:屡用效佳。

面瘫膏　组成:全蝎、白附子、蜈蚣各5克。用法:上药共研细末,分成4份,用白酒调和,置于麝香止痛膏上(1/4片),贴于患侧下关穴和健侧合谷穴,以及双侧涌泉穴上。每日或隔日换药1次。主治:口眼喎斜(面神经麻痹)。附记:功能搜风通络、复正止痛。故用之效佳。

胆囊炎、胆石症

胆囊炎、胆石症有急、慢性之分。多属中医学"胁痛""黄疸""结石"等病范畴,是临床常见多发病。

【病因】　胆附于肝,互为表里。胆汁是储肝之余气,溢入于胆,积聚而成。肝失疏泄,脾失健运,可导致气滞血瘀。湿热内蕴,而致胆囊肿大、发炎;又肝失疏泄,胆汁排泄不畅,日积月累,久受煎熬,聚结成石,结石阻滞,"不通则痛"。

【症状】　右上腹疼痛或绞痛,放射至右肩(胆石症绞痛尤剧),伴有恶心、呕吐、发热恶寒、头痛、无力,或有黄疸,或纳呆、口苦等症状。

【手部按摩法】

配穴方一　胆的治疗区、腹部、肝穴、十二指肠治疗点、腕骨、中渚。治法:治疗部位常规消毒后,按操作常规,掐按胆的治疗区;按压腹部、腕骨、十二指肠治疗点,掐按肝穴、中渚穴。用泻法。每日1次,10次为1个疗程。主治:胆石症。附记:本法有较好的止痛作用。此外,双手用力搬动双足至下颌,并上下摇动,也有治疗胁痛的作用。同时治疗胆囊炎、胆石症,应以药物治疗为主,本法治疗为辅,内外并治,效果尤佳。

配穴方二 神门、少府、腕骨、外关、支沟、中泉、二白、肾、输尿管、膀胱、肺、胆、肝、胃、十二指肠、胸腺淋巴结、上身淋巴结、下身淋巴结、腹腔神经丛、胸椎、胸痛点、肝点、肝胆穴等。治法:治疗部位常规消毒后,按操作常规,点按少府、腕骨、支沟、中泉、二白;按揉神门、外关;推按肾、输尿管、膀胱、肺、胆、肝、腹腔神经丛、胸椎;点揉胸痛点、肝点;掐按肝胆穴;按揉胃、十二指肠,胸腺淋巴结,上、下身淋巴结等。每日 1 次,每次 20～30 分钟,10 次为 1 个疗程。主治:胆囊炎、胆石症。附记:屡用效佳。

【手部针刺法】 取穴:神门、腕骨、外关、中泉、二白、三焦点、少冲。治法:治疗部位常规消毒后,用毫针对准所选穴位刺入,用强刺激,不留针,每日 1 次。主治:胆囊炎、胆石症。附记:止痛作用甚佳。

【手部药疗法】

三草止痛汤 组成:川金钱草、龙胆草、车前草、黄柏、生桃仁、延胡索各30克,大黄 15 克,冰片 5 克,海金沙、川楝子各 15 克。用法:每日 1 剂,上药加清水适量,水煎取汁,将药汁倒入盆内,待温时浸泡双手与双足。每日 2 次,每次 20～30 分钟。主治:胆囊炎、胆石症。附记:本方具有清热利湿、消炎利胆、理气止痛之功。故有较好的止痛作用。

消炎膏 组成:大金钱草、龙胆草、车前草各 50 克,大黄 15克。用法:将上药共研细末,备用。用时每取药末 40 克,以猪胆汁或冷开水调敷双侧劳宫、胆囊穴,外加包扎固定。每日换药 1 次,7次为 1 个疗程。主治:急性胆囊炎。附记:临床屡用,每收良效。

关 节 炎

关节炎,全称为风湿性关节炎与类风湿关节炎。属中医学"痹证"范畴,是临床常见多发病。

【病因】 经云:"风寒湿三气杂至,合而为痹,风气胜者为行痹,寒气胜者为寒痹,湿气胜者为着痹。又三气杂至,非寒不成,虽有风有湿亦附于寒而已。又寒从阳化热,遂成热痹。种种不一,皆因从化之故也。"又三气杂至,非虚不受。故经云:"正气存内,邪不可干,邪之所凑,其气必虚。"所以本虚标实而以标为急。邪客关节,痹阻不通,不通则痛,遂成斯疾。

【症状】　关节炎,皆以痛、酸、麻、重为主要临床特征。或有屈伸不利,活动受限;或红肿灼热;或关节变形。其痛多游走不定,或固定不移,或沉重胀麻。

【手部按摩法】

配穴方一　手指、手腕各关节、手掌侧、手背侧掌骨间隙、合谷、阳溪、阳池、腰腿点、外劳宫、前头点。治法:治疗部位常规消毒后,按操作常规,按揉手部各小关节至腕关节;重按手掌侧及手背侧、掌骨各间隙;捻、拔、摇各指及腕关节;点按合谷、阳溪、阳池、腰腿点、外劳宫、前头点。每日按摩 1 次,10 次为 1 个疗程。主治:风湿性关节炎。又风湿热、类风湿关节炎、坐骨神经痛等均可用之。附记:屡用有效,久用效佳。

配穴方二　脊椎反射区、肾脏、神门穴、大陵、少商、少泽、中冲、关冲、少冲、八邪、阳池、虎金寸、商阳。治法:治疗部位常规消毒后,按操作常规,推按脊椎反射区、肾脏,按揉神门、大陵、阳池、虎金寸,掐压八邪、少冲、关冲、中冲、少泽、商阳穴。每日按摩 1 次,10 次为 1 个疗程。每次 15~30 分钟。主治:类风湿关节炎。附记:屡用有效。痛处用香烟灸 2~3 分钟,对止痛亦有效。

【手部针刺法】

配穴方一　大陵、灵道、阳溪、阳池、外关、中渚、少泽。治法:治疗部位常规消毒后,用毫针对准所选穴位刺入,用强刺激,得气后留针 30 分,间断行针,每日 1 次,10 次为 1 个疗程。主治:风湿性关节炎。附记:屡用皆效。

配穴方二　虎金寸、阳池、龙玄、八邪、前头点。治法:治疗部位常规消毒后,用毫针对准所选穴位刺入,用强刺激,得气后留针 20~30 分钟。每日 1 次,10 次为 1 个疗程。主治:风湿性关节炎。

附记:屡用有效。

【手部药疗法】

二乌通痹汤 组成:川乌、草乌、威灵仙、秦艽各 30 克,细辛、桂枝、松针、甘草各 15 克,地龙 10 克。用法:每日 1 剂。上药加清水适量,水煎取汁,将药汁倒入盆内,趁热熏洗双手、双足与痛处,待温时浸泡双手与双足。每日 2 次,每次 30 分钟。主治:痹证、风湿性关节炎。附记:屡用效佳。本方具有祛风除湿、通络止痛之功,故用之多效。

通痹散 组成:川芎、穿山甲、生川乌各 30 克,细辛、白芥子各 15 克。用法:上药共研细末,储瓶备用。用时每取本散 40 克,用食醋适量,调和成稀糊状,外敷于双手心劳宫穴和肚脐上,包扎固定。每日换药 1 次。主治:痹证、关节炎。附记:屡用效佳。

桃红桑乌散 组成:生川乌、生草乌、生半夏、干姜、桃仁、红花、桑树根皮、全蝎、土鳖虫、白花蛇、丝瓜络各 20 克,桂枝、桑枝、肉桂、木防己、秦艽、防风、苍术、紫花地丁各 30 克,豨莶草 50 克,威灵仙、麻黄各 25 克,细辛 15 克。用法:将上药共研细末,贮瓶备用。用时每取药末 100 克,用白酒适量,调药末 45 克呈软膏状,敷贴双侧劳宫穴和肚脐上,包扎固定,每日换药 1 次。同时调药末 55 克呈稀糊状,涂搽患处,每日涂 3 次。15 日为 1 个疗程。主治:类风湿关节炎及风湿性关节炎。附记:多年使用,屡用效佳。

坐骨神经痛

坐骨神经痛,其痛始于臀部,沿股后侧、腘窝、小腿后外侧面而放射至足背,属中医学"痹证"范畴,是临床常见多发病。该病多为慢性,病程缠绵,根治颇费时日。

【病因】 多因风寒湿邪侵袭、阻滞经络所致。或为椎间盘突出,坐骨神经附近各组织的病变如髋关节、骶髂关节疾病、脊椎炎、肌炎、子宫及前列腺癌、腰骶脊髓及其神经根的肿瘤等均能引起该病的发生。前者多属痹证范畴,后者多为继发于其他疾病中。

【症状】　腰和下肢疼痛,多限于一侧,痛先从臀部开始,并向大腿的外侧后面、小腿的外侧后面、外踝、足背等的一部或全部放射,痛为间歇性或为持续性,在走路、运动、咳嗽及用力大便时则痛剧,夜间比白天厉害。

【手部按摩法】

配穴方一　肾经、劳宫、坐骨神经点、腰肌点、合谷。治法:治疗部位常规消毒后,按操作常规,推按肾经,按揉劳宫、坐骨神经点、腰肌点,掐按合谷穴。每日 1 次,10 次为 1 疗程。主治:坐骨神经痛。附记:久用效佳。

配穴方二　劳宫、中渚、合谷及坐骨神经点。治法:治疗部位常规消毒后,按操作常规,按揉劳宫、中渚、坐骨神经点,掐按合谷。每日 1 次,每次 10～15 分钟,用重手法,10 次为 1 个疗程。主治:坐骨神经痛。附记:屡用有效。

【手部针刺法】

配穴方一　中渚、合谷。治法:治疗部位常规消毒后,用毫针对准所选穴位刺入,提插捻转,平补平泻,得气后留针 30 分钟,每隔 10 分钟捻针 1 次。每日或隔日 1 次,10 次为 1 个疗程。主治:坐骨神经痛。附记:屡用效佳。

配穴方二　脊椎点、坐骨神经点、腰肌点。治法:治疗部位常规消毒后,用毫针对准所选穴位刺入,一般用中刺激,证重者用强刺激,得气后留针 15～30 分钟。每日或隔日 1 次,10 次为 1 个疗程。主治:坐骨神经痛。附记:坚持治疗,确有较好的疗效。

【手部药疗法】

二乌透骨汤　组成:制川乌、制草乌各 15 克,透骨草、伸筋草各 30 克,桂枝、杜仲、土鳖虫、木瓜、川牛膝各 10 克。用法:每日 1 剂。上药加清水适量,水煎取汁,将药汁倒入盆内,趁热熏洗双手与双足,待温时浸泡双手与双足。每日 2 次,每次 30 分钟。主治:坐骨神经痛。附记:临床验证效佳。

马钱子膏　组成:马钱子、乳香、没药、麻黄各 50 克,干姜、白芥子各 30 克,冰片 5 克。用法:上药共研细末,储瓶备用。用时每取本散 30 克,用米醋、白酒各半调和成软膏状,外敷于双手心劳宫穴和阿是穴(痛点),包扎固定。每日换药 1 次,10 次为 1 个疗程。主治:坐骨神经痛。附记:屡用屡验,效佳。

腰　　痛

　　腰痛系指腰部一侧或两侧疼痛而言。"腰为肾之府",故腰痛与肾有关。是临床常见多发病。

　　【病因】　多因风寒湿热等外邪侵袭;或体弱精衰,不能濡养经脉;或负重跌扭、气滞瘀阻所致;或因职业关系,如过度弯腰负重、屈伸过频,日久致劳倦虚损、气血不和、瘀阻经脉而致腰肌劳损。

　　【症状】　腰部一侧或两侧疼痛,转侧屈伸活动受限,动则痛剧。致因不一,兼症亦异。临床所见一般分寒湿腰痛、湿热腰痛、肾虚腰痛、瘀血腰痛和腰肌劳损等。

　　【手部按摩法】

　　配穴方一　腰痛点、疲劳点、坐骨神经点、腰痛的治疗点。治法:治疗部位常规消毒后,按操作常规,按揉腰痛点、疲劳点、坐骨神经点;推按腰痛的治疗点(位于大鱼际桡侧和小鱼际)。每日按摩 1 次,每次 20～30 分钟。10 次为 1 个疗程。主治:腰痛。附记:屡用有效。

　　配穴方二　腰腿点、坐骨神经点。治法:治疗部位常规消毒后,按操作常规,掐按腰腿点和坐骨神经点各 30～50 下。每日 1 次,每次 10～15 分钟,10 次为 1 个疗程。主治:腰痛。附记:久用效佳。

　　【手部针刺法】

　　配穴方一　腰肌点、威灵、腰脊。治法:治疗部位常规消毒后,用毫针对准所选穴位刺入,虚证用轻刺激,实证用强刺激,得气后留针 15～30 分钟。每日 1 次,10 次为 1 个疗程。主治:腰痛。附记：屡用有效。

配穴方二　脊柱点、坐骨神经点。治法：治疗部位常规消毒后，用毫针对准所选穴位刺入。虚证用补法，实证用泻法，得气后留针15～30分钟。每日1次，10次为1个疗程。主治：腰痛。附记：屡用有效。

【手部药疗法】

腰痛汤　组成：当归、熟地黄、白芍、川牛膝、威灵仙、秦艽、茯苓各15克，杜仲20克，川芎、肉桂、防风、独活各8克，骨碎补、菟丝子各10克，土鳖虫5克。用法：上药加清水1500毫升，煎沸10分钟，倒入盆内，待温浸泡双手和双足，每次20～30分钟。每日1剂，每日泡2次。主治：老年风湿性腰痛。

腰痛散　组成：补骨脂、肉苁蓉、杜仲、巴戟天各15克，小茴香、橘核各10克，威灵仙、延胡索各12克。用法：将上药共研细末，贮瓶备用。用时每取药末30克，用白酒适量，调成软膏状，外敷于双侧劳宫穴和肚脐上，包扎固定。每日换药1次，15次为1个疗程。主治：肾虚腰痛。附记：本方具有温肾壮腰，通络止痛之功效，故用之效佳。

糖　尿　病

糖尿病属中医学"消渴病"范畴。是一种常见的内分泌新陈代谢病。近年来有上升趋势，根治颇难。

【病因】　多因饮食不节、情志失调、纵欲过度，或过食香甜之物等因所致，从而形成火热炽盛、消耗肺胃阴津；或阴虚火旺、上蒸肺胃，遂致肾虚与肺燥，胃热之病邪互累而发为消渴病。

【症状】　临床特点主要是出现"三多一少"。即多尿、多饮、多食、疲乏、消瘦等症。再根据本病"三多"症状的主次，分上、中、下三消。本病初起，"三多一少"症状有的并不明显，但化验可见血糖、尿糖升高。严重时发生酮症酸中毒。

【手部按摩法】

配穴方一 曲泽、间使、内关、合谷、曲池、中泉及全息穴的脾胃穴、心肺穴、肾穴等。治法:治疗部位常规消毒后,按操作常规,推按或点揉脾胃穴、肾穴各100～300次,其余各穴备用,如有时间可每穴按揉30～50次。每日按摩1次,持续3个月为1个疗程。主治:糖尿病。附记:一要坚持长期治疗(按摩),又要坚持原来用药。二法并用,效果尤佳。

配穴方二 咽区、口区、食管区、胃区、肾区、手掌正中线、太渊、大陵、内分泌区、胃肠点、足跟点、阳池。治法:治疗部位常规消毒后,按操作常规,双手摩擦发热后,用力按擦并掐按揉手掌正中线,反复进行。持续点按太渊、大陵、内分泌区、胃肠点、足跟点、阳池、咽区、口区、食管区、胃区、肾区,依次进行。每日按摩1次,每次15～30分钟,30次为1个疗程。主治:糖尿病。附记:屡用有效。治疗糖尿病,应以药物治疗为主,以手部按摩为辅,合理饮食,配合治疗,才能获得较好的疗效。

【手部针刺法】

配穴方一 太渊、大陵、阳池、腕骨、后溪、前谷。治法:治疗部位常规消毒后,用毫针对准所选穴位刺入,用中刺激,平补平泻,得气后留针30分钟。每日或隔日1次,1个月为1个疗程。主治:消渴。附记:屡用有效。仅为辅助疗法。

配穴方二 曲池、曲泽、阳池、内关、合谷、中泉、小指尖。治法:治疗部位常规消毒后,用毫针对准所选穴位刺入,用中刺激,平补平泻,得气后留针15～30分钟。每日或隔日1次,30日为1个疗程。主治:糖尿病(消渴)。附记:屡用有效。

【手部药疗法】

四根汤 组成:糯稻根、野蔷薇根、紫茉莉根、生芭蕉根、麦冬各30克,干冬瓜瓢50克。用法:上药加水2500毫升,煎沸10分钟,倒入盆内,待温浸泡双手和双足。每次20分钟,每日2次,2周为1个疗程。主治:糖尿病。附记:有清热养阴、生津止渴之功效,故用之有效。

三生膏　组成:仙人掌(去刺)、生芭蕉根、芹菜各 100 克,格列本脲 3 粒。用法:先将前 3 味洗净、晾干,共捣烂如泥膏状,和入末,分 3 等份,分贴于双侧劳宫穴和肚脐上,包扎固定。每日换药 1 次,半个月为 1 个疗程。主治:糖尿糖。附记:有清热生津、止渴降糖之功效,屡用多效。

肥　胖　症

肥胖症目前有增加趋势,多由营养不平衡和内分泌失调所造成的一种内分泌新陈代谢疾病。

【病因】　多因暴饮暴食,或挑食和生活无规律性;或睡前进餐、食后就睡;或过食油腻食物和甜食;或精神过度紧张、干扰较大;或用药不当等因所致,从而影响人体的自身调节能力,引起内分泌及新陈代谢失调,导致脂肪积蓄过多过快,逐渐形成所致。亦与长期不运动有关。

【症状】　肥胖症。根据肥胖度,一般分轻、中、重度三型。即超过标准体重 20%～30% 为轻度;30%～50% 为中度;超过 50% 为重度。在 10% 以内为正常,10%～20% 为偏重。或伴有兼症。肥胖症还可诱发多种疾病。

【手部按摩法】

配穴方一　合谷、后溪、内关、神门、间使、郄门及全息穴的肝胆穴、脾胃穴、腰腹穴等。治法:治疗部位常规消毒后,按操作常规,点按、推按或掐按上述选穴各 200～400 次。每日或隔日按摩 1 次,1 个月为 1 个疗程。主治:肥胖症。附记:久用效佳。

配穴方二　内分泌治疗点、胃肠点、脾点、劳宫、鱼际、商阳、少泽穴。治法:治疗部位常规消毒后,按操作常规,推按内分泌治疗点、劳宫、鱼际、胃肠点;点掐脾点、商阳、少泽穴。用强刺激,每日或隔日 1 次,每次 15～30 分钟,15～30 天为 1 个疗程。主治:非病肥胖。附记:久用效佳。手上的胃肠点、内分泌点以及脾点、商阳、少泽、劳宫、鱼际穴可经常刺激,有改善胃肠功能,防治肥胖的功用。

【手部针刺法】

配穴方一 合谷、神门、劳宫、鱼际、商阳、少泽。治法:治疗部位常规消毒后,用毫针对准所选穴位刺入,用强刺激,得气后留针30分钟,间断提插捻转。每日或隔日1次,30次为1个疗程。主治:肥胖症。附记:久用效佳。

配穴方二 胃肠点、脾点、大肠点、小指节。治法:治疗部位常规消毒后,先用毫针对准胃肠点、脾点、大肠点敏感点刺入,用强刺激,泻法捻转,得气后留针20分钟,行针3次,再捻压小指节50～100次,并拔伸。每日或隔日1次,30次为1个疗程。主治:肥胖症。附记:久用效佳。

【手部药疗法】

减肥汤 组成:泽泻、荷叶各100克。用法:每日1剂。上药加清水适量,水煎取汁,将药汁倒入盆内,趁热熏洗双手,待温时浸泡双手。每日2～3次,每次20～30分钟,1个月为1个疗程。主治:单纯性肥胖症。附记:坚持应用,确有良效。

健脾减肥膏 组成:党参、炒白术、茯苓各30克,泽泻100克,法半夏50克,焦三仙15克,槟榔、二丑各10克,甘草9克。用法:上药共研细末,储瓶备用。用时每取本散30克,用白酒适量调和成软膏状,外敷于双手心劳宫穴和肚脐上,包扎固定。每日换药1次。若药层干了可加滴白酒湿润之。1个月为1个疗程。主治:肥胖症。附记:屡用有效。本方具有健脾利水、消脂减肥之功,故用之多效。

胃 脘 痛

胃脘痛,简称"胃痛",是临床常见多发病,男女皆可发生,尤以中年人居多。城市人多于农村人。

【病因】 多因长期饮食不规律,饥饱失常;或饮食不节,喜吃辛辣、过食生冷,损伤脾胃;或因精神刺激,情志不畅,气机逆乱,肝邪犯胃;或外邪内侵,劳累受寒,克犯脾胃等因所致。每遇劳累过度、饮食失节、精神刺激或气候变化而反复发作,迁延不愈或加剧。

【症状】　多以胃脘部(上腹部)疼痛为主症。在背部从膈俞至胃脘部之间腧穴出现压痛点。大多数患者呈胃脘隐痛、神疲乏力,伴泛吐清水等脾胃虚寒症状;或胃脘疼痛,痛及两胁,嗳气吞酸,口苦等肝气犯胃症状;或饥或饱则痛剧。该病发生常与饮食、情绪、气候变化有关,多呈节律性。由于致因不同,兼症亦较为复杂。根据中医辨证分型,一般分为脾胃虚寒、肝气犯胃、湿热郁蒸、胃阴不足、瘀血阻络等型。临床所见,尤以肝气犯胃和脾胃虚寒型为多见。

【手部按摩法】

配穴方一　手掌中心线、肠区、胃区、脾区、肾区、胃肠点、大陵、脾点、十二指肠穴、前头点、胃穴。治法:治疗部位常规消毒后,按操作常规,摩擦手掌心;推按手掌中心线;按肠区、胃区、脾区、肾区;点按胃肠点、大陵、胃穴、十二指肠穴;掐点脾点、前头点。可用牙签刺点、压,或用香烟头灸治。每日按摩 1 次,每次 20~30 分钟,10 次为 1 个疗程。主治:胃痛。附记:屡用效佳。

配穴方二　胃肠点、胸腹区、中魁穴。治法:治疗部位常规消毒后,按操作常规,推按胸腹区,点按胃肠点、中魁穴。每日按摩 1 次,每次 10~15 分钟,5 次为 1 个疗程。主治:胃灼热(烧心)。附记:屡用效佳。用牙签束刺激或烟头灸手上的胃肠点和中魁穴也有好的治疗效果。

【手部针刺法】

配穴方一　合谷、中泉、中魁。治法:治疗部位常规消毒后,用毫针对准所选穴位刺入,用强刺激泻法捻转,得气后留针 30 分钟,间断行针。每日 1 次,5 次为 1 个疗程。主治:胃痛。附记:屡用效佳。用 5 支牙签束点压以上穴位各 10~15 下,效果亦佳。

配穴方二　①胃肠点、前头点。②脾点、肝点、再创。治法:治疗常规消毒后,任选一组穴,用毫针对准所选穴位刺入,虚证用中刺激,实证用强刺激,得气后留针 15～30 分钟。每日 1 次,中病即止。主治:胃脘痛。附记:屡用效佳。

【手部药疗法】

贴敷手心方 组成:胡椒 25 粒,丁香 20 粒,广木香、广丹各 6克,生明矾 15 克,食盐 5 克,米醋适量。用法:上药共研细末,过筛,加米醋调和如糊状外敷于双手心劳宫穴和神阙穴,包扎固定(上盖纱布,胶布固定),以两手掌相合放于阴部,覆被睡卧,取微汗出即愈。每日换药 1 次,中病即止。主治:胃脘痛。附记:一般 1～2 次即痛止。功能温中散寒止痛,故用之效佳。

理气止痛汤 组成:川楝子、延胡索各 20 克,枳壳、红花各 10克,乌药 15 克,广郁金 10 克。用法:每日 1 剂。上药加清水适量,水煎取汁,将药汁倒入盆内,趁热熏洗双手,待温时,浸泡双手。每日 2～3 次,每次 20～30 分钟,中病即止。主治:胃脘痛(肝气犯胃型)。附记:屡用效佳。本方具有理气止痛之功,故用之效佳。本方亦可内服。

胃及十二指肠溃疡

胃及十二指肠溃疡的形成可能与中枢神经系统功能紊乱和胃液中胃酸及胃蛋白酶的消化作用有关。故该病亦称消化性溃疡,属中医学的"胃脘痛""胃心痛""心口痛"范畴,是临床常见多发病。

【病因】 多因情志不畅、饮食失调、气滞血瘀、络脉受损所致。或由慢性胃炎(胃脘痛)转化而成。

【症状】 胃溃疡多在进食后 30～60 分钟出现疼痛,疼痛位于上腹稍偏左,并持续 1～2 小时后方缓解。十二指肠溃疡多在空腹饥饿时或饭后 2～4 小时出现疼痛,疼痛位于上腹稍偏右,进食后缓解。凡溃疡病发作,均有规律性。疼痛有自觉压迫感、膨胀感,多为钝痛、灼痛或剧痛,一般呈周期性,常伴有恶心呕吐、嗳气吞酸,严重者甚至伴有黑粪或吐血。胃俞和膈俞、肝俞穴处出现压痛。

【手部按摩法】

配穴方一　胃肠点、前头点、胸腹反射区。治法:治疗部位常规消毒后,按操作常规,用指点压胃肠点、前头点;按压胸腹反射区。或用牙签或发夹的末端刺激胃肠点14～15次,或以香烟灸做温刺激7～8次。刺激一定要有足够的强度,若只是轻揉穴道,反而会促进胃酸的分泌,加重病情。每日按摩1次,每次10～15分钟,10次为1个疗程。主治:胃溃疡。附记:屡用效佳。

配穴方二　胸腹区、胃肠点、中魁、落零五。治法:治疗部位常规消毒后,按操作常规,按压胸腹区;点压胃肠点、落零五;掐压中魁穴。每日1次,每次10～15分钟,10次为1个疗程。主治:胃及十二指肠溃疡。附记:屡用有效。

【手部针刺法】

配穴方一　合谷、内阳池、中泉、中魁,配小指节。治法:治疗部位常规消毒后,按操作常规,用毫针对准所选穴位刺入,实证用强刺激,虚证用中刺激。得气后留针30分钟;捻压小指节,用泻法。每日或隔日1次,10次为1个疗程。主治:胃及十二指肠溃疡。附记:坚持调治有良效。

配穴方二　胃肠点、再创、前头点。治法:治疗部位常规消毒后,用毫针对准所选穴位刺入,标急用强刺激,一般用中刺激。得气后留针20～30分钟或加捻针。每日或隔日1次。10次为1个疗程。主治:胃及十二指肠溃疡。附记:坚持治疗,确有较好的疗效。证重者应配合药物治疗为宜,内外并治,其效始著。具体方药可详见《秘方求真》一书,可供临床选用。

【手部药疗法】

健脾止痛汤　组成:党参、黄芪各25克,白术、茯苓各15克,制乳香、制没药、砂仁、甘草各10克,延胡索10～20克。用法:每日1剂。上药加清水适量,头煎取汁300毫升,每日服2次。二、三煎,取药汁倒入盆内,待温时浸泡双手。每日2次,每次20～30

分钟。主治:胃及十二指肠溃疡。附记:多年使用,内外并治,效果甚佳。

两用膏　组成:干姜、砂仁、苏梗、延胡索、白及各 30 克。用法:上药共研细末,储瓶备用。用时每取本散 30 克,用米醋适量调和成稀糊状,外敷于双手心劳宫穴和中脘穴上,包扎固定。每日换药 1 次,10 次为 1 个疗程。主治:胃及十二指肠溃疡。附记:屡用有效,久用效佳。本方具有温中散寒、理气止痛之功,适用于脾胃虚寒、肝气犯胃型之胃及十二指肠溃疡,故用之效佳。

胃　下　垂

胃下垂是一种慢性疾病。一般以胃小弯弧线最低点下降至髂嵴连线以下;或十二指肠球部向左偏移时,称为胃下垂。中医学无此病名,但在《内经》中有类似胃下垂症状的描述。临床以瘦长体型为多见。

【病因】　多因暴饮暴食,损伤脾胃;或七情内伤,肝气郁结,横逆犯胃,致脾胃受伤;或脾虚失运,痰湿水饮结聚于胃,积液潴留,脾胃愈虚,终致气虚下陷,升举无力,从而脾气升提之力日薄,下陷之势日增,因而导致内脏下垂,遂成本病。

【症状】　胃下垂。胃部呈凹状,下腹部突出,食后常觉胃脘压重而有饱胀感,嗳气、恶心、呕吐、肠鸣,自觉有胃下坠之感。有慢性腹痛,或伴有便秘、腹泻、眩晕、乏力、心悸、失眠、多梦等。在劳动时,腹内有抽掣牵引作用之感。

【手部按摩法】

配穴方一　胃脾大肠区、胃的治疗点、胃肠点、肾经、胃区、脾点、内关、合谷。治法:治疗部位常规消毒后,按操作常规,推按胃脾大肠区、肾经、胃区;按揉内关、胃肠点;掐按合谷、脾点;捏压胃的治疗点。每日 1 次,每次 20～30 分钟,10 次为 1 个疗程。主治:胃下垂。附记:屡用有效。

配穴方二　胃区、脾点、胃穴、肝胆区。治法:治疗部位常规消毒后,按操作常规,摩热手掌,按揉胃区、脾区、肝胆区;自掌根中点向中指根部重推;持续按揉胃穴。每日 1 次,每次 15～20 分钟,10次为 1 个疗程。主治:胃下垂。附记:屡用有效。

【手部针刺法】　取穴:合谷、中泉、胃肠点、脾点,配小指节。治法:治疗部位常规消毒后,用毫针对准所选穴位刺入,用中刺激,留针 20 分钟,捻压小指节 5 分钟。每日或隔日 1 次,10 次为 1 个疗程。主治:胃下垂。附记:屡用有效。本病应以药物治疗为主,本法为辅,内外并治,可提高治疗效果。

【手部药疗法】

升提汤　组成:附子 30 克,五倍子 20 克,大麻子 35 克,细辛、升麻各 5 克,黄芪 50 克。用法:2 日 1 剂。上药加清水适量,水煎取汁,将药汁倒入盆内,趁热熏洗双手,待温时浸泡双手。每日 2次,每次 20～30 分钟,10 次为 1 个疗程。主治:胃下垂。附记:坚持使用,多获良效。

固脱膏　组成:蓖麻仁 100 克,五倍子、升麻各 5 克。用法:先将蓖麻子去壳,后二味共研细末,入蓖麻仁共捣烂如泥成软膏状,备用。用时每取本膏 20～30 克,外敷于双手心劳宫穴和百会穴上,包扎固定。每日换药 1 次,10 次为 1 个疗程。主治:胃下垂。附记:多年使用。效果甚佳。必要时应配合药物内治,内外并治,效果尤佳。

急慢性胃炎(呕吐)

急慢性胃炎属中医学的"恶心呕吐"范畴。中医学认为,有声有物为"呕",有物无声为"吐",有声无物为"干呕"。在临床上呕与吐常同时出现,故统称"呕吐"。该病无论男女老幼皆可发生,是临床常见多发病。

【病因】　主要是胃失和降、胃气上逆所致。此多因胃腑被外邪所伤;或饮食不洁、过食生冷之物、损伤脾胃;或痰饮内阻、肝气犯胃等脏腑病邪干扰所引起;或因饮食不节、食滞伤胃;或脾胃虚弱、胃阳不足所致。

【症状】 临床以"呕吐"为主症。病有急性和慢性之分,证有寒热虚实之辨。病情复杂,兼症颇多。如呕吐清水痰涎、口干渴、喜热饮、四肢厥冷为寒吐;或呕吐酸苦,或嗳气、喜冷饮、口渴、小便短赤为热吐。急性多突然呕吐,慢性多时吐时停,反复发作等。

【手部按摩法】

配穴方一 商阳、大肠。治法:治疗部位常规消毒后,按操作常规,用指端点压或掐压商阳、大肠,用力要重而缓慢,就是1、2压,3离开;如此1、2、3,1、2、3……反复点压,直到恶心感解除为止。每日1次,每次10～15分钟,中病即止。慢性恶心,亦可用香烟灸上穴,效佳。主治:恶心欲吐。附记:屡用效佳。

配穴方二 掌心、掌背侧掌骨间隙、劳宫、大陵、中魁、大骨空、胃穴。治法:治疗部位常规消毒后,按操作常规,重擦掌心,推掌背侧掌骨间隙。用手指点揉劳宫、中魁、大骨空;点按大陵、胃穴。急性发作时重手法刺激。必要时到医院及早查明病因对症治疗。每日1次,中病即止。主治:呕吐。附记:屡用效佳。

【手部针刺法】

配穴方一 太渊、内关、四横纹、鬼当。治法:治疗部位常规消毒后,用毫针对准所选穴位刺入,急性用强刺激,慢性用中刺激,得气后留针15～30分钟,每日或隔日1次,中病即止。主治:呕吐。附记:屡用效佳。

配穴方二 中魁、大骨空、咽喉点、胸点。治法:治疗部位常规消毒后,用毫针对准所选穴位刺入,用强刺激,得气后留针30分钟,间断捻针。每日或隔日1次,中病即止。主治:恶心呕吐。附记:屡用屡验,效佳。

【手部药疗法】

浴手方 组成:①生姜50克,砂仁10克。②活地龙、竹沥各20克。用法:任取一方即可。方①加清水适量,水煎取汁倒入盆内,待温时浸泡双手。方②将活地龙加白糖化为糊,与竹沥一并加入盛有温水的盆内搅匀,浸泡双手。每日均 2 次,中病即止。主治:呕吐。附记:用之临床多效。

止呕膏 组成:吴茱萸适量。用法:上药研细末,备用。用时每取本散 10 克,用生姜汁适量调和成稀糊状,外敷于双手心劳宫穴,包扎固定。每日换药 1 次。若隔药用艾卷悬灸,效果更佳。主治:神经性呕吐。附记:一般 3 次见效,多治即愈。又用生姜切片,外贴双侧内关穴,胶布固定。敷 12 小时,效佳。对有晕车史者,用之亦效。又用半夏 10 克,陈皮 12 克,葱白 6 克,鲜生姜 10 克。先将前二味共研细末,然后加葱白、生姜,共捣泥为丸,握于手中。如呕吐不止,可同时用生姜 9 克水煎,少量频服。

胃肠神经官能症

胃肠神经官能症是由于胃肠道功能紊乱引起的,以胃肠的分泌与运动功能紊乱而又无器质性病变为症状,是神经官能症中的一个类型。在临床上较为常见。

【病因】 多因恼怒忧郁伤肝,肝郁气滞;或饮食不节,损伤脾胃,脾伤则运化不灵,胃虚则食谷不化,脾胃受伤,升降失常;或外感风寒暑湿,内伤脾胃;或因进食粗硬、生冷或对某些食物过敏等因所致。病在肝脾,与肾有关。

【症状】 进食后呕吐,吐后又可进食,有的上腹部疼痛,恶心呕吐,食欲不振,频繁嗳气,腹胀,胸闷,呼吸困难;或便秘、腹泻,或便秘与腹泻交替进行。

【手部按摩法】

配穴方一 胃脾大肠区、健理三针区、胃肠点、肾经、腹腔区、内关、合谷穴。治法:治疗部位常规消毒后,按操作常规,推压胃脾大肠区、健理三针区、肾经、腹腔区;掐压胃肠点、内关、合谷穴。每日 1 次,每次 20～30 分钟,10 次为 1 个疗程。主治:胃肠神经官能症。附记:坚持治疗,效果更佳。

配穴方二 胃区、脾区、肝区、肾区、大肠区、胃肠点、中魁、劳宫、脾点、大肠点、神门穴。治法:治疗部位常规消毒后,按操作常规,用力按揉胃、脾、肝肾、大肠反射区;掐按胃肠点、脾点、大肠点、神门穴;点压中魁;按压劳宫穴。每日 1 次,每次 20～30 分钟,10次为 1 个疗程。主治:胃肠神经官能症。附记:屡用有效。

【手部针刺法】

配穴方一 太渊、内关、大陵、胃肠点、间鱼。治法:治疗部位常规消毒后,用毫针对准所选穴位刺入,用强刺激,得气后留针 30分钟,间断捻针。每日 1 次,10 次为 1 个疗程。主治:胃肠神经官能症。附记:屡用有效。

配穴方二 大肠点、脾点、肝点、中魁、再创。治法:治疗部位常规消毒后,用毫针对准所选穴位刺入,用强刺激,得气后留针 20分钟,间断捻转。每日或隔日 1 次,10 次为 1 个疗程。主治:胃肠神经官能症。附记:屡用有效。

【手部药疗法】

旋石散 组成:旋覆花、代赭石各 30 克,柿蒂 10 克,延胡索15 克。用法:将上药共研细末,贮瓶备用。用时每取药末 30 克,用生姜汁适量,调和成软膏状,外敷于劳宫穴(双)和肚脐上,包扎固定。每日换药 1 次,2 周为 1 个疗程。主治:胃肠道神经官能症。附记:有降逆止呕、止痛消胀之功效,故用之有效。

佩兰二龙汤 组成:佩兰 10 克,素馨花、佛手花各 12 克,延胡索、厚朴各 10 克,炒谷芽 15 克,甘草 6 克。用法:上药加水 1000毫升,煎至 700 毫升,倒入盆中,趁热先熏后泡双手,并用毛巾蘸水洗抹上脘至肚脐,反复洗抹多次。每日治疗 2 次,15 日为 1 个疗程。主治:胃神经官能症。附记:本方具有芳香解郁、行气止痛之功,故用之多效。纳食不馨加炒山楂 15 克,鸡内金 10 克。本方用治疗慢性胃炎、效果亦佳。

急慢性肠炎

急慢性肠炎,属中医学"泄泻""腹泻"范畴,男女老幼一年四季皆可发病,是临床常见多发病。

【病因】　多因湿邪侵袭、寒凉内犯、饮食不洁、过食生冷、脾胃虚弱、命门火衰等因所致。病在肠胃,但与肝肾有关。

【症状】　腹痛、肠鸣,大便次数增多(一日数次或十数次),稀便,甚至泻物如水样,但无脓血和里急后重之症。外感、饮食所伤,多为急性肠炎,且发病急骤;脾肾不足,多为慢性肠炎,或由急性肠炎转化而成,且反复发作,日久不愈。

【手部按摩法】

配穴方一　三间、合谷等及全息穴的肾穴、腰腹穴、下腹穴、脾胃穴等。治法:治疗部位常规消毒后,按操作常规,按揉三间、合谷各50次,掐按肾穴、腰腹穴、下腹穴、脾胃穴各300次。每天按摩1～2次,10天为1个疗程。主治:腹泻。附记:屡用有效,久用效佳。

配穴方二　胸点、胃肠点、胸腹区、三间、腹泻点、大骨空、胃穴、胃区、消化道区、肠区、肛门区、肝区、大肠穴、肾穴。治法:治疗部位常规消毒后,按操作常规,点揉胃区、消化道区、肠区、肛门区;按揉胸点、胃肠点、三间、腹泻点、大骨空、胃穴;掐点大肠穴、肾穴。每日按摩1次,10次为1个疗程。主治:腹泻。附记:屡用效佳。

【手部针刺法】

配穴方一　①一窝风、大骨空。②三间、合谷。治法:上列两方,任选一方。治疗部位常规消毒后,用毫针对准所选穴位刺入、用强刺激,得气后留针15～30分钟。每日1次,10次为1个疗程。方①虚证用轻刺激。大骨空针后加灸。主治:肠炎(泄泻)。附记:屡用有效。

配穴方二　脾点、大肠点、腹泻点。治法:治疗部位常规消毒后,用毫针对准所选穴位刺入,急性用强刺激,慢性用中刺激,得气后留针15～30分钟。每日或隔日1次,10次为1个疗程。主治:急、慢性肠炎(泄泻)。附记:屡用有效,久用效佳。

【手部药疗法】

吴茱萸汤 组成:吴茱萸30克,米壳、肉豆蔻、桂枝、木香、陈皮各20克。用法:每日1剂。上药加清水适量,水煎取汁,将药汁倒入盆内,趁热熏洗双手,待温时浸泡双手。每日2次,每次20~30分钟,10次为1个疗程。主治:各种腹泻,尤以寒性、慢性腹泻疗效好。附记:功能温中止泻,屡用效佳。又用葛根50克,白扁豆、车前草各150克,如上法用之。用于湿热型泄泻,效佳。

贴敷方 组成:①苦参、苍术各适量(热重者以3:1配合,湿重者以1:3配合,湿热并重者两药等份)。②吴茱萸30克,白芥子60克。用法:上列两方,随证选用。上药共研细末,储瓶备用。用时每取本散5~10克,以米醋适量调和成稀糊状,外敷于双手心劳宫穴。方①每4~12小时换药1次,症状缓解后则改为每日换药1次;方②则外敷于一侧手心(男左女右),每日换药1次。两方均5天为1个疗程。可连用1~2个疗程。主治:泄泻(湿热型用方①,虚寒型用方②)。附记:屡用效佳。

急性胃肠炎

急性胃肠炎,中医学称"上吐下泻",简称"吐泻"。

【病因】 多因饮食不洁、过食生冷或误食腐败变质有毒、有刺激性或不易消化的食物所致。终于导致脾胃气阳俱伤,胃阳伤则吐,脾阳伤则泻,故而吐泻并作。

【症状】 初起胃脘闷胀,渐则腹中剧痛,继则呕吐馊腐食物及泻痢稀黄水,大便中夹有不消化食物残渣,并有目眶凹陷,精神疲乏,为病甚急。

【手部按摩法】

配穴方一 胃肠点、下痢点、中冲、曲泽、尺泽。治法:治疗部位常规消毒后,按操作常规,以点压或掐按胃肠点、下痢点、中冲穴;按揉曲泽、尺泽穴。每日按摩1次,每次15~20分钟,重力刺激、中病即止。主治:吐泻(急性胃肠炎)。附记:屡用效佳。

配穴方二　内关、曲池、脾点、前头点、胸点、大肠点。治法:治疗部位常规消毒后,按操作常规,用力按揉内关、曲池;掐压脾点、前头点、胸点、大肠点。每日按摩 1 次,每日 20～30 分钟,中病即止。主治:急性胃肠炎。附记:屡用皆效。

【手部针刺法】

配穴方一　内关、曲池、中冲。治法:治疗部位常规消毒后,用毫针对准所选穴位刺入,用强刺激,得气后留针 30 分钟,间断捻转。每日 1～2 次,中病即止。主治:急性胃肠炎。附记:屡用效佳。

配穴方二　胃肠点。治法:治疗部位常规消毒后,用毫针对准胃肠点刺入,用强刺激,留针 3～5 分钟。每日 1～2 次,中病即止。主治:急性胃肠炎。附记:屡用效佳。

【手部药疗法】

二术健胃汤　组成:党参、白术(土炒)、苍术(土炒)、茯苓、吴茱萸、泽泻各 30 克,干姜、草果仁、藿香各 15 克,白胡椒 5 克。用法:每日 1 剂。上药加清水适量,水煎取汁,将药汁倒入盆内,趁热熏洗双手,待温时浸泡双手。每日 3 次,每次 30 分钟,中病即止。主治:急性胃肠炎。附记:本方具有健脾温胃、利湿止泻之功,故用之效果颇佳。

附姜扶阳膏　组成:炮姜 30 克,附子 10 克,食盐 5 克,葱白 60 克。用法:先将前 3 味药共研细末,入葱白共捣烂如泥和匀成膏状,备用。用时每取本膏 30 克,外敷于双手心劳宫穴和神阙穴上,包扎固定。每日换药 1 次,中病即止。主治:急性胃肠炎、大伤元气。附记:功能温中扶阳,故用之多效。

痢　疾

痢疾又名"滞下""肠澼"。现代医学命名与《济生方》谓之痢疾基本一致。该病多发生在夏秋季节,为肠道传染病。

【病因】　根据临床表现,该病虽有"赤痢""白痢""赤白痢"之分,皆是湿热为患,或兼暑湿热毒。多因饮食不节、不洁,伤及脾胃,湿热熏蒸,气血凝滞,化为脓血。虽有虚寒,然必素体虚弱,痢下过久,凉泻太过,由湿热转化为虚寒。痢疾初起,断无虚寒。

【症状】 痢下频行不畅,里急后重,赤白黏液。又以赤多为"赤痢",白多为"白痢",赤白相兼为"赤白痢"。证属湿热为多。又下痢稀白黏液,且有腥臭气味,四肢厥冷,虽有里急后重而不甚明者,脉象细弱,此属虚寒。

【手部按摩法】

配穴方一 胃区、肠区、膀胱区、肾区、手背各掌骨缝隙、三间、腹泻点。治法:治疗部位常规消毒后,按操作常规,双手掌摩擦热后,按揉胃区、肠区、膀胱区、肾区;接着向手指尖方向推手背各掌骨缝隙;持续点揉三间和腹泻点。每日按摩 1 次,5 次为 1 个疗程。主治:细菌性痢疾。附记:屡用效佳。

配穴方二 大肠经、肾经、脾点、大肠点、腹泻点、下痢点。治法:治疗部位常规消毒后,按操作常规,推大肠经、肾经;掐压脾点、大肠点;按揉腹泻点、下痢点。每日按摩 1 次,每日 15～20 分钟,中病即止。主治:痢疾。附记:多年使用,效果甚佳。

【手部针刺法】

配穴方一 脾点、大肠点、三间。治法:治疗部位常规消毒后,用毫针对准所选穴位刺入,用强刺激,得气后留针 30 分钟,间断捻针。每日 1～2 次,中病即止。主治:痢疾。附记:屡用有效。

配穴方二 腹泻点、下痢点。治法:治疗部位常规消毒后,用毫针对准所选穴位刺入,用强刺激,得气后留针 15～30 分钟,间断捻转。每日 1～2 次,中病即止。主治:痢疾。附记:屡用皆效。

【手部药疗法】

二黄苦参汤 组成:苦参、大黄、黄柏各 30 克,广木香 15 克。用法:每日 1 剂。上药加清水适量,水煎取汁,将药汁倒入盆内,待温时浸泡双手。每日 2～3 次,每次 20～30 分钟,5 日为 1 个疗程。主治:湿热痢。附记:屡用效佳。又用生地榆、大黄、广木香各

15 克,如上法用之。用治赤痢、效佳。

贴敷方　组成:①苦参、白头翁各 30 克,广木香 10 克。②吴茱萸 30 克,炮姜、白胡椒各 10 克。用法:随证选用。上药共研细末,储瓶备用。用时每取本散 15 克,用米醋适量调和成糊膏状,外敷于两手心劳宫穴,或加敷肚脐。包扎固定,每日换药 1 次,5 次为 1 个疗程。主治:痢疾(湿热痢、阿米巴痢疾、菌痢用方①、寒痢、虚寒痢用方②)。附记:方①功能清热利湿,理气止痢;方②温胃止痢。故用之效果甚佳。

膈肌痉挛(呃逆)

膈肌痉挛,中医学称"呃逆",俗称"打嗝"。是以气逆上冲、喉间呃逆连声、声短而频、令人不能自主的一种症状。该病大多单独出现,如继发于其他疾病之中,是为症,则为病势转重之预兆。

【病因】　主要是胃气上逆所致,与脾、肾、肝关系密切。多因受寒凉刺激,干扰胃气;或因饮食过急;或饮食不节,过食生冷,损伤胃气;或情志抑郁,肝气犯胃;或脾胃虚弱,中气虚损,脾胃失和所致。亦可因肾不纳气,致使气逆上冲,动膈而作呃逆连声,其病较重。

【症状】　呃逆连声。证有轻重之分,若偶然发作,大多轻微,多可不药而愈;若反复发作,迁延不止者,其证多重;若继发于其他疾病中,其证尤重,治当详察。

【手部按摩法】

配穴方一　横膈膜、呃逆点、胃脾大肠区、劳宫、内关、中魁、合谷。治法:治疗部位常规消毒后,按操作常规,推压横膈膜、胃脾大肠区;掐压呃逆点、中魁、合谷;按压内关、劳宫穴,强力刺激。每日 1～2 次,中病即止。主治:呃逆(打嗝)。附记:屡用效佳。为了使全身肌肉暂时紧张、抑制自主神经的兴奋,止住横膈膜的痉挛,必须要有较强的刺激,其效始著。

配穴方二　劳宫、前谷、中魁、后头点、膈点、胃穴、胸膈区(横膈)、中指。治法:治疗部位常规消毒后,按操作常规,按揉胸膈区,自中指根向掌根直线推动。掐点劳宫、前谷、中魁、后头点、膈点;揉胃穴。手法宜中、重度。每日按摩1次,中病即止。主治:呃逆。附记:屡用效佳。注意如果长期呃逆及伴喷射状呕吐、舌强等应及时去医院检查,以防脑血管疾病或脑占位性病变发生。

【手部针刺法】

配穴方一 内关、合谷、前谷。治法:治疗部位常规消毒后,用毫针对准所选穴位刺入,用强刺激,得气后留针3～5分钟或不留针,每日1～2次,中病即止。主治:呃逆。附记:屡用效佳。

配穴方二 中魁、后头点、肝穴。治法:治疗部位常规消毒后,用毫针对准所选穴位刺入,用中度或强度刺激,用泻法,得气后留针5～10分钟。每日1～2次,中病即止。主治:膈肌痉挛。附记:屡用效佳。

【手部药疗法】

降逆止呃汤 组成:全紫苏、法半夏、旋覆花、刀豆壳各30克。用法:每日1剂。上药加清水适量,头煎取汁300毫升,每日分2次服。二、三煎取汁倒入盆内,待温时浴手。每日2次,每次30分钟。中病即止。主治:膈肌痉挛。附记:屡用效佳,内外并治,1剂可愈。

五味呃逆膏 组成:柿蒂、生赭石各15克,沉香、法半夏、刀豆壳各10克。用法:上药共研细末,备用。用时每取本散15克,用生姜汁适量,调和成稀糊状,外敷于双手心劳宫穴区,包扎固定。每日换药1次,中病即止。主治:呃逆。附记:多年使用,屡用皆验。或取吴茱萸20克,半夏20克。共研细末,分成6份,每取1份用醋调和成面团状,分贴双侧内关穴上,加以固定,用治呃逆、呕吐效佳。

自主神经失调症

自主神经失调症,中医学无此病名。是由自主神经功能紊乱引起心脏血管功能失常的一种临床综合征。多见于青壮年女性，尤以体力劳动少而脑力劳动为主的人为多见。

【病因】　多因纵欲过度、肾精亏虚所致，或因遇到紧张刺激和精神负担过重，往往不能适应所致。此类人大都神经比较脆弱，遇较强精神刺激而致。

【症状】　心悸、心前区疼痛、疲乏、心动过速、呼吸困难等，同时伴有头晕、头痛、失眠、易激动、多梦、食欲不振、腋部出汗、手掌湿冷、神经过敏，且在劳力或劳神后症状加重，时好时坏，无一定规律。心脏一般无器质性病变。

【手部按摩法】

配穴方一　更年期综合征治疗点、歇斯底里治疗点、心包区、神门、太渊、大陵、中冲、少冲、虎边、阳溪、阳池、肝经。治法：治疗部位常规消毒后，按操作常规，按揉或掐揉更年期综合征治疗点（位于示指指根桡侧面）、歇斯底里治疗点（位于拇、示两指指根间掌面桡侧）、心包区；按压太渊、大陵、神门、阳池、阳溪；掐压虎边、中冲、少冲穴，推肝经。每日按摩1次，10次为1个疗程。主治：自主神经失调症。附记：屡用有效，久用效佳。或用牙签束刺激上述穴位和治疗点，效果亦佳。

配穴方二　血压治疗点、更年期障碍点、心脏点、心包区、肾经、头脑线、感情线、中冲、少冲、关冲、阳谷、阳溪、阳池穴。治法：治疗部位常规消毒后。按操作常规，推按心脏点、头脑线、感情线、肾经；按揉心包区、阳谷、阳溪、阳池；掐按更年期障碍点、中冲、关冲、少冲；捏压血压治疗点。每日1次，每次15～30分钟，10次为1个疗程。主治：头昏、眼冒金星，此因自主神经失调所致。症见颜面潮红、情绪兴奋、动悸不安、手足发冷、很难平静的状态。伴有耳触摸发热、耳鸣、肩凝、头痛等症状。附记：屡用有效。手上的劳宫穴、肾经也是治疗眼冒金星的有效穴位；手指上的少冲、关冲、中冲穴对治疗头昏也有效果，可以旋拨牵拉；还可刺激腕骨处的阳池、阳谷、阳溪穴。

【手部针刺法】

配穴方一 劳宫、神门、心穴、少商。治法:治疗部位常规消毒后,用毫针对准所选穴位刺入,用中刺激,留针30分钟,每日1次,10次为1个疗程。主治:自主神经失调症。附记:屡用有效。

配穴方二 大陵、心穴、少冲、关冲、中冲。治法:治疗部位常规消毒后,用毫针对准所选穴位刺入,用中强度刺激,得气后留针20分钟。每日1次,10次为1个疗程。主治:自主神经失调症。附记:久用效佳。

【手部药疗法】

黄精散 组成:黄精180克,枸杞子、生地黄、白芍、首乌藤各90克,黄芪、党参、当归、炒枣仁各60克,麦冬、红花、菊花、佩兰、菖蒲、远志各30克。用法:将上药共研细末,贮瓶备用。用时每取药末30克,用白酒适量调和成软膏状,外敷于双侧劳宫穴或加敷肚脐,包扎固定。每日换药1次,1个月为1个疗程。同时加用内服,每次服6~9克,白酒送服,每日服2次。主治:自主神经功能紊乱症。附记:屡用效佳。

自主汤 组成:龟甲20克,生地黄30克,杜仲、川续断、酸枣仁各15克,桑寄生、鸡血藤、丹参、钩藤、黄芪、党参、柏子仁各10克,牛膝12克,生甘草8克。用法:上药加水1500毫升,煎沸10分钟,倒入盆内,趁热熏蒸双手,待温再浸泡双手,每次30分钟,每日2次。10日为1个疗程。同时再取1剂,水煎服,每日服3次。主治:自主神经功能紊乱症。附记:多年应用,屡用效佳。

肾小球肾炎

肾小球肾炎,简称"肾炎",属中医学"水肿"范畴,是临床常见多发病,一年四季均可发病。一般来说,急性肾炎多属中医学"阳水",且多见于儿童及青少年人。慢性肾炎多属中医学"阴水",多见于中老年人。急性易治,慢性难疗。

【病因】 病关三脏(肺、脾、肾),其本在肾。多因肺、脾、肾三脏功能失调所致。急性肾炎,多由外邪犯肺,肺失宣降所致。日久不愈,三脏必虚,"穷必归肾",而致慢性肾炎。或先由三脏病变、功能失调而致水湿内停、复感风邪所致。

【症状】 起病较急,水肿始自眼睑,次及头面及全身,多伴寒热、咳喘,或腰痛,尿检有红、白细胞及蛋白,或血压增高,或咽喉肿痛,多属急性肾炎,或全身水肿、腹水胀满、肢冷畏寒,重在脾虚;水肿重在下部、腰酸腿软,动则气喘,重在肾虚;或周身水肿、腹水明显、胸腹胀满,重在三焦壅滞等,多为慢性肾炎。根据家传经验:"凡水肿,重在上部,主在肺;重在下部,主肾;周身水肿,重在脾。凡肌肤肿胀处,以手指按之,凹陷处迅即复起,多为阳水;迟缓而复者,多为阴水。阳水责之肺脾;阴水责之肾脾。总之三脏相干,惟各有侧重而已"。

【手部按摩法】

配穴方一 肾点、肾经、心穴、中冲、少冲、少泽穴。治法:治疗部位常规消毒后,按操作常规,按揉左右肾的治疗点;推肾经;掐揉心穴、中冲、少冲、少泽穴。每日或隔日1次,10次为1个疗程。主治:慢性肾炎、浮肿(水肿),凡由肾脏病、心脏病、肝脏病引起的水肿、足肿、疲倦者均可用之。附记:屡用有效。手部的中冲、少冲、少泽、腕骨、心穴等穴位对治疗水肿亦有效,可以用牙签束刺激(点压)即可。

配穴方二 生殖区、肾脏治疗点、肾经、肾上腺点、肝点、心悸点、关冲、阳池。治法:治疗部位常规消毒后,按操作常规,推按生殖区、肾经;按揉肾脏治疗点、肾上腺点、肝点、心悸点、阳池;掐按关冲穴。每日1次,每次15~30分钟,10次为1个疗程。主治:肾病(如肾炎等)。附记:屡用有效。

【手部针刺法】

配穴方一 合谷、外关。治法:治疗部位常规消毒后,用毫针对准所选穴位刺入,用强刺激,提插捻转用泻法,留针20分钟。每日1次,10次为1个疗程。主治:肾炎水肿。附记:屡用有效。

配穴方二 三焦点、脾点。治法:治疗部位常规消毒后,用毫针浅刺,用中刺激,留针 20 分钟。每日 1 次,10 次为 1 个疗程。主治:肾炎。附记:屡用有效。

【手部药疗法】

十二浴手方 组成:麻黄、羌活、苍术、柴胡、苏梗、荆芥、防风、大力子、忍冬藤、柳枝、葱白、鲜莎草各 15 克。用法:每日 1 剂。上药加清水适量,水煎取汁,将药汁倒入盆内,待温时浸泡双手与双足。每日 2 次,每次 20～30 分钟,10 日为 1 个疗程。主治:急性肾炎(风水型)。附记:屡用效佳。

利水消肿膏 组成:蓖麻子仁 40 克,石蒜 10 枚,商陆 6 克,田螺 5 枚。用法:先将蓖麻子去壳,与石蒜共捣烂如泥,商陆研细末,入田螺 5 枚(捣烂),将 4 味混合共捣烂如泥成软膏状,备用。用时每取本膏 30 克,外敷于双手、足心(劳宫、涌泉)上,包扎固定。每日换药 1 次,7 次为 1 个疗程,连用 1～2 个疗程。主治:急、慢性肾炎。附记:多年使用,确有较好的疗效。

尿 失 禁

尿失禁是指尿液不能控制,从膀胱经尿道自行外溢的一种病症。在临床上并不少见,尤以老年人及病后体弱者为多。以白天为多见。

【病因】 多因肾虚固摄失权所致。

【症状】 小便失禁或频数。根据临床表现,一般可分为压力性尿失禁、急迫性尿失禁、反射性尿失禁和充盈性尿失禁等多种。

【手部按摩法】

配穴方一 左右肾治疗点、肾经、命门点、脾点。治法:治疗部位常规消毒后,按操作常规,按揉左右肾治疗点;推肾经;揉命门点、脾点。用轻手法补法。每日 1 次,每次 15～20 分钟。10 次为 1 个疗程。必要时可配合体穴肾俞(双)、膀胱俞(双)、关元穴用艾条悬灸各 3～5 分钟,每日灸 1 次。主治:尿失禁。附记:屡用有效。

配穴方二　肾穴、肾上腺治疗点、命门、水星丘。治法：治疗部位常规消毒后，按操作常规，持续轻揉肾穴、肾上腺治疗点、命门、水星丘各 3～5 分钟。每日 1 次，10 次为 1 个疗程。主治：尿失禁。附记：屡用有效。

【手部针刺法】

配穴方一　少府。治法：治疗部位常规消毒后，用毫针对准少府穴刺入 0.3 寸，用中刺激，留针 10 分钟。每日 1 次，10 次为 1 个疗程，或用灸法。主治：尿失禁。附记：屡用有效。

配穴方二　夜尿点。治法：治疗部位常规消毒后，用毫针对准夜尿点刺入 0.5 寸，用中刺激，留针 3 分钟。每日 1 次。主治：尿失禁。附记：屡用有效。

【手部药疗法】

缩泉汤　组成：益智仁、芡实、山茱萸各 20 克，桑螵蛸、龙骨各 30 克。用法：每日 1 剂。上药加清水适量，水煎取汁，将药汁倒入盆内，先熏后洗双手。每日 2～3 次，每次 30 分钟，7 次为 1 个疗程。主治：尿失禁。附记：屡用皆效。本方具有补肾止遗之功，故用之多效。

温肾止遗散　组成：生附子、吴茱萸各 30 克，益智仁 50 克，煅龙牡各 20 克。用法：上药共研细末，备用。用时每取本散 25 克，用白酒适量，调和成稀糊状，外敷于双手心劳宫穴和气海穴上，包扎固定。每日换药 1 次，7 次为 1 个疗程。主治：尿失禁。附记：屡用有效。本方有毒，切忌入口。

尿 路 感 染

尿路感染，又称泌尿系统感染，是一种由细菌侵袭而引起的泌尿系统疾病。多属中医学"淋病""腰痛"病范畴。女性多见。临床上又分泌尿道感染（输尿管炎、肾盂肾炎）和下尿道感染（尿道炎、膀胱炎）。

【病因】 多因下焦湿热素盛,复受外邪菌毒侵袭,以致湿热蕴积,蕴结不解,下注膀胱;或久延不解,热盛伤及肾阴,肾阴不足,虚火上扰,或正气亏虚,伤及脾肾所致。

【症状】 尿频、尿急、尿痛,偶有血尿、腰痛;急性期多伴见恶寒发热;慢性期多伴见低热。急性期以湿热蕴毒为主;慢性期多兼肾阴亏虚,或脾肾气虚。

【手部按摩法】

配穴方一 生殖区、肾脏治疗点、肾经、夜尿点、肾点、外关、合谷。治法:治疗部位常规消毒后,按操作常规,推按生殖区、肾经、夜尿点;按揉外关;掐揉合谷、肾点。每日按摩1次,每次20分钟,10次为1个疗程。主治:泌尿系统感染。附记:屡用有效。

配穴方二 生殖区、脾区、肾区、肝胆区、肠区、肾经、肾点、外关、合谷。治法:治疗部位常规消毒后,按操作常规,推生殖区、肾经;按揉脾区、肾区、肝胆区、肠区;掐按肾点、外关、合谷穴。手法力度由轻到重,逐渐加力,用泻法。每日1次,每次15～30分钟,10次为1个疗程。主治:泌尿系统感染。附记:多年使用,效果甚佳。

【手部针刺法】

配穴方一 肾点、三焦点、小肠点。治法:治疗部位常规消毒后,用毫针对准所选穴位刺入,用强刺激,泻法,得气后留针15～30分钟。每日1次,10次为1个疗程。用时配用车前草30克,煎水代茶饮。主治:泌尿系统感染。附记:屡用有效。

配穴方二 脾点、肝点、小肠点。治法:治疗部位常规消毒后,用毫针对准所选穴位刺入,用中强度刺激,泻法,得气后留针30分钟,间断捻转。每日或隔日1次,10次为1个疗程。主治:泌尿系感染。附记:屡用效佳。

【手部药疗法】

清淋饮 组成:蒲公英、一枝黄花、半枝莲、车前草、鲜葎草、鲜茅根各30克。伤阴加玄参12克,生地黄30克;久病腰酸加川续断、生杜仲各 12 克。用法:每日 1 剂。上药加清水适量,水煎取汁,头煎取汁 300 毫升,日分 2 次服。二、三煎各取汁 1000～1800毫升,倒入盆内,趁热先熏后洗双手。每日 2 次,每次 20～30 分钟,10 次为 1 个疗程。主治:急、慢性尿路感染。附记:本方原为内治之方,今加浴手一途,内外并治,效果尤佳。

通淋膏　组成:苦参、石韦、土茯苓、蒲公英各 30 克,金钱草50 克,生蒲黄 20 克,白茅根 15～30 克。用法:上药共研细末,储瓶备用。用时每取本散 30 克,用米醋适量,调和成稀糊状,外敷于双手心劳宫穴和神阙穴上。每日换药 1 次,10 次为 1 个疗程。主治:急、慢性泌尿系感染。附记:多年使用,效果甚佳。

癫　痫

癫痫是一种常见的神经病症,表现为突然性的短暂脑功能异常,并可反复发作。临床上以青少年与小儿为多见。

【病因】　多因痰气交结,蒙蔽神明;或因外伤,气血瘀阻所致。或胎儿在母腹中受惊,或从小受风寒暑湿,饥饱失宜,逆于脏气而得之。或因惊吓、精神刺激,伤及肝肾所致。病在心脏,关乎脾肾,与遗传有关。

【症状】　发作性突然神志昏迷,眩晕跌倒,不省人事,意识丧失,尿失禁,或两目上视,口吐涎沫,或四肢抽搐,背脊强直,病发时因壅遏气促,致喉间作响而发出似猪、羊、牛、马、鸡等不同的叫声。移动时,顷刻苏醒,醒后起居饮食如常。或伴有失眠、多梦、心烦等症状。

【手部按摩法】

配穴方一　头部治疗区(拇、中两指指甲部掌侧)、肝点、心点、劳宫、神门、定惊点、合谷。治法:治疗部位常规消毒后,按操作常规,捻压或捏压头部治疗区、心点;按揉劳宫、神门、定惊点;掐压合谷、肝点。每日按摩 1 次,每次 30 分钟,10 次为 1 个疗程。主治:癫痫。附记:本法防治癫痫发作须持之以恒地进行,方可收到比较好的效果。

配穴方二　神门、劳宫、胸点、手掌、手背、合谷、后溪、阳谷、十宣。治法：治疗部位常规消毒后，按操作常规，摩擦手掌、手背至热，用力摩推手掌、手背；掐点神门、劳宫、胸点、合谷、后溪、阳谷、十宣等穴；用手指甲点压手指腹侧。发作时，点掐头区、头点。每日 1 次，每次 20～30 分钟，10 次为 1 个疗程。主治：痫证（癫痫）。附记：屡用有效，久用效佳。

【手部针刺法】

配穴方一　神门、合谷。治法：治疗部位常规消毒后，用毫针对准所选穴位刺入，用强刺激，提插捻转，得气后留针 15～30 分钟，间断行针。每日 1 次，10 次为 1 个疗程。主治：癫痫。附记：屡用有效。

配穴方二　心点、肝点。治法：治疗部位常规消毒后，用毫针对准所选穴位刺入 0.4 寸，用强刺激，泻法，提插捻转得气后，留针 5 分钟。每日 1 次，10 次为 1 个疗程。主治：癫痫、癔症。附记：屡用有效。

【手部药疗法】

平痫浴手汤　组成：龙胆草、钩藤各 30 克，天南星、天竺黄、石菖蒲各 20 克，干地龙、桃仁、川红花各 15 克。用法：每日 1 剂。上药加清水适量，水煎取汁，将药汁倒入盆内，趁热先熏蒸双手与头部，待温时浸泡双手。每日 2 次，每次 30 分钟，10 日为 1 个疗程。主治：癫痫。附记：本方具有清肝息风、开窍化痰、活血通络之功，多年应用，确有一定的效果。

二石龙蚕膏　组成：石菖蒲、地龙、僵蚕、硼砂各 30 克，代赭石 100 克。用法：上药共研细末，储瓶备用。用时每取本散 30 克，以米醋适量调和成软膏状，外敷于双手心劳宫穴和肚脐上，包扎固定。每日换药 1 次，10 次为 1 个疗程。主治：癫痫。附记：功能降逆化痰，祛风开窍。故验之临床，屡用皆效。若兼抽搐者，加服蜈蝎散（蜈蚣、全蝎各等份），每服 0.5～1.5 克，日服 2 次，温开水送服。

昏　迷

昏迷是大脑高级神经活动处于抑制状态,临床表现为意识丧失,感觉和反射功能出现障碍,对外来刺激无意识反应。病情严重。

【病因】　多因外感疫毒、热毒内攻、痰浊、热毒、瘀血、脏腑虚损、阴阳衰竭等因所致。大多继发于外感热性病进行期和大病、重病晚期中。

【症状】　神志不清,甚至昏迷不醒、抽搐等。病情严重,变化迅速。致因不同,兼症亦异。

【手部按摩法】

配穴方一　急救点、中冲、内关。治法:治疗部位常规消毒后,按操作常规,持续重掐急救点、中冲、内关穴,用强刺激,留针5分钟。每日1~2次,中病即止。主治:昏迷。附记:此为辅助救急之用。对病人要加强护理,并尽快送入医院全力抢救。还要注意保暖,防止受凉,四肢厥冷的要加盖衣被。昏迷期间要用鼻饲法给药和流质饮食。

配穴方二　关冲、少冲、少泽、合谷、中冲、十宣及全息穴的头穴、心肺穴、肝胆穴、肾穴。治法:治疗部位常规消毒后,按操作常规,以拇指指甲缘按掐少泽、少冲、关冲、中冲、十宣、合谷穴,一掐一松连做20次。如方便有针,可针刺十宣穴。用拇指掐按头穴、心肺穴、肝胆穴、肾穴各100~200次。一般1次,中病即止。主治:神昏、惊厥(昏迷、抽搐)。附记:本法有很好的醒神救急作用。在急呼"120"救治同时,可以采用点穴按摩,用之恰当,往往可以争取时间,挽救生命。

【手部针刺法】

配穴方一　中冲、商阳或小天心、威灵。治法:治疗部位常规消毒后,用毫针对准所选穴位刺入,强刺激,不留针;不应,隔30分钟后再针 1 次。主治:昏迷。附记:此法为急救应用,应速送医院全力救治,以策安全。

配穴方二 急救点、十宣。治法:治疗部位常规消毒后,用毫针对准所选穴位刺入,强刺激、不留针。主治:昏迷。附记:一般 1 次即效。同时可配合鼻疗急救。具体方药,可详见《百病中医鼻脐疗法》一书,可供临床选用。

【手部药疗法】

复甦膏 组成:石菖蒲、天竺黄、苏合香丸(中成药)各 15 克,冰片 3 克。用法:上药共研细末,备用勿泄气。每取 6~10 克用白酒调和成稠糊状,装入 2 个小白布袋中(如中指粗)套在双侧急救点上,扎好袋口。同时指掐人中穴或加敷内关穴。主治:昏迷。附记:功能清热化痰,芳香开窍,故用之有效。

食 欲 不 振

食欲不振是消化系统疾病常见症状之一,也是许多疾病的前期症状,中医学称为"纳呆"。在临床上较为常见。

【病因】 多因饮食不节、偏食、过食生冷或油腻之物,损伤脾胃,以致脾胃不和所致。

【症状】 腹胀,食少无味,不思饮食,或伴有腹痛、腹泻、恶心、呕吐等症状。

【手部按摩法】

配穴方一 胃脾大肠区、胸腹区、胃肠治疗点(环指第 1 关节两侧)、少商、商阳、中冲、少泽、劳宫穴。治法:治疗部位常规消毒后,按操作常规,推按胃脾大肠区;按揉胸腹区、劳宫穴;捏捻胃肠治疗点;掐压或点压少商、中冲、商阳、少泽穴。每日按摩 1 次,每次 15~30 分钟,10 次为 1 个疗程。主治:食欲不振,无论成人小儿均可用之。附记:屡用效佳。

配穴方二 脾胃穴、肾穴、手心、健脾三针区:脾点、肝点、胃肠点。治法:治疗部位常规消毒后,按操作常规,按揉脾胃穴、肾穴、手心、健脾三针区;掐揉脾点、肝点、胃肠点。每日按摩 1 次,每次 20 分钟,10 次为 1 个疗程。主治:食欲不振。附记:多年使用,效果甚佳。

【手部针刺法】　取穴:胸骨、脾点、神门、中冲。治法:治疗部位常规消毒后,用毫针对准所选穴位刺入,用平补平泻法、得气后留针 25 分钟,间断捻转。每日 1 次,10 次为 1 个疗程。主治:食欲不振。附记:屡用有效。

【手部药疗法】

加味醒胃汤　组成:藿香、佩兰叶、香薷、砂仁、炒谷芽、炒麦芽各 25 克。用法:每日 1 剂。上药加清水适量,水煎取汁,将药汁倒入盆内,先用口鼻吸之,熏蒸 5～10 分钟,待温时浸泡双手与双足。每日 2 次,每次 20～30 分钟。主治:食欲不振、饮食无味。附记:本方系醒胃汤加炒谷芽、炒麦芽而成。若配用本方水煎服,内外并治,效果尤佳。

杏仙膏　组成:杏仁(去皮)、栀子、砂仁、小红枣各 15 克,焦三仙 20 克,黍米 1 撮,藿香 10 克。用法:上药中小红枣、黍米放入碗中,加适量水,上锅蒸 20 分钟取出,待凉后,将枣核去掉,其余 5 味共研细末,入前两味共捣烂如泥成软膏状,备用。用时每取本膏 30 克,外敷于双手心劳宫穴和肚脐上,包扎固定。每日换药 1 次。主治:食欲不振。附记:功能健脾醒胃,消食和中,故用之效佳。如对胶布过敏患者则改用纱布包扎。

疟　　疾

疟疾,四季皆有发生,且多发于夏季。是由蚊虫叮咬感染疟邪(疟原虫)所致的一种急性传染病。《医学入门》云:"疫疟一方,长幼相似"。

【病因】　本病虽以感染疟邪为主,但饮食不节、劳累过度、起居失宜等因亦是造成正虚邪入的内在因素。

【症状】　寒战,壮热,出汗,休作有时,或为一日一发,或为二日一发、三日一发。

【手部按摩法】 取穴:肝胆穴、脾胃穴、大陵、液门、疟疾点。治法:治疗部位常规消毒后,按操作常规,按揉肝胆穴、脾胃穴;按压大陵、液门;掐揉疟疾点。每日按摩 1 次,每次 15～30 分钟,5 次为 1 个疗程。主治:疟疾。附记:笔者经验。多年使用,确有较好的疗效。

【手部针刺法】

配穴方一 液门、腕骨、后溪、前谷、少泽。治法:治疗部位常规消毒后,用毫针对准所选穴位刺入,用强刺激泻法,得气后留针 20 分钟,间断捻转。每日 1 次,5 次为 1 个疗程。主治:疟疾。附记:屡用皆效。

配穴方二 疟疾点、掌山、肝点。治法:治疗部位常规消毒后,用毫针对准所选穴位刺入,用中强度刺激,得气后留针 15～30 分钟,间断捻转。每日 1 次,5 次为 1 个疗程。主治:疟疾。附记:屡用效佳。

【手部药疗法】

旱莲草泥方 组成:旱莲草适量。用法:将上药洗净晾干,捣烂如泥状,外敷于间使、内关、大椎三穴中的任何一穴,盖上纱布,胶布固定。良久起小疱,以甲紫药水涂之。主治:疟疾。附记:屡用神验。又用马齿苋适量,捣烂如泥,敷贴在太渊穴上,用古铜钱压定,起疱挑破即愈。

常山浴手方 组成:常山、马齿苋各等份。用法:每日 1 剂。上药加清水适量,水煎服汁,将药汁倒入盆内,趁热先熏后洗双手。每日 2 次,每次 15～30 分钟。中病即止。主治:疟疾。附记:验之临床,效果甚佳。

腹 胀

腹胀,一般单纯性腹胀甚少,且多见于其他疾病(如急性肠炎、肝病、胃病、小儿疳积、术后等)之中,或与腹痛并见。

【病因】 病因较为复杂,多与宿疾或术后有关。多由湿热、食积、气滞所致,其证多实。但亦有久病虚胀。一般食后胀甚者多在肠胃;二便通调者,胀多在脏。

【症状】　腹胀。时轻时重,或食后胀甚,或遇情志变化而加重,矢气稍舒,或与腹痛并见。腹胀一般多有兼症,但均较腹胀为轻。

【手部按摩法】

配穴方一　取穴:大肠(位于示指掌第 1 关节中心)、二间、胃脾大肠区。治法:治疗部位常规消毒后,按操作常规,掐压大肠、二间穴;推按胃脾大肠区。每日按摩 1 次,5 次为 1 个疗程。或用发夹末端刺激(点压)以上穴位各 4～5 次,效佳。主治:腹胀。附记:屡用效佳。

配穴方二　取穴:脾点、大肠点、腹上、大渊、液门。治法:治疗部位常规消毒后,按操作常规,依次按压所选穴位各 2～3 分钟,或点压各 4～5 次。每日按摩 1 次,5 次为 1 个疗程。主治:腹胀。附记:屡用效佳。

【手部针刺法】

配穴方一　合谷、中泉、腹上。治法:治疗部位常规消毒后,用毫针对准所选穴位刺入,用强刺激,得气后留针 30 分钟,间断捻转。每日 1 次,中病即止。主治:腹胀,或兼腹痛。附记:屡用有效。

配穴方二　脾点、大肠点、腹泻点。治法:治疗部位常规消毒后,用毫针对准所选穴位刺入,用强刺激,得气后留针 20 分钟,间断捻转。每日 1 次,中病即止。主治:腹胀、腹痛。附记:屡用有效。必要时应配合药物治疗原发病,内外并治,可提高疗效。

【手部药疗法】

消胀浴手汤　组成:紫苏梗、枳壳、砂仁各 15 克。用法:每日 1 剂。上药加清水适量,水煎取汁,将药汁倒入盆内,趁热先熏后洗双手。每日 2 次,每次 20～30 分钟,5 次为 1 个疗程。主治:腹胀。附记:一般 1～2 个疗程即可见效或痊愈。若加用本方水煎服,日服 2 次,可缩短疗程,提高疗效。

湿敷浴手方 组成:炒艾叶 30 克,广木香、台乌药、川椒、大黄、苏梗各 10 克。用法:每日 1 剂。上药加清水适量,水煎取汁,将药汁倒入盆内,一面用毛巾浸入药汁中,稍拧干,湿敷于腹部(胀处);一面浸泡双手。每日 2 次,每次 30 分钟,中病即止。主治:腹胀。附记:屡用效佳。

便　　秘

便秘,又称功能性便秘,或称习惯性便秘。在临床上较为常见,尤以年老体弱者为多。

【病因】 多因排便动力缺乏,或津液枯燥所致。如年老体弱,气血两虚,津液不足,肾阳虚衰;或忧愁思虑,情志不畅,日久伤脾,脾运功能低下;或多食辛辣厚味,胃肠积热;或饮食太少,水分缺乏,食物缺乏纤维素;或多次妊娠,过度肥胖;或缺乏定时大便习惯等因素,皆可导致便秘。也可继发于其他疾病中。

【症状】 大便秘结不通(2 日以上未排便),时发时止;或干燥坚硬,状如羊屎。中医学一般分为热秘、寒秘、气秘、血秘、虚秘。前 2 种多为实证,后 3 种多为虚证。

【手部按摩法】

配穴方一 胃肠区、健理三针区、便秘点、大肠经、小肠经、商阳、合谷穴。治法:治疗部位常规消毒,按操作常规,按揉胃肠区、健理三针区;推按大肠经、小肠经;掐压便秘点、商阳、合谷穴。每日按摩 1 次,每次 15～30 分钟,中病即止。主治:便秘。附记:屡用效佳。忌食辛辣、煎炒或寒凉生冷之物,多吃蔬菜、水果、粗粮;多饮水;避免久坐久卧;多活动,免刺激;养成定时排便习惯,保持精神舒畅,可预防便秘发生。

配穴方二 手掌心、各指根部及指蹼缘、二间、三间、合谷、肠区、肛门、消化道区等。治法:治疗部位常规消毒后,按操作常规,摩推肠区、肛门、消化道区;掐揉各指根部及各指间指蹼缘;点揉二间、三间、合谷。习惯性便秘加按头区、肾上腺区；老年性便秘可按肾区，手法宜持续柔和。每日按摩1次，每次15～30分钟，中病即止。主治：便秘。附记：屡用效佳。又取牙签5根，用胶布捆紧，使其尖部呈梅花状，加压大肠穴（示指第1关节的横纹中点）、小肠穴（示指第2关节横纹中点），并可与三焦穴（中指第2关节横纹中点）、肾穴（小指第1关节横纹中点）、肝穴（环指第2关节横纹中点）相配伍，双手交替治疗。每次3～5分钟，每日2次，连续2～3日。一般按压第2天即可有腹内肠蠕动感觉，第3天大便可排出。为巩固疗效，防止便秘，可每日连续按压。

【手部针刺法】

配穴方一　合谷、支沟。治法：治疗部位常规消毒后，用毫针对准所选穴位直刺入0.8寸，用强刺激，得气后留针30分钟，间歇行针。每日1次，中病即止。主治：便秘。附记：屡用有效。

配穴方二　大肠点、夜尿点（肾点）。治法：治疗部位常规消毒后，用毫针对准所选穴位直刺入0.2寸，用中刺激，得气后留针15～30分钟。每日1次，中病即止。主治：便秘。附记：屡用有效。

【手部药疗法】

通便浴手方　组成：番泻叶5克，大黄15克，川厚朴9克。用法：每日1剂。上药加清水适量，水煎取汁，将药汁倒入盆内，待温时浸泡双手。每日2次，每次30分钟，中病即止。主治：热秘。附记：屡用效佳。

苁黄膏　组成：肉苁蓉15克，硫黄6克。用法：上药共研细末，备用。用时每取10克握于双手心，另取10克填入肚脐内。包扎固定，一般1次即可，不应，次日再如法用药1次。主治：阳虚便秘。附记：屡用屡验。

晕车、晕船、晕机

晕车、晕船、晕机是指人们在旅途中，乘坐交通工具时出现胸闷、反酸、恶心、呕吐的症状。

【病因】 多因胃肠虚弱、睡眠不足或过度疲劳,加之交通工具在运行中的震动、摇晃;或因受气流、油味、音响、废气等刺激,使自主神经功能失调所致。

【症状】 胸闷、眩晕、烦躁、恶心、呕吐等。

【手部按摩法】

配穴方一 神门、手心、关冲。治法:治疗部位常规消毒后,按操作常规,当感到不适时,就慢慢地揉按所选三个穴位,直到舒服为止。或在上车前以香烟灸,或发夹的末端对上述穴位做3～7次的刺激,可预防晕车。主治:晕车。附记:屡用效佳。

配穴方二 胃、十二指肠的治疗点,左、右耳的治疗点,中冲。治法:治疗部位常规消毒后,按操作常规,捏捻左右耳治疗点;按揉胃、十二指肠的治疗点;掐压中冲穴。即时按摩1次,每次20～30分钟,中病即止。主治:晕车、晕船。附记:屡用效佳。

【手部指压法(以指代针法)】

配穴方一 三间(左侧)。治法:治疗部位常规消毒,以示指指尖掐压左侧三间穴即止。主治:晕机。附记:屡用效佳,常常一次即效。

配穴方二 内关、合谷。治法:治疗部位常规消毒后,发生晕厥时,即掐压合谷,或加掐人中穴;醒后掐压右侧内关穴,同时做揉按操作;觉得舒服后,再掐压左侧内关穴。主治:严重晕车。附记:屡用效佳。

二、妇 科 疾 病

月 经 不 调

《医学心悟》云:"经者,常也,一月一行,循乎常道,以承有盈则亏也。经不行,则反常而灾至矣。方书以超前为热,退后为寒,其理近似,然不可尽拘也。"说明月经未按月而反至者谓之月经不调。是妇科常见多发病。

【病因】　多因情志内伤(如思虑伤脾、恼怒伤肝、过劳伤气等);或嗜食辛热,肠胃积热;或因吐血下血,而致营血俱伤、血海不充;或因产后、多产、流产冲任受损等因所致。致因虽多,但概括言之,不外乎血热、寒凝、气滞、瘀血、气血阴虚五种因素所引起。

【症状】　月经先期、后期或先后不定期,但月经之色、质、量等亦随之出现异常。治当详察。

【手部按摩法】

　　配穴方一　合谷、内关、神门、后溪及全息穴的生殖穴、肾穴、肝胆穴等。治法:治疗部位常规消毒后,按操作常规,按揉合谷、内关穴各 50～100 次;掐按生殖穴、肾穴、肝胆穴各 300 次。其余选穴可按揉 30 次,若没有时间可不按摩。每日按摩 1 次,1 个月为 1 个疗程,至少连续治疗 5 个疗程。主治:月经不调,兼治功能性子宫出血、闭经、痛经等。附记:久用效佳。

　　配穴方二　生殖区、肾和肾上腺治疗点、肝脏治疗点、肾经、心悸点、阳池、关冲。治法:治疗部位常规消毒后,按操作常规,按揉生殖区、肾和肾上腺治疗点、肝脏治疗点。推按肾经;掐压心悸点、阳池、关冲穴。每日按摩 1 次,每次 15～30 分钟,15 次为 1 个疗程。主治:月经失调。附记:屡用有效,久用效佳。

【手部针刺法】

　　配穴方一　合谷、后溪。治法:治疗部位常规消毒后,用毫针对准所选穴位刺入 1 寸,用中刺激,得气后留针 30 分钟。每日 1 次,10 次为 1 个疗程。主治:月经不调。附记:屡用有效。

　　配穴方二　三焦点、肾点。治法:治疗部位常规消毒后,用毫针对准所选穴位刺入 0.3 寸,用中刺激,得气后留针 20 分钟。每日 1 次,10 次为 1 个疗程。主治:月经不调。附记:屡用皆效。

【手部药疗法】

　　调经浴手方　组成:①艾叶、桂枝各 20 克,川牛膝 9 克,穿山甲 6 克。②益母草 60 克,生地黄、五味子各 12 克。用法:上列两方,随症选用。每日 1 剂。上药加清水适量,水煎取汁,将药汁倒入盆内,待温时浸泡双手。每日 2 次,每次 20 分钟,7 次为 1 个疗程。主治:月经不调(月经后期、寒凝型用方①,月经先期、血热型用方②)。附记:屡用有效。

当归二花膏 组成:当归 60 克,川红花、月季花各 30 克。用法:上药共研细末,储瓶备用。用时每取本散 30 克,用茶叶水适量,调成稀糊状,外敷于双手心劳宫穴和肚脐上,包扎固定。每日换药 1 次,于月经之前 1 日开始,连敷 5～7 日,至月经干净为止。次月再敷,连贴 3 个月经周期。主治:月经不调。附记:功能养血调经通络,故用之效佳。对青年女子月经不调疗效最好。

痛　　经

痛经是指月经来潮及行经前后出现下腹部疼痛而言。它属"月经病"范畴,是妇科常见病症。

【病因】 多因气滞血瘀、寒湿凝滞、气血虚损等因所致。气血瘀阻,冲任失调,"不通则痛",故发生痛经。

【症状】 行经期或经前、经后小腹疼痛,或伴腹胀、乳房胀痛,或胸胁胀痛。大抵经前痛,多属寒凝气滞;痛在经期,多属气滞血瘀;痛在经后,多属气血虚损。

【手部按摩法】

配穴方一 肾区、生殖区、生殖腺区、手部大小鱼际、第 4 及第 5 掌骨间隙、子宫点、心悸点。治法:治疗部位常规消毒后,按操作常规,双手摩擦发热,推按大鱼际、小鱼际区;重按肾区、生殖区、生殖腺区;掐按第 4、5 掌骨间隙;重掐子宫点、心悸点。每日按摩 1 次,每次 15～30 分钟。于痛经前 2 日开始,连续 5～7 日,连用 3 个月经周期。主治:痛经。附记:屡用有效、久用效佳。

配穴方二 子宫、卵巢、合谷穴、三焦点、会阴点、肾经、生殖穴。治法:治疗部位常规消毒后,按操作常规,按揉子宫、卵巢、生殖穴;推按肾经;掐压会阴点、三焦点、合谷穴。每日按摩 1 次,每次 20～30 分钟。于痛时开始,痛止即停。主治:痛经。附记:按摩手部,有较好的止痛效果。

【手部针刺法】

配穴方一　合谷。治法:治疗部位常规消毒后,用毫针对准合谷穴刺入 1 寸,用强刺激,得气后留针 30 分钟,间断捻转。每日 1～2 次,连用 3～5 天。连针 3 个月经周期。主治:痛经。附记:屡用效佳。

配穴方二　三焦点、腰肌点。治法:治疗部位常规消毒后,用毫针对准所选穴位刺入 0.3 寸,用中刺激,得气后留针 20 分钟。每日针 1～2 次,每个月经周期 3～5 天,连针 3 个月经周期。主治:痛经。附记:屡用效佳。

【手部药疗法】

温经止痛浴方　组成:①益母草 30 克,香附、乳香、没药、夏枯草各 20 克,小茴香 10 克。②五灵脂、苏木、延胡索各 15 克,桂枝、血竭各 20 克,川红花、干姜各 10 克,山楂 30 克。用法:上列两方,任选一方。每日 1 剂。上药加清水适量,水煎取汁,将药汁倒入盆内,趁热先熏后洗双手。每日 2～3 次,每次 20～30 分钟,每个月经周期连续 5～7 日,连用 3 个月经周期。主治:痛经。附记:功能活血散寒,温经止痛,故用之临床,效果甚佳。

温经止痛膏　组成:当归、乳香、没药、小茴香、延胡索、细辛、吴茱萸、肉桂各 10 克,樟脑(后入)1.5 克。用法:上药共研细末,备用。用时每取本散 30 克,用白酒或酒精适量,调成稀糊状,外敷于双手心劳宫穴和肚脐上,用伤湿止痛膏固定,并加热水袋热熨之。每日 2～3 次,每次 15～30 分钟,连续 2～3 日,连用 3 个月经周期。主治:痛经。附记:多年使用,止痛效果甚佳。本方具有温经散寒、行气止痛之功,故用之效佳。

闭　　经

闭经即无月经,通常指月经停闭超过 3 个周期或时间超过 6 个月者。是妇科常见病症。

【病因】　多因气血不足、肝肾亏虚、气滞血瘀和痰湿阻遏所致。

【症状】　闭经,或伴有厌食、消瘦或肥胖等症。

【手部按摩法】

配穴方一　生殖区、肾区、手腕部、子宫点、合谷。治法:治疗部位常规消毒后,按操作常规,摩擦双手掌至温热,擦手腕部;摩推生殖区、肾区;点揉子宫点、合谷穴。每日按摩 1 次,每次 15～30 分钟。15 天为 1 个疗程。主治:闭经。附记:一般 3～5 个疗程即可见效。

配穴方二　子宫卵巢反射区、上下身淋巴结、头颈淋巴结、生殖区、肾经、后溪、合谷。治法:治疗部位常规消毒后,按操作常规,按揉子宫、卵巢、上下身淋巴结、生殖区、后溪;推肾经;捏头颈淋巴结;掐揉合谷穴。每日按摩 1 次,每次 15～30 分钟,15 天为 1 个疗程。主治:闭经。附记:久用效佳。

【手部针刺法】

配穴方一　合谷、后溪。治法:治疗部位常规消毒后,用毫针对准所选穴位刺入 1 寸,用强刺激,得气后留针 30 分钟,间断捻转。每日 1 次,10 次为 1 个疗程。主治:闭经。附记:屡用有效。坚持治疗,其效始著。

配穴方二　肾点、肝点、脊柱点。治法:治疗部位常规消毒后,用毫针对准所选穴位刺入 0.4 寸,用中刺激,得气后留针 10 分钟。每日 1 次,10 次为 1 个疗程。主治:闭经。附记:屡用有效。坚持治疗,其效始著。

【手部药疗法】

扶正通经汤　组成:党参、黄芪、益母草、丹参、肉桂、杜仲、淫羊藿、蜣螂虫、穿山甲各 15 克。用法:每日 1 剂。上药加清水适量,水煎取汁。将药汁倒入盆内,趁热先熏后洗双手与双足,每日2~3 次,每次 30 分钟,1 个月为 1 个疗程。主治:闭经。附记:一般 1~2 个疗程即可见效。本方具有益气活血、温肾通经之功,故用之有效。

养血通经膏 组成:丹参 50 克,益母草 30 克,半夏、三棱、莪术各 10 克。用法:上药共研细末,储瓶备用。用时每取本散 30克,用白酒适量调成稀糊状,外敷于双手心劳宫穴和肚脐上,包扎固定。每日换药 1 次,1 个月为 1 个疗程。主治:闭经。附记:临床验证有效。本方具有养血活血、化痰通经之功,故用之多效。

崩　　漏

崩漏,古谓"经乱之甚",同属不规则子宫出血。凡经血量多而阵下、大下为崩;量少而持续不止,或止而又来、淋漓不断的为漏。本病多发生于青春期及更年期的妇女。现代医学称之为"功能性子宫出血"。

【病因】 多因血热、血瘀;或肝肾虚热;或心脾气虚,而致冲任失调所致;或因脾肾阳虚而起。

【症状】 经血量多,或时多时少,或淋漓日久不止;或经血紫暗有块。

【手部按摩法】

配穴方一 子宫、卵巢区、生殖区、肾区、脾区、肝胆区、肾经、阳池、关冲。治法:治疗部位常规消毒后,按操作常规,按揉子宫、卵巢区、生殖区、肾区、脾区、肝胆区;推肾经;掐按阳池、关冲穴。崩用重手法,为泻;漏用轻或中手法,为补。力度由轻渐重,逐渐加力。每日按摩 1 次,每次 15~30 分钟,10 次为 1 个疗程。主治:崩漏。附记:屡用有效。若崩下量多,病情急重,应配合药物治疗为宜。具体方药,可详见《秘方求真》一书,可供临床选用。

配穴方二 合谷、内关、阳池、关冲、生殖穴、肾穴、肝胆穴、脾胃穴、下腹穴。血热加十宣,脾虚加脾点。治法:治疗部位常规消毒后,按操作常规,掐按合谷、内关、阳池、关冲各 100～300 次;点压生殖穴、肾穴、肝胆穴、脾胃穴、下腹穴各 50～150 次。血热用三棱针点刺十宣放血,脾虚加揉脾点。实证手法宜重,虚证手法宜轻。每日按摩 1 次,10 次为 1 个疗程。主治:功能性子宫出血。附记:多年使用,手法得宜,效果甚佳。

【手部针刺法】

配穴方一 合谷、后溪。治法:治疗部位常规消毒后,用毫针对准所选穴位刺入 1 寸,用中刺激,得气后留针 30 分钟。每日 1 次,10 次为 1 个疗程。主治:功能性子宫出血。附记:屡用有效。

配穴方二 肾点、脾点、肝点、止血点。治法:治疗部位常规消毒后,用毫针对准所选穴位刺入 0.3 寸,用中刺激,得气后留针 30 分钟。每日 1 次,10 次为 1 个疗程。主治:功能性子宫出血。附记:屡用有效。

【手部药疗法】

凉血浴手汤 组成:益母草、白茅根、生地黄各 30 克。用法:每日 1 剂。上药加清水适量,水煎取汁,将药汁倒入盆内,待温时浸泡双手。每日 2～3 次,每次 30 分钟,10 日为 1 个疗程。主治:崩漏(血热型)。附记:多年使用,效果甚佳。若配用本方,水煎服,日服 2 次,效果尤佳。

益气调经膏 组成:党参、黄芪、白术、茯苓、当归、丹参各 15 克,三七粉 5 克。用法:上药共研细末,备用。用时每取本散 30 克,用米醋适量调和成软膏状,外敷于双手心劳宫穴和肚脐上,包扎固定。每日换药 1 次,10 次为 1 个疗程。主法:崩漏、淋漓不止(脾虚型)。附记:屡用有效。一般用 2～3 个疗程即效或痊愈。本方具有健脾益气、调经止血之功,故用之有效。

胎 位 不 正

孕育胎儿是女性一生中的头等大事,非常关切。胎位不正不利于胎儿的顺利分娩,给产妇和胎儿均带来一定的影响。因此在分娩前使胎儿处于正常体位是保证顺利分娩的条件之一。

【病因】　大多是由于孕妇腹壁过度松弛;或羊水过多,不能使胎儿在宫腔中自由活动;或子宫畸形、胎儿先天畸形、前置胎盘、骨盆狭小、骨盆肿瘤等原因造成。初产妇的腹壁过紧,羊水过少,影响胎儿的自然回转也易使胎位不正。中医学认为多因肾虚(包括肾阳虚和气阴两虚)所致。

【症状】　胎位不正,常见的胎位有臀位、横位、持续性枕后位、额位、高耸位等。

【手部按摩法】　取穴:子宫反射区(手腕部)、肾经、后溪、少泽、谷溪、肾点、腰肌点。治法:治疗部位常规消毒后,按操作常规,横推按子宫反射区;直推按肾经;点揉后溪、少泽、谷溪、肾点、腰肌点。每日按摩1次,7次为1个疗程。主治:胎位不正。附记:屡用有效。胎位不正要早发现,一般预产期前3个月去医院做例行体检时即可发现,而采用跪姿、抬高臀部也是一种很有效的治疗方法。另外,掐点至阴穴,每次10~15分钟,艾灸或用烟头灸(烤灼)15~20分钟,每天1~2次,对胎位转正有很好的作用。

【手部针刺法】　取穴:肾点、腰肌点。治法:治疗部位常规消毒后,用毫针对准所选穴位浅刺,中刺激,得气后留针20分钟,每日针1次。主治:胎位不正。附记:屡用有效。

【手部药疗法】

正位散　组成:当归、川芎、党参、白术、白芍、续断、枳壳、熟地、甘草各10克。用法:每取本散15克,用开水冲泡服,日服2次。同时取本散30~50克,用沸水1000毫升冲泡3~5分钟(加盖),趁热先熏后浸泡双手和双足15分钟。每日1次。或再取本散30克,用陈醋调敷双手劳宫穴和肚脐上,包扎固定,每日换药1次。主治:胎位不正。附记:本方一方三用,且具有补益气血之功,故用之效佳。

妊娠恶阻

妊娠恶阻,又名妊娠呕吐。

【病因】 多因三焦气机不畅,胃气失于下降而上逆所致,若挟肝热或痰湿,其证尤重。

【症状】 一般在受孕40余日后,出现形寒、嗜酸、择食、恶心呕吐,甚则食入即吐、不能饮食。多日不愈,呈全身性虚弱状态。

【手部按摩法】 取穴:胃肠治疗点、内分泌治疗点、子宫、卵巢、生殖器治疗点、妇科病治疗点、关冲、商阳、合谷穴。治法:治疗部位常规消毒后,按操作常规,持续地轻揉上述所选治疗点和穴位。每日按摩1～2次,每次20～30分钟,中病即止。主治:妊娠恶阻。附记:屡用有效。

【手部针刺法】

配穴方一 太渊、合谷、关冲、中魁。治法:治疗部位常规消毒后,用毫针对准所选穴位浅刺,轻刺激,留针10分钟。每日1次,中病即止。主治:妊娠恶阻。附记:屡用有效。

配穴方二 胃肠点、胸点、咽喉点。治法:治疗部位常规消毒后,用毫针对准所选穴位浅刺,轻刺激,留针10分钟。每日1次,中病即止。主治:妊娠恶阻。附记:屡用有效。

【手部药疗法】

浴手止呕方 组成:橘叶(鲜)、苏叶、生姜各15克。用法:每日1剂。上药加清水适量,水煎取汁,将药汁倒入盆内,待温时浸泡双手。每日2次,每次20～30分钟,中病即止。主治:妊娠恶阻。附记:屡用效佳。

二香膏 组成:丁香、茴香、陈皮、半夏各10克。用法:上药共研细末,储瓶备用。用时每取本散20克,用生姜汁适量调和成稀糊状,外敷于双手心劳宫穴和肚脐上,每日换药1次,中病即止。主治:妊娠恶阻。附记:多年使用,效果甚佳。本方具有和胃降逆、温中止呕之功,故用之多效。

产 后 缺 乳

产后缺乳,在临床上较为常见。

【病因】 多因产后身体虚弱、气血不足、乳汁化源不足,或气滞血瘀、乳汁不行所致。

【症状】 产后缺乳(乳汁甚少或全无)。一般以乳房柔软而胀痛为虚;乳房胀硬或痛,或伴身热者为实。

【手部按摩法】 取穴:手掌心、手掌根、头区、肾区、肝区、少泽、合谷。治法:治疗部位常规消毒后,按操作常规,双手搓热。擦手掌心;揉按手掌根;推擦头区、肾区、肝区等反应区;点揉捻擦少泽、合谷穴。每日按摩1次,7次为1个疗程。主治:产后缺乳。附记:屡用效佳。

【手部针刺法】

配穴方一 胸点、肝点。治法:治疗部位常规消毒后,用毫针对准所选穴位(点)刺入0.3寸,用中刺激,得气后留针10分钟,每日1次,7次为1个疗程。主治:产后少乳。附记:屡用有效。

配穴方二 合谷、前谷。实证配肝点,虚证配脾点。治法:治疗部位常规消毒后,用毫针对准所选穴位刺入。实证用强刺激,泻法;虚证用轻中刺激,补法。得气后留针15～30分钟。每日1次,7次为1个疗程。主治:产后缺乳。附记:多年使用,均有较好的疗效。

【手部药疗法】

通经催乳浴方 组成:漏芦、白芷、路路通各20克,当归60克,天花粉30克,香附15克,猪蹄半只。用法:每日1剂。上药加清水适量,水煎60分钟,趁热熏洗双手。每日3次,每次20～30分钟,7天为1个疗程。主治:产后缺乳。附记:屡用有效。

增乳膏 组成:黄芪80克,当归30克,漏芦20克,穿山甲6克。用法:上药共研细末,用猪蹄汤适量调和成稀糊状,备用。每取本膏15克外敷于双手心劳宫穴,包扎固定。每日换药1次,

10 次为 1 个疗程。主治:产后缺乳(虚证)。附记:本方系由补血汤加漏芦、穿山甲而成。具有补血扶正、通络增乳之功,故用之多效。

产 后 血 晕

产后血晕,在妇科临床上并不少见。

【病因】 多因产妇体质气血虚弱,加之生产时失血过多,阴血下夺,孤阳上越,阴阳乖离;或恶露不下,瘀血上攻;或因产时起居不慎,风寒侵入胞中,血被寒凝,恶血当下而不下,反而血随气逆,上扰神明等。凡此种种,皆可导致本病的发生。

【症状】 产后突然头晕,目眩眼花,不能起坐;或胸闷胀满;或恶心呕吐,甚则突然昏倒,不省人事;或面色苍白、口开、手撒、肢冷;或小腹硬结拒按,烦乱如狂等。

【手部按摩法】 取穴:心胸区、胃区、肾区、生殖区、生殖腺区、脑区、头点、胃点。治法:治疗部位常规消毒后,按操作常规,双手搓热,擦手掌根部;点揉心胸区、胃区、肾区、生殖区、生殖腺区。持续点揉脑点、头点、胃点。每日按摩 1 次,每次 20～30 分钟,7 次为 1 个疗程。主治:产后血晕。附记:屡用有效。本病应以药物治疗为主,本法为辅,内外并治,其效始著。

【手部药疗法】

镇逆化瘀膏 组成:益母草、桃仁、川红花、大黄、荆芥、代赭石、川牛膝各 15 克。用法:上药共研细末,以米醋适量调和成稀糊状,备用。用时每取本膏 30 克,外敷于双手心劳宫穴和肚脐上,包扎固定。每日换药 1 次,7 次为 1 个疗程。主治:产后血晕。附记:屡用有效。本方具有活血化瘀、镇逆下行之功,故用之多效。

养血散瘀汤 组成:党参、茯苓、丹参各 20 克,菊花、钩藤各 10 克,当归 60 克,川牛膝 15 克,川红花 10 克。用法:每日 1 剂。上药加清水适量,水煎取汁,将药液倒入盆内,趁热先熏后洗双手。每日 2～3 次,每次 30 分钟,7 次为 1 个疗程。主治:产后血晕。

附记:屡用有效。本方具有养血散瘀、清肝明目之功,故用之临床,颇具效验。

更年期综合征

更年期综合征,中医学无此病名,是指妇女月经将绝未绝、肾气渐衰、脏腑功能日趋减退之际所出现的一系列症状和体征的综合征。是50岁左右妇女常见多发病。

【病因】《内经》云:"七七任脉虚,太冲脉衰少,天癸竭……"说明肾阴虚阳衰弱;或肾虚肝旺;或心脾两虚所致。

【症状】 眩晕,耳鸣,腰膝酸软,背痛,潮热汗出,情绪易激动,烦躁易怒,心悸,失眠多梦,水肿,食欲不振,精神倦怠,口干唇燥,月经异常。

【手部按摩法】

配穴方一 内关、合谷、支沟、中泉、二白、中魁及全息穴的生殖穴、肾穴、肝胆穴。治法:治疗部位常规消毒后,按操作常规,按揉内关、合谷、支沟、中泉、二白、中魁各30～50次;掐按生殖穴、肾穴、肝胆穴各300次。每天按摩1次,不要间断,直至症状完全消失。主治:更年期综合征。附记:屡用有效。

配穴方二 子宫、卵巢治疗点,更年期综合征治疗点,歇斯底里治疗点,甲状腺、内分泌治疗点,心包区、肾经、中冲、关冲、少冲、合谷穴。治法:治疗部位常规消毒后,按操作常规,推按内分泌治疗点、心包区、肾经;按揉子宫、卵巢治疗点,更年期综合征治疗点;掐揉歇斯底里治疗点,中冲、关冲、少冲、合谷穴。每日按摩1次,每次20～30分钟,7次为1个疗程。主治:更年期综合征。附记:屡用有效。

【手部针刺法】

配穴方一 ①肾穴、命门、阳池。②心包区、生殖区。治法:治疗部位常规消毒后,先用毫针对准①组穴刺入,用中刺激,得气后留针20分钟;再揉按②组区各3～5分钟。每日1次,7次为1个

153

疗程。主治:更年期综合征。附记:多年使用,坚持疗之,效果甚佳。

配穴方二 肝点、肾点。治法:治疗部位常规消毒后,用毫针对准所选穴位刺入0.3寸,用中刺激,留针20分钟。每日针1次,7次为1个疗程。主治:绝经期综合征。附记:久用效佳。

【手部药疗法】

更年膏 组成:皂角、白芥子、白芷、红花、草乌、芦荟、桃仁、杏仁、草决明、使君子各10克,细辛、川乌、白花椒各5克,山栀子20克,冰片2克。用法:将上药共研末,用生姜汁适量调和成软膏状,备用。用时每取药膏30克,外敷于内关(双)、神阙、膻中穴,包扎固定。每2~3日换药1次,3次为1个疗程。主治:更年期综合征。附记:多年应用,效果甚佳。

解郁汤 组成:柴胡、白芍、香附各15克,枳壳20克,陈皮、郁金各15克,木香10克。用法:上药加水1500毫升,煎沸5~10分钟,倒入盆内,待温浸泡双手和双足。每次20分钟,每日2次。主治:更年期综合征(肝气郁结型)。附记:功能疏肝解郁,故用之效佳。

盆 腔 炎

盆腔炎与中医学的月经不调、痛经、带下、热疝和癥瘕积聚等病的临床表现有类似之处,是妇科常见多发病。病有急性和慢性之分,急性多属炎症型,慢性多属包块型。急性易治,慢性难疗。

【病因】 多因湿浊热毒,或寒湿凝滞,结于下焦,渐而导致气滞血瘀、壅滞互结所致。但湿热、寒湿、气滞、血瘀又互为因果,病机转化极为复杂。然急性多湿热偏重,慢性以气滞血瘀为多。

【症状】 高热,下腹剧痛,腹肌紧张而拒按,带下黄赤,月经量多,苔黄腻,脉数,多为急性盆腔炎;而慢性盆腔炎则见低热或不发热,小腹绵绵作痛,经前后为甚;带下色黄;或形成癥瘕包块等症,且病程较长。

【手部按摩法】

配穴方一　上、下身淋巴结,头颈淋巴结,子宫、卵巢反射区、肝点、肾点、命门、会阴点、中泉、合谷以及手心腹腔神经丛。治法:治疗部位常规消毒后,按操作常规,按揉上、下身淋巴结及中泉、腹腔神经丛;掐按肝点、肾点、子宫、卵巢反射区、命门、合谷;捏捻头颈淋巴结(位于五指根部间处掌背点,每手 4 点,共 8 点)。每日按摩 1 次,每次 20～30 分钟,10 次为 1 个疗程。主治:盆腔炎。附记:屡用有效,久用效佳。

配穴方二　手掌心、手掌腕部、生殖区、肾经、肝胆穴、脾胃穴、下腹穴、肾穴。治法:治疗部位常规消毒后,按操作常规,推手掌心至横指(从掌指至指根);横推手掌腕部;按揉生殖区;推肾经;点揉肝胆穴、脾胃穴、肾穴、下腹穴。每日按摩 1 次,每次 30 分钟。10 次为 1 个疗程。实证用泻法,虚证用平补平泻法。主治:盆腔炎。附记:坚持手部按摩,多有较好的效果。本病之治,应以药物治疗为主,本法为辅,其效始著。

【手部针刺法】

配穴方一　合谷、外关、腕骨。治法:治疗部位常规消毒后,用毫针对准所选穴位刺入 0.5～1 寸,用强刺激,得气后留针 30 分钟,间断捻转。每日 1 次,10 次为 1 个疗程。主治:盆腔炎。附记:屡用有效。

配穴方二　脊柱点、腰肌点。治法:治疗部位常规消毒后,用毫针对准所选穴位刺入 0.3 寸,用中等强度刺激,得气后留针 20 分钟。每日针 1 次,10 次为 1 个疗程。主治:盆腔炎。附记:屡用有效。应配合药物治疗为宜。

【手部药疗法】

清热汤　组成:金银花、茵陈、丹参各 25 克,蒲公英、车前草、败酱草各 30 克,丹参、黄柏各 12 克,山栀子 10 克,乌药、桃仁、延胡索各 15 克。用法:每日 1 剂。上药加清水适量,水煎取汁,头煎内服,取药汁 300 毫升,日分 2 次服。二、三煎,取药汁倒入盆内,趁热先熏后洗双手。每日 2 次,每次 30 分钟,7 日为 1 个疗程。主治:急性盆腔炎。附记:本方原为内治之方,今加用浴手一途,内外并治,效果尤佳。

盆腔膏 组成:当归尾、益母草、香附子、苏梗各 30 克。用法:上药共研细末,用米醋适量调和成稀糊状,备用。每取本膏 30 克,外敷于双手心劳宫穴和肚脐上,包扎固定。每日换药 1 次,10 次为 1 个疗程。主治:子宫肌炎、子宫内膜炎、输卵管、卵巢炎、盆腔结缔组织炎。附记:本方原为汤剂,今改为外用——贴敷劳宫穴与肚脐。验之临床,效果亦佳。若加用本方汤剂内服,内外并治,效果尤佳。

子 宫 脱 垂

子宫脱垂,又名"阴挺",多见于产后妇女。

【病因】 多因素体气虚,加之产后损耗;或产后过早操劳过度;或房劳过度;或生育过多,以致脾肾气虚、中气下陷,进而引起胞脉松弛不固所致。

【症状】 子宫脱垂,在过劳、剧咳,或排便用力太过等情况下,往往引起反复发作。根据症状轻重不同,一般分为Ⅰ、Ⅱ、Ⅲ度子宫脱垂。

【手部按摩法】

配穴方一 子宫、卵巢反射区、生理区(位于小鱼际部)、肾经、脾点、三焦点、合谷穴。治法:治疗部位常规消毒后,按操作常规,按揉子宫、卵巢反射区;推按肾经、生理区;掐揉脾点、三焦点、合谷穴。用中度刺激或轻刺激。每日按摩 1 次,每次 20～30 分钟,10 次为 1 个疗程。主治:子宫脱垂。附记:临床屡用,有较好的疗效。同时配合肛提肌锻炼有一定效果,方法是:坐在椅子上或床上,忍住大小便动作,一松一缩交替做肛提肌的锻炼,每次 10 分钟左右,每日 2～3 次。注意:在治疗期间要注意休息,避免劳累,禁止性生活。

配穴方二　手掌心、掌腕部、生殖区、脾胃穴、肾穴、肾经、下腹穴、脾点、三焦点。治法：治疗部位常规消毒后，按操作常规，推按手掌心；按揉掌腕部、生殖区、脾胃穴、肾穴、下腹穴；掐揉脾点、三焦点；推肾经。手法要轻柔和缓深透。每日按摩1次，每次30分钟，10次为1个疗程。主治：阴挺。附记：多年使用，耐心调治，效果甚佳。

【手部针刺法】

配穴方一　三焦点、脾点。治法：治疗部位常规消毒后，用毫针对准所选穴位刺入0.3寸，用轻刺激，留针20分钟。每日1次，10次为1个疗程。主治：子宫脱垂。附记：屡用有效。

配穴方二　脾胃穴、肾穴、下腹穴。治法：治疗部位常规消毒后，用毫针对准所选穴位刺入0.3寸，用轻刺激，留针20分钟。每日1次，10次为1个疗程。主治：子宫脱垂。附记：屡用有效。若配合用黄芪50克，升麻5克，煎水代茶饮，可提高疗效。

【手部药疗法】

益气升提汤　组成：党参、黄芪、白术各30克，升麻、枳壳各5克。用法：每日1剂。上药加清水适量，水煎取汁，将药汁倒入盆内，趁热先熏后洗双手。每日2～3次，每次30分钟，10次为1个疗程。主治：子宫脱垂（气虚型）。附记：临床验证有效，若配合本方，每日1剂，水煎服，可提高治疗效果。

五子升提膏　组成：五味子、菟丝子、韭菜子、蛇床子、五倍子各10克，升麻5克。用法：上药共研细末，贮瓶备用。用时每取本药末30克，用米醋适量，调成稀糊状，外敷于双手心劳宫穴和肚脐上，包扎固定。每日换药1次，10次为1个疗程。主治：子宫脱垂（肾虚型）。附记：多年使用，效果甚佳。本方具有温肾固脱、益气升提之功，故用之效佳。

女性不孕症

不孕症是指生育年龄的妇女，配偶生殖功能正常，同床两年以上不孕,或曾有过生育,而后两年以上未避孕又不再受孕者。前者为原发性不孕,后者为继发性不孕。

【病因】 导致不孕症原因极为复杂,概括言之,其因有二:一是因病(如月经不调、带下、盆腔炎等)而致不孕。二是因因而致病。因因致病者,主要是由于先天不足,后天失养,冲任失调;或风寒侵袭,寒凝胞脉;或痰湿阻滞胞宫等因所致。或因内分泌功能紊乱,或生理缺陷而致。

【症状】 女性不孕。

【手部按摩法】

配穴方一 肾区、生殖区、生殖腺区、腕关节、大鱼际区、小鱼际区、小手指。治法:治疗部位常规消毒后,按操作常规,擦热双手掌,点按肾区、生殖区、生殖腺区;擦腕关节,推揉大鱼际区、小鱼际区;掐捻小手指。每日按摩1次,每次20~30分钟,15次为1个疗程。主治:不孕症。附记:屡用有效。

配穴方二 内分泌治疗点、子宫、生殖器官治疗点、卵巢点、劳宫、关冲穴。治法:治疗部位常规消毒后,按操作常规,按揉内分泌治疗点、子宫、生殖器官(大鱼际桡侧面)治疗点、卵巢点、劳宫穴;掐揉生殖器官治疗点(小指第二关节桡侧)、关冲穴,轻刺激。每日按摩1次,每次30分钟,10次为1个疗程。主治:不孕症。附记:如能坚持按摩半年以上,一定能取得满意的结果。

【手部针刺法】

配穴方一 合谷、内关。治法:治疗部位常规消毒后,用毫针对准所选穴位刺入0.5~1寸,用中刺激,平补平泻法,留针30分钟。每日1次,10次为1个疗程。主治:不孕症。附记:屡用有效。

配穴方二 脾点、肾点、肝点。治法:治疗部位常规消毒后,用毫针对准所选穴位刺入0.4寸,用中刺激,平补平泻法,留针10分钟。每日1次,10次为1个疗程。主治:不孕症。附记:屡用有效。

【手部药疗法】

通经促孕汤　组成:忍冬藤、马鞭草、益母草各 30 克,皂角刺、莪术、郁金、延胡索各 15 克。用法:每日 2 剂。一剂水煎服,日服 2 次;另一剂为外用,加清水适量,水煎取汁,将药汁倒入盆内,趁热先熏后洗双手。每日 2～3 次,每次 30 分钟。主治:因病而致不孕症(凡气滞血瘀型的子宫内膜异位症、盆腔炎、输卵管积水、输卵管通而欠畅、盆腔粘连等引起的不孕症均可用之)。附记:本方原为内治之方,多年应用于临床,只要坚持治疗,效果较为满意。后又加上外用一途——浴手,验之临床,不仅缩短了疗程,而且提高了治疗效果。

益肾促孕膏　组成:仙灵脾、菟丝子各 20 克,桑寄生、山药、续断、白芍、覆盆子、茺蔚子、枸杞子各 15 克。用法:上药共研细末,贮瓶备用。用时每取本药末 30 克,以米醋适量调和成稀糊状,外敷于双手心劳宫穴和肚脐上,包扎固定。每日换药 1 次,以 3 个月经周期为 1 个疗程。主治:不孕症(肾虚型)。附记:屡用有效,久用效佳。于经后 5 天开始贴敷,连用 10 天。若同时加用本散内服,每次服 3～5 克,日服 3 次,温开水送服,可提高疗效。

经前期紧张综合征

经前期紧张综合征是指少数妇女在月经期前出现一系列症状,多散见中医学文献中的"脏躁""不孕""经前乳胀""经行泄泻""经行水肿""经行头痛、身痛"等症。在临床上较为常见,且多为中年妇女。

【病因】　多因肝郁气滞、肾水不足所致。又因病理互累而累及心、脾,诸症丛生。

【症状】　乳房(或乳头)胀痛,面浮肢肿,头痛、身痛,月经先期,烦躁易怒,精神亢奋,或抑郁,或经行泄泻等症。

【手部按摩法】

配穴方一　生殖区、生殖腺区、肝胆区、肾区、手掌心、腕关节区、头脑区、肾经、肾穴、脾胃区。治法:治疗部位常规消毒后,按操作常规,按揉生殖区、生殖腺区、肝胆区、肾穴;推摩手掌心、腕关节区、肾经;点揉头脑区、脾胃区、肾穴。每日按摩 1 次,每次 30 分钟,10 次为 1 个疗程。主治:经前期紧张综合征。附记:临床屡用,均有一定的效果。手法可随病与证不同而酌定。必要时应配合药物治疗为宜。

配穴方二 肝胆穴、肾穴、下腹穴;脾胃穴、头穴;肝点、脾点、腹泻点、胃肠点、肾经、各头点。治法:治疗部位常规消毒后,按操作常规,推摩肾穴;点揉其余各穴点。每日按摩 1 次,每次 30 分钟,10 次为 1 个疗程。主治:经前期紧张综合征。附记:屡用有效。

【手部针刺法】

配穴方一 取穴:合谷、后溪、少泽。治法:治疗部位常规消毒后,用毫针对准所选穴位刺入,用中刺激,得气后留针 20 分钟。每日 1 次,中病即止。主治:经行头痛。附记:屡用有效。

配穴方二 ①肝点、胸点。②脾点、腹泻点。治法:上列两方,随症选用。治疗部位常规消毒后,用毫针对准所选穴位刺入,一般用中刺激,实证用强刺激。得气后留针 30 分钟。每日 1 次,中病即止。主治:经前乳胀(用方①)。经行泄泻(用方②)。附记:临床屡用,均有一定的效果。

【手部药疗法】

安神散 组成:紫贝齿、青龙齿各 15 克,灵磁石 30 克,朱砂 12 克,琥珀末 1.5 克,紫丹参 15 克,九节菖蒲 5 克,仙半夏 6 克。用法:将上药共研细末,贮瓶备用。用时每取药 40 克,用生姜汁或温开水适量,调和成软膏状,分别敷贴于劳宫(双)、神门(双)及肚脐上,包扎固定。每日换药 1 次,5 次为 1 个疗程。主治:经前期紧张综合征、更年期综合征。附记:本方具有镇惊安神、涤痰开窍之功效,故用之效佳。若配用本方内服,效果尤佳。

解郁汤 组成:柴胡、制香附各 9 克,海藻 20 克,八月札、娑罗子、合欢皮、路路通各 15 克,橘叶、橘核、广郁金、白蒺藜各 10 克。用法:上药加水 1500 毫升,煎沸 10 分钟,倒入盆内。先熏后洗,再浸泡双手和双足。每次 20～30 分钟,每日 2 次,10 日为 1 个疗程。主治:经前期紧张综合征(肝气郁结型)。症见经前 3～4 天或 10～15 天感觉胸胁闷胀、乳房胀痛、小腹饱胀、胀甚则疼痛,经来后 2～3 日自行消失。常呈规律性发作。附记:①加减:如见乳部结块作痛,加王不留行、夏枯草、金铃子,消肿散结。②本方具有疏肝解郁、理气止痛之功效,故屡用效佳。

三、儿 科 疾 病

小 儿 感 冒

小儿感冒,一年四季皆可发生,是小儿常见多发病。

【病因】　小儿肺常不足,卫外功能未全,抵抗力差,易感致病。六淫侵袭,风为首领,每多兼挟。故外邪致病,以风邪为主,常挟寒、挟热之邪,或兼伤食。临床所见,以风寒、风热或挟食为多见。又邪多自口鼻而入,鼻为肺窍,肺主卫,外合皮毛,故一旦感染,以肺卫和鼻及咽喉见症为多。

【症状】　发热(或恶风、恶寒发热)、鼻塞、流涕、咳嗽、头痛、身痛;或咽喉红肿、疼痛等症。又因致因不同,故有风寒、风热之辨,挟暑、挟滞(食)、挟惊之分,治当详察。

【手部按摩法】

配穴方一　①三关、肺经、外劳宫。②天河水、肺经、板门、肝经。治法:治疗部位常规消毒后,按操作常规,方①推三关,清补肺经,揉外劳宫。方②清天河水、肺经,推板门,清肝经。均为每日按摩 1 次,中病即止。主治:小儿风寒感冒(用方①),风热感冒(用方②)。附记:上方具有:方①疏风解表,方②宣肺清热,故用之效佳。

配穴方二 ①天门、坎宫、太阳、三关、二扇门、风池、肩井。②天河水、小天心、板门、八卦、肺经、六腑、小横纹。治法:治疗部位常规消毒后,按操作常规,方①开天门,推坎宫,运太阳,推三关,掐揉二扇门;拿风池、肩井。方②清天河水,揉小天心,清板门,运八卦,清肺经,退六腑,揉小横纹。均为每日按摩1次,中病即止。主治:小儿风寒感冒(用方①),风热感冒(用方②)。附记:屡用效佳。加减法:挟瘀加揉膻中、肺俞、乳根、乳旁。挟食加清板门,分腹阴阳。扁桃体肿大加掐少商,揉金津、玉液及扁桃体外方。

【手部针刺法】

配穴方一 ①后溪、前谷;②合谷、外关。治法:上列两方,随症选用。治疗部位常规消毒后,用毫针对准所选穴位刺入(浅刺),用中刺激,不留针。每日1次,中病即止。主治:小儿感冒(有汗用方①,无汗用方②)。附记:屡用有效。

配穴方二 中商、老商。治法:治疗部位常规消毒后,用毫针对准所选穴位刺入(浅刺),用中刺激,不留针。每日1次,中病即止。主治:小儿感冒。附记:屡用有效。

【手部药疗法】

解表浴手汤 组成:苏叶、荆芥、薄荷、桑叶、连翘各10克,葱白2茎。用法:每2日1剂。上药加清水适量,水煎取汁。将药汁倒入盆内,待温后浴手,同时可用毛巾浸透,擦洗患儿前后胸部。每日2次,每次15~20分钟,中病即止。主治:小儿感冒。附记:本方具有辛平解表之功,故无论风寒、风热感冒均可用之,效果甚佳。

退热膏 组成:两面针、连翘、苏叶、生葱白各30克。用法:先将前3味药共研细末,入葱白共捣烂如泥膏状,备用。用时每取本膏15克,外敷于两手心劳宫穴和肚脐上,包扎固定。每日换药1次,中病即止。主治:小儿感冒发热。附记:功能清热解表,故用之效佳。

小 儿 高 热

清·叶天士云:"襁褓小儿,体属纯阳,所患热病最多。"盖小儿为"稚阴稚阳之体,一旦罹患,易虚易实,病变最速"。又小儿阳常有余,阴常不足,感邪之后,最易化热,无论外感、内伤,发热居多。

【病因】　小儿脏腑娇嫩,不耐寒热。又小儿智力未开,往往寒凉不知御,炎热不知避,饥饿无度,因此无论内伤外感,多互累为患,邪从热化,每致发热。

【症状】　小儿发热或壮热不退。

【手部按摩法】

配穴方一　①肺经、六腑、天河水。②脾经、肺经、上马、天河水。③肺经、胃经、大肠、板门、内八卦、天河水、六腑。治法:上列三方随症选用。方①清肺经,退六腑,清天河水。方②补脾经,补肺经,揉上马,清天河水。方③清肺经,清胃经,清大肠,揉板门,运内八卦,清天河水,退六腑。均为每日按摩1次,中病即止。主治:小儿发热(外感发热用方①,阴虚发热用方②,肺胃实热用方③)。附记:屡用效佳。

配穴方二　肺区、胸腔、呼吸器区、鱼际、四横纹、大肠、小天心。治法:治疗部位常规消毒后,按操作常规,按揉肺区、胸腔、呼吸器区;推摩鱼际;掐揉四横纹、大肠、小天心。每日按摩1次,每次15～30分钟,中病即止。主治:小儿发热。附记:屡用效佳。

【手部针刺法】

配穴方一　太渊、前谷、十宣。治法:治疗部位常规消毒后,用毫针对准所选穴位刺入,用中强度刺激,其中十宣穴点刺放血。每日1次,中病即止。主治:小儿发热或高热。附记:屡用有效。

配穴方二　小天心、四横纹。治法:治疗部位常规消毒后,用毫针对准所选穴位刺入,用中强度刺激,留针10分钟。每日1～2次,中病即止。主治:小儿高热。附记:屡用皆效。

【手部药疗法】

退热药浴方 组成:蝉蜕、苏叶、黄芩、防风、柴胡、香薷各 8～15 克,荆芥、板蓝根、薄荷、金银花、大青叶、生甘草各 10～20 克。用法:每日 1 剂。先将中药用冷水浸泡 20 分钟后,煎开取汁,倒入盆中,加温水适量,待温后患儿手足浸泡在药水中,同时用毛巾蘸取药液,先擦患儿头部太阳、风池、大椎、颈部、脐下、曲池、腹股沟等穴位及大血管走行处,继而反复擦洗全身,水温以患儿能耐受为度。每次外洗 15～20 分钟,而后擦干全身,保温休息,夏天一般每日 2～3 次。主治:小儿发热。附记:①疗效:体温 39℃ 以下者一般外洗 2 次发热即退,继续洗 1～2 次可获痊愈;体温 39℃ 以上者每隔 3～5 小时洗 1 次,洗浴 2～3 次后体温渐降,一般 3 日后体温可恢复正常。②禁忌:患有脓疱疮、湿疹及皮肤溃烂者不宜洗浴。③配合治疗:伴高热者可适当配合抗生素或清热解毒中药内服。④功能清热解毒,疏风解表。剂量可随年龄大小酌定。

三味退热膏 组成:生石膏 60 克,山栀子、蒲公英各 30 克。用法:上药共研细末,加猪胆汁适量调和成稀糊状,外敷于大椎、曲池、合谷等穴位,敷料覆盖,胶布固定。每次贴敷 8 小时,每日 2 次。主治:小儿高热。附记:功能清热解毒。屡用效佳,一般用药 2 小时体温开始下降,12 小时内可降至正常范围。

小 儿 惊 风

小儿惊风,又称"急惊风",是儿科常见的急危、重病之一,好发于 16 岁以下的儿童,尤以婴幼儿为多见。经云:"诸风掉眩,皆属于肝"。所以惊风之病,多与儿童"肝常有余,脾常不足"的生理特点有关。

【病因】 多因外感六淫之邪,内伤饮食,或猝受惊恐等因所致。或由急性热病转化而成。其证多属热证、实证、阳证。

【症状】 急惊急暴,变化多端。临床见证不一,仍不外"搐、搦、掣、颤、反、引、窜、视"八候范畴。

【手部按摩法】

配穴方一 三关、脾经、肾水、小天心、手阴阳、五指节、内八卦、赤风点、头腹。治法:治疗部位常规消毒后,按操作常规,推三关,推补脾经,推补肾水,揉小天心,分手阴阳,掐五指节,运内八卦、赤风点,摩头腹。每日按摩1次,10次为1个疗程。主治:慢惊风。附记:屡用有效,久用效佳。

配穴方二 定惊点、阳谷、虎口部、内关、风关、中冲、少商、合谷、少泽。治法:治疗部位常规消毒后,按操作常规,按压定惊点、内关、阳谷;掐压合谷、少商、中冲、少泽、风关;捏掐虎口部。每日按摩1次,每次15～30分钟,中病即止。主治:高热惊厥(急惊风)。附记:屡用有效。接诊后,立即掐中指甲根部,有立即定惊、开窍的作用,再掐少商、中冲、涌泉、人中等穴位,点刺十宣穴放血1～3滴,也有明显的效果。再如上法按摩。同时应配合药物治疗,方可提高治疗效果。

【手部针刺法】

配穴方一 内关、合谷、劳宫、十二井穴。治法:治疗部位常规消毒后,用毫针对准内关、合谷、劳宫穴刺入0.3～0.5寸,可留针。抽搐不止时提插捻转,强刺激。十二井穴,可用三棱针点刺放血各1～3滴。每日1～2次,中病即止。主治:急惊风。附记:屡用皆效。

配穴方二 定惊点。治法:治疗部位常规消毒后,用毫针对准定惊点直刺0.2～0.3寸,提插捻转后不留针。每日1～2次,中病即止。主治:小儿惊风。附记:屡用有效。

【手部药疗法】

清热熄风汤 组成:生石膏30克,山栀子、金银花、连翘、钩藤、知母、天竺黄、石菖蒲各15克,干地龙、全蝎各5克,僵蚕10克。用法:每日1剂。上药加清水适量,水煎取汁,将药汁倒入盆内,趁热先熏后洗双手、双足。每日3次,每次20～30分钟,连用3剂。主治:高热惊厥(急惊风)。附记:多年使用,效果甚佳。本方具有清热解毒、化痰开窍、息风止痉之功,故用之效佳。

惊风膏 组成:①桃仁、杏仁各 7 粒,山栀子 7 个,飞罗面 15 克,烧酒适量。②吴茱萸 7 克,芥子 3 克,米醋适量。③黄栀子、鸡蛋清、飞罗面、连头葱白各 30 克。④铅粉、鸡蛋清各适量。用法:上列 4 方,随症选用。方①将桃、杏、栀捣烂,与飞罗面混匀,用烧酒适量调和成稀糊状,涂敷于双手心(劳宫穴)、足心(涌泉穴),外用纱布包扎固定。每日换药 1 次。方②将吴茱萸、芥子共研细末,用米醋或冷开水调和成稀糊状,涂敷于双手心(劳宫穴)、足心(涌泉穴),敷料覆盖,胶布固定。每日换药 1 次,以愈为止。方③将诸药混匀,共捣 100 下,每取适量外敷于双手心(劳宫穴)、足心(涌泉穴)和肚脐上,敷料覆盖,胶布固定。每日换药 1 次,以愈为度。方④诸药共捣如泥状,外敷于双手心(劳宫穴)、足心(涌泉穴),敷料覆盖,胶布固定。每日换药 1 次。主治:小儿急惊风。附记:上方功用:方①清热、平肝、息风;方②化痰开窍;方③清热开窍;方④清热解毒、息风安神。用之对证,效果甚佳。

小 儿 麻 疹

麻疹是由麻疹病毒经呼吸道传播的一种急性传染病。该病一年四季均可发病,尤以冬春季节发病者居多,多发生于学龄前儿童,青少年亦有发生。患后可获终身免疫。

【病因】 多因内蕴热毒、外感时邪疫毒所致。

【症状】 发热 3～4 日后遍身出现红色疹点,稍有隆起,扪之碍手,状如麻粒,口颊黏膜,出现麻疹黏膜斑。一般分疹前期、出疹期、收疹期。顺症可不药而愈,逆症或并发症,其病为重,甚至危及生命。

【手部按摩法】

配穴方一 天门、坎宫、太阳、三关、脾土、肺经、板门、内八卦。治法:治疗部位常规消毒后,按操作常规,按摩开天门,推坎宫,运太阳,推三关,补脾土,按揉肺经,清板门,运内八卦。每日按摩 1

次。主治:小儿麻疹(疹前期)。附记:屡用有效。

配穴方二 小天心、二扇门、肾水、板门、肺经、天河水、阴阳。治法:治疗部位常规消毒后,按操作常规,揉小天心、二扇门,推补肾水,清板门、肺经、天河水,分阴阳。每日按摩 1 次。主治:小儿麻疹(出疹期)。附记:屡用有效。

配穴方三 手阴阳、脾土、肺经、肾水、板门、中脘。治法:治疗部位常规消毒后,按操作常规,分手阴阳,推补脾土、肺经、肾水,清板门,揉中脘。每日按摩 1 次。主治:小儿麻疹(收疹期)。附记:屡用有效。

【手部药疗法】

透疹汤 组成:西河柳、胡荽各 15 克,蝉蜕、桔梗各 5 克,干葛、牛蒡子、桑叶各 9 克,薄荷 5 克,荆芥 9 克。用法:每日 1 剂。上药加清水适量,水煎取汁,将药汁倒入盆内,趁热熏洗双手和双足。同时用毛巾蘸取药液从上至下,洗浴全身。每日 2 次,每次 15～30 分钟,中病即止。主治:麻疹出而不透,或一出即收。附记:屡用效佳。

白荽膏 组成:胡荽 50 克,葱白适量。用法:将胡荽研细末,入葱白共捣烂如稀糊状,备用。用时,每取本膏适量外敷于双手心(劳宫穴)和肚脐上,包扎固定。每日换药 1 次,中病即止。主治:小儿麻疹、疹出不透。附记:屡用屡验,效佳。

水　痘

水痘之名,始见于南宋张秀明《医说》。亦有称"水花""水疮""水疱"者,它是一种以皮肤发疹似痘为特征的急性传染病。

【病因】 多因风热湿毒郁于肌肤所致。

【症状】 初似伤风,1～2 日出疹,疹色红润,疱浆清亮,根盘微红,苔薄白,脉浮数。或伴见口渴欲饮、面赤气粗、痘色紫暗,多为热毒炽盛。

【手部按摩法】

配穴方一 板门、天河水、小天心、脾土、天门、坎宫、太阳、耳后高骨。治法:治疗部位常规消毒后,按操作常规,清板门、天河水,揉小天心,推补脾土,开天门,推坎宫,运太阳,运耳后高骨。每日按摩1次,中病即止。主治:水痘(风热轻证)。附记:屡用有效。

配穴方二 天河水、六腑、一窝风、肾水、二人上马、板门、脾土、八卦。治法:治疗部位常规消毒后,按操作常规,清天河水,退六腑,揉一窝风,推补肾水,揉二人上马,清板门,推补脾土,运八卦。每日按摩1次,中病即止。主治:水痘(毒热重证)。附记:屡用有效。

【手部药疗法】

银翘两青汤 组成:金银花、连翘、两面针、大青叶各15克,僵蚕、蝉蜕、地龙各6克,车前子、六一散(包)各10克。用法:每日1剂。上药加清水适量,水煎取汁,将药汁倒入盆内,待温时泡浴双手;同时用毛巾蘸药液从上到下擦洗全身。每日2次,每次15～30分钟。主治:水痘。附记:多年使用,效果甚佳。本方具有清热解毒、祛风利湿之功,故用之多效。

导热散 组成:肿节风、生石膏各50克,大黄、牛膝各15克,车前子10克。用法:上药共研细末,贮瓶备用。用时每取本散20克,用米醋适量调和成稀糊状,外敷于双手心(劳宫穴)和肚脐上,包扎固定。每日换药1次。主治:水痘。附记:临床验证效佳。本方具有清热解毒、导热下行之功,故临床用之颇验。

小 儿 咳 嗽

小儿咳嗽,即现代医学之支气管炎,是小儿常见多发病。大多继发于上呼吸道感染或传染病。

【病因】 多因外感风寒或风热犯肺、肺失宣降所致。亦可因肝火、脾虚、痰湿累肺所致。无论何因皆与肺有关。外因所致者多属外感咳嗽,属急性;内因所致者多属内伤咳嗽,属慢性。小儿尤以外感咳嗽为多。

【症状】　初起多为干咳,随着病程进展逐渐有痰,年龄稍大的儿童患者痰可咳出,一般不发热;婴幼儿多有发热,痰随即咽下。且呼吸短促伴有呕吐。兼表证者多为外感咳嗽;无表证者,多为内伤咳嗽。痰多清稀色白为寒;痰多稠黏色黄为热。

【手部按摩法】

配穴方一　天门、坎宫、太阳、耳后高骨、肺经、板门、内八卦、三关、二扇门、膻中、乳根、乳旁、肺俞、肩胛骨。治法:治疗部位常规消毒后,按操作常规,开天门、推坎宫、运太阳、揉耳后高骨,清补肺经,清板门,逆运内八卦,推三关,揉二扇门,推揉膻中、乳根、乳旁,按揉肺俞,分推肩胛骨。每日按摩 1 次,5 次为 1 个疗程。主治:小儿咳嗽(风寒型)。附记:屡用有效。

配穴方二　天河水、板门、内八卦、肺经、膻中、掌小横纹、肩胛骨、肺俞。治法:治疗部位常规消毒后,按操作常规,清天河水、板门,逆运内八卦,清肺经,分推膻中,揉掌小横纹,分推肩胛骨,按肺俞。每日按摩 1 次,5 次为 1 个疗程。主治:小儿咳嗽(风热型)。附记:屡用有效。

配穴方三　脾土、肺经、内八卦、肾经、板门、二人上马、小横纹、肺俞。治法:治疗部位常规消毒后,按操作常规,推补脾土,清补肺经,逆运内八卦,推补肾经,清板门,揉二人上马、小横纹,按肺俞。每日按摩 1 次,10 次为 1 个疗程。主治:小儿内伤咳嗽。附记:屡用有效。

【手部针刺法】

配穴方一　太渊、鱼际、合谷。治法:治疗部位常规消毒后,用毫针对准所选穴位刺入(浅刺),中刺激,留针 5 分钟。每日 1 次,5 次为 1 个疗程。主治:小儿咳嗽。附记:屡用有效。

配穴方二　中泉、中商、肺点。治法:治疗部位常规消毒后,用毫针对准所选穴位刺入,用中刺激,留针 3～5 分钟。每日 1 次,5 次为 1 个疗程。主治:小儿咳嗽。附记:屡用有效。

【手部药疗法】

止咳浴手方 组成:紫苏、防风、半夏、茯苓各 20 克,陈皮 15 克,杏仁、甘草各 10 克,白芥子 5 克,麻黄 3 克。用法:每日 1 剂。上药加清水适量,水煎取汁,将药汁倒入盆内,趁热先熏后洗双手。每日 2 次,每次 20 分钟,5 日为 1 个疗程。主治:小儿风寒咳嗽。附记:屡用有效。又用治痰湿咳嗽,效果亦佳。本方具有疏风散寒、燥湿化痰、宣肺止咳之功,故对风寒、痰湿咳嗽用之皆效。

贴敷手心方 组成:①麻黄 10 克,细辛 5 克。②麻黄、天南星各 10 克。用法:上 2 方各共研细末,备用。用时每取本散 15 克,用米醋适量,调和成稀糊状,外敷于双手心(劳宫穴),包扎固定。或加敷肚脐。每日换药 1 次,5 次为 1 个疗程。主治:小儿咳嗽(风寒型用方①,风热型用方②)。附记:屡用效佳。

小 儿 哮 喘

小儿哮喘,又称支气管哮喘,是小儿常见多发病。成年人多因迁延、失治所致。一年四季均可发病,尤以寒冬季节及气候骤变时发病居多。

【病因】 多因先天不足、体质素虚,或因肺有伏痰,如遇精神刺激、抑郁,或环境骤变、吸入粉尘及饮食等因素,皆可触动肺内伏痰而诱发。

【症状】 多突然发作,呼吸急促,胸闷气粗,喉间有哮鸣声,喘息不得平卧,多呈阵发性发作。或伴有烦躁、神萎、面色苍白、青紫、出汗,甚则神志不清等症状。此为发作期。缓解期则状如常人。

【手部按摩法】

配穴方一 ①肺经、大肠、六腑、板门、膻中、脊。②三关、外劳宫、肺经、膻中、天突、弦走搓摩、肺俞、肩井。治法:治疗部位常规消毒后,按操作常规,方①清肺经、大肠,退六腑,清板门;推膻中、推脊。方②推三关,揉外劳宫,清补肺经,推揉膻中,揉天突,按弦走搓摩,揉肺俞,按肩井。均为每日按摩 1 次,5 次为 1 个疗程。主治:小儿哮喘(实喘用方①,虚喘用方②)。附记:①随症加减:脾虚加补脾土,揉一窝风,逆运内八卦,推四横纹。肾虚加补肾水,揉二人上马,摩丹田、关元。②疗效:坚持按摩,效果甚佳。

配穴方二　①外劳宫、肺经、八卦、肝经、一窝风。②八卦、肝经、肺经、四横纹、天河水、六腑、小天心、脾经、胃经。治法:治疗部位常规消毒后,按操作常规,方①揉外劳宫,清肺经,运八卦,平肝经,掐揉一窝风。方②运八卦,平肝经,清肺经,揉四横纹,清天河水,退六腑,揉小天心,清补脾经,清胃经。均为每日按摩 1 次,10次为 1 个疗程。主治:小儿哮喘(寒喘用方①,热喘用方②)。附记:屡用有效。

【手部针刺法】

配穴方一　太渊、三间、四缝。治法:治疗部位常规消毒后,用毫针对准所选穴位刺入,用中刺激,留针 10～15 分钟。每日 1 次,10 次为 1 个疗程。主治:小儿哮喘。附记:久用效佳。

配穴方二　肺点、咳喘点、胸骨。治疗:治疗部位常规消毒后,用毫针对准所选穴位刺入,用中刺激,留针 10 分钟。每日 1 次,10次为 1 个疗程。主治:小儿哮喘。附记:久用效佳。或单取咳喘点。用泻法,效佳。

【手部药疗法】

平喘汤　组成:麻黄、杏仁、细辛、干姜、五味子、紫苏子、半夏各 10 克。用法:每日 1 剂。上药加清水适量,水煎取汁,将药汁倒入盆内,趁热先熏后洗双手。每日 2 次,每次 15～30 分钟,10 次为 1 个疗程。主治:小儿哮喘(寒喘)。附记:多年使用,一般 1～3个疗程即可见效。本方功能温肺散寒,降气平喘,故用之多效。

热喘膏　组成:麻黄 5 克,天南星、天竺黄各 15 克,白芥子、紫苏子各 5 克。用法:上药共研细末,用桑白皮 15 克煎水,取适量药汁,入药粉调和成稀糊膏状,外敷于双手心(劳宫穴)和肚脐上,包扎固定。每日换药 1 次,10 次为 1 个疗程。主治:小儿哮喘(热喘)。附记:临床验证有效。本方具有清热化痰、宣肺平喘之功,故用之多效。

百 日 咳

百日咳,中医学多称为"顿咳""天哮""疫咳""痉咳""鸬鹚咳""鸡咳"等名。该病由于病程较长,可持续 2~3 个月以上,故称"百日咳"。该病一年四季皆可发病,尤以冬、春两季为多。且传染性较强,各年龄皆可罹患,但以 5 岁以下幼儿最多。

【病因】 多因内蕴伏痰,外感时疫之邪,初染肺卫,而致肺气郁闭,肺气受伤,又与伏痰搏击,阻遏气道,肺失肃降而气上逆,遂发本病。现代医学认为多由百日咳杆菌感染而引起。

【症状】 根据临床表现,一般分为初期、中期和后期。初期形似感冒、咳嗽;中期咳嗽继而加重,出现阵发性痉挛性咳嗽,咳后有特殊的鸡鸣样回声,而后倾出痰涎样泡沫而止,多伴有颜面和眼睑水肿,甚则有鼻出血和咯血现象;后期痉咳则逐渐缓解至恢复健康。该病在痉咳期(中期),病情重,也可出现严重的并发症(为肺炎喘嗽、惊厥、窒息等),切不可忽视。

【手部按摩法】

配穴方一 板门、天河水、肺经、八卦、天突、小横纹、肝经。治法:治疗部位常规消毒后,按操作常规,清板门,清天河水,清肺经,运八卦,揉天突,揉小横纹,清肝经。每日按摩 1 次,5 次为 1 个疗程。主治:百日咳(初咳期)。附记:屡用有效。

配穴方二 脾经、一窝风、八卦、肺经、掌小横纹、二人上马、神阙。治法:治疗部位常规消毒后,按操作常规,推补脾经,揉一窝风,逆运八卦,清补肺经,揉掌小横纹、二人上马,摩神阙。每日按摩 1 次,5 次为 1 个疗程。主治:百日咳(痉咳期)。附记:久用效佳。

【手部针刺法】

配穴方一 太渊、合谷、咳喘点。治法:治疗部位常规消毒后,用毫针对准所选穴位刺入,用中刺激,留针 5～10 分钟。每日 1 次,中病即止。主治:百日咳(初期)。附记:屡用有效。可阻止病情发展或减轻症状。

配穴方二 四缝、小指尖、手心。治法:治疗部位常规消毒后,用毫针对准所选穴位刺入,用中刺激,留针 15 分钟,咳时可捻针以加强刺激。每日 1 次,5 次为 1 个疗程。主治:百日咳。附记:一般 1～3 个疗程即可见效,久用效佳。必要时应配合药物治疗为宜。

【手部药疗法】

九味痉咳汤 组成:枇杷叶、苦参各 15 克,白芥子 2.5 克,麻黄 8 克,大黄 5 克,紫苏子、半夏、黄芩各 6 克,百部 10 克。用法:每日 1 剂。上药加清水适量,水煎取汁,将药汁倒入盆内,趁热先熏后洗双手。每日 2 次,每次 15～30 分钟,5 日为 1 个疗程。主治:百日咳(痉咳期)。附记:屡用有效。若加用本方内服(即将方中枇杷叶加蜜炙,半夏改用法半夏),每日 1 剂,水煎服,可提高疗效。

痉咳散 组成:杏仁 6 克,紫菀、百部、半夏各 10 克,橘红 5 克,代赭石 15 克,蜈蚣 3 克,甘草 3 克。用法:上药共研细末,备用。一取本药末 10 克,水煎取汁 150 毫升,日分 3 次服。二取本药末 10 克,用桑白皮 10 克水煎取汁,入药末调为稀糊状,外敷于双手心(劳宫穴),外加包扎固定。每日换药 1 次,中病即止。主治:百日咳(痉咳期)。附记:本方原名痉咳方,为汤剂内治之方,今改为散剂,变一用为内外并治。验之临床,效果尤佳。

小 儿 积 滞

小儿积滞,又名消化不良。

【病因】 多因饮食不节,或过食肥甘、不洁之物,内伤饮食,停滞中脘,积而不消,气滞不行所致。

【症状】 食而不化,不思饮食,嗳气腹胀,大便腥臭。

【手部按摩法】

配穴方一 胃肠区、胃的治疗点、肾上腺、少泽、商阳、合谷、肝穴。治法:治疗部位常规消毒后,按操作常规,推擦胃肠区、肾上腺;掐按商阳、少泽、合谷、肝穴(位于环指第 2 关节中点);捏捻胃的治疗点(位于示指第 1 关节处桡尺侧)。每日按摩 1 次,每次 15～30 分钟,10 次为 1 个疗程。主治:小儿积滞(胃胀、胃积食)。附记:屡用有效。

配穴方二 脾土、三关、中脘、腹阴阳、脐。治法:治疗部位常规消毒后,按操作常规,推脾土、三关,揉中脘,合推腹阴阳,摩脐。每日按摩 1 次,5 次为 1 个疗程。主治:小儿积滞。附记:屡用屡验。若加用捏脊疗法,效果更好。

【手部针刺法】

配穴方一 合谷、三间、四缝。治法:治疗部位常规消毒后,用毫针对准所选穴位刺入,用中刺激,留针 10 分钟。每日 1 次,5 次为 1 个疗程。主治:小儿积滞(消化不良)。附记:屡用有效。

配穴方二 胃肠点、脾点。治法:治疗部位常规消毒后,用毫针对准所选穴位刺入(浅刺),用中刺激,留针 10 分钟。每日 1 次,5 次为 1 个疗程。主治:消化不良(积滞)。附记:屡用效佳。

【手部药疗法】

消食导滞汤 组成:炒莱菔子、焦三仙、香附、陈皮各 6 克,砂仁、马尾连、枳实、木香各 3 克。用法:每日 1 剂。上药加清水适量,水煎取汁,将药汁倒入盆内,待温时浸泡双手。每日 2 次,每次 20 分钟,5 次为 1 个疗程。或头煎内服,日服 2 次,二、三煎浴手,效果更好。主治:小儿积滞。附记:屡用有效。

胡砂散 组成:延胡索粉、砂仁粉各 3 克,胡椒粉 0.8 克。用法:上药和匀备用。用时每取本散 1.5 克,分 3 份,分撒于双手心和肚脐上,上盖纱布,胶布固定。每日换药 1 次,5 次为 1 个疗程。主治:小儿积滞。附记:多年使用,效果甚佳。一般敷 1～2 天见效,3～5 天即可痊愈,本方具有消积除胀之功,故用之效佳。

小儿厌食症

小儿厌食属中医学"纳呆""恶食"范畴。是指因消化功能障碍引起的一种慢性消化性疾病。一般多见于学龄前儿童,成年人亦有之。

【病因】 多因饮食不节,饥饱失调,损伤脾胃。过饱则积食停滞;过饥则营养不充;或脾胃素虚,脾气不振;或先天不足,脾失温煦,脾虚失运,湿困脾阳,湿郁气滞,升降失调等因所致。

【症状】 食欲减退或缺乏,不思饮食;或食之无味,而见食不贪,甚则拒食;或饮食停滞,脘腹胀满;或伴面色少润,形体消瘦;或呕吐、泄泻。长期厌食,可影响小儿生长发育。

【手部按摩法】 取穴:三关、脾经、六腑、四横纹、胃经、一窝风。治法:治疗部位常规消毒后,按操作常规,推三关,补脾经,退六腑,掐四横纹,补胃经,揉一窝风。每日按摩1次,中病即止。主治:小儿厌食。附记:久用效佳。

【手部针刺法】 取穴:脾点、大肠点、腹上、神门,另加足三里、中脘。治法:治疗部位常规消毒后,用毫针依据所选穴位刺入,用中刺激。每日1次,10次为1个疗程。主治:小儿厌食症。附记:屡用有效。

【手部药疗法】

消食醒胃汤 组成:藿香、佩兰叶、山楂叶、炒谷芽、炒麦芽各6克。用法:每日1剂。上药加清水适量,头煎取汁150毫升,日分2～3次口服。二、三煎取汁倒入盆内,待温时浸泡双手与双足。每日2次,每次15～30分钟。主治:小儿厌食。附记:多年使用,内外并治,效果甚佳。

贴敷方 组成:吴茱萸、白胡椒、干姜各6克,栀子、明矾各3克。用法:上药共研细末,以米醋适量调为稀糊状,外敷于双手心(劳宫穴)和双足心(涌泉穴),包扎固定。每日换药1次,5次为1个疗程。主治:小儿厌食(虚寒型)。附记:屡用效佳。

小 儿 吐 乳

婴儿经常吐乳,反复不愈者称为吐乳,是小儿常见病之一。偶尔吐乳者,不作病论。

【病因】 多因秽恶壅结,郁而化热,胃气上逆或寒邪内凝,胃失和降;或胎热壅盛;或胃火上冲;或哺乳无节,伤乳所致。

【症状】 小儿吐乳。

【手部按摩法】

配穴方一 脾经、一窝风、外劳宫、内八卦。治法:治疗部位常规消毒后,按操作常规,推补脾经,揉一窝风、外劳宫,运内八卦。每日按摩1～2次,中病即止。主治:小儿吐乳(寒吐)。附记:屡用有效。

配穴方二 板门、小天心、内八卦、四横纹、天河水。治法:治疗部位常规消毒后,按操作常规,推板门,揉小天心,运内八卦,掐四横纹,清天河水。每日按摩1～2次,中病即止。主治:小儿吐乳(热吐)。附记:屡用效佳。

【手部药疗法】

止吐膏 组成:苏叶6克,川尾连3克,生姜汁适量。用法:将前2味药共研为细末。用生姜汁调成糊状,敷贴于内关(双)和肚脐处,外用胶布包扎固定。中病即止。主治:婴儿吐乳。附记:屡用效佳。

小 儿 呕 吐

呕吐是小儿常见病之一,尤以婴幼儿为多。

【病因】 多因外邪犯胃、内伤饮食、蛔虫侵扰、跌仆惊吓等因而致胃失和降,气逆于上所致。

【症状】 呕吐。致因不同,兼证亦异,治当详察。

【手部按摩法】

配穴方一 ①手阴阳、板门、内八卦、中脘、腹阴阳、足三里、弦走搓摩、天河水。②六腑、板门、内八卦、天柱骨、阴阳、涌泉、赤凤点头、弦走搓摩。③三关、脾经、内八卦、中脘、右端正。治法:上列三方,随症选用。方①分手阴阳,清板门,运内八卦,揉中脘,分腹阴阳,按揉足三里,按弦走搓摩,清天河水。方②退六腑,清板门,运内八卦,推天柱骨,分阴阳,揉涌泉,揉赤凤点头,按弦走搓摩。方③推三关,补脾经,运内八卦,摩中脘,掐右端正。均为每日按摩1～2次,中病即止。主治:小儿呕吐(伤食呕吐用方①,胃热呕吐用方②,胃寒呕吐用方③)。附记:随症选用,效果均佳。

配穴方二　①脾经、板门、内八卦、四横纹、肺经。②脾经、外劳宫、内八卦、三关。③大肠、六腑、内八卦、横纹、板门。治法:治疗部位常规消毒后,按操作常规,方①补脾经,推板门,运内八卦,掐揉四横纹,清肺经。方②补脾经,揉外劳宫,运内八卦,推三关。方③清大肠,退六腑,运内八卦,横纹推向板门。均为每日按摩1～2次,中病即止。主治:小儿呕吐(伤食呕吐用方①,寒吐用方②,热吐用方③)。附记:随症选用,效果均佳。

【手部针刺法】　取穴:太渊、经渠、支沟、内关、劳宫。治法:治疗部位常规消毒后,用毫针依据所选穴位刺入,用中强刺激、泻法,留针15分钟,间断捻转。每日1次,中病即止。主治:小儿呕吐。附记:屡用效佳。

【手部药疗法】

竹茹膏　组成:姜竹茹12克,炒陈皮6克,生大黄3克,春砂仁2克。若兼大便泻泄,舌质红者去大黄,加川连;腹胀加生麦芽;黄疸加茵陈。用法:将上药共研细末,备用。每次取6～10克,用人乳调和成糊状,分别敷于内关(双)和肚脐上,外加包扎固定。主治:新生儿呕吐。附记:功能清热止呕。故用之效佳。

小儿腹泻

小儿腹泻,属中医学"泄泻"范畴。现代医学称急性肠炎,是小儿常见多发病,尤以婴幼儿居多。

【病因】 多因外着寒凉(风寒、暑湿居多),内伤饮食所致。

【症状】 大便次数增多(每日 3 次以上),粪便稀薄或水样便,或挟有不消化食物。常兼有腹痛、腹胀。

【手部按摩法】

配穴方一 ①脾经、上三关、大肠、外劳宫、腹、上七节骨。②板门、大肠、小肠、六腑、脾经。③板门、内八卦、大肠、中脘、腹阴阳、肚角、弦走搓摩。④脾气虚穴取三关、脾经、大肠、腹、上七节骨、脊。若为脾肾两虚穴取三关、肾经、脾经、大肠、神阙、外劳宫、二人上马。治法:上列 4 方,随症选用。治疗部位常规消毒后,按操作常规,方①补脾经,推上三关,侧推大肠,揉外劳宫,摩腹,推上七节骨。方②清板门、大肠、小肠,退六腑,清补脾经。方③清板门,运内八卦,清大肠,揉中脘,分腹阴阳,拿肚角,按弦走搓摩。方④推三关,补脾经,推补大肠,摩腹,推上七节骨,捏脊。或推三关,推补肾经、脾经、大肠,摩神阙,揉外劳宫、二人上马。均为每日按摩 1～2 次,中病即止。主治:小儿泄泻(风寒型用方①,湿热型用方②,伤食型用方③,脾虚型用方④)。附记:随症选用,效果均佳。

配穴方二 ①脾经、大肠、三关、外劳宫。②小天心、肾经、天河水、板门、小肠、大肠、六腑。③脾经、板门、八卦、四横纹、大肠、天河水。④脾经、大肠、三关。治法:上列 4 方,随症选用。治疗部位常规消毒后,按操作常规,方①补脾经、大肠,多推三关,揉外劳宫。方②揉小天心,补肾经,清天河水,推板门,清小肠、大肠,退六腑。方③补脾经,推板门,运八卦,掐四横纹,清大肠、天河水。方④补脾经、大肠,推三关。均为每日按摩 1～2 次,中病即止。主治:小儿泄泻(风寒型用方①,湿热型用方②,伤食型用方③,脾虚型用方④)。附记:随症选用,效果均佳。

【手部针刺法】

配穴方一 合谷、中渚、内关。治法:治疗部位常规消毒后,用毫针对准所选穴位直刺 0.2～0.3 寸,留针 10 分钟,或捻转 10～20 次即出针,伴呕吐者加内关穴。每日 1 次,中病即止。主治:小儿腹泻。附记:屡用效佳。

配穴方二　胃肠点、小肠点、脾点、大肠点、三焦点。治法:治疗部位常规消毒后,用毫针点刺成直刺 0.2～0.3 寸,手法宜快,不留针。隔日 1 次或每周 2 次,10 次为 1 个疗程。主治:小儿腹泻。附记:屡用效佳。

【手部药疗法】

浸洗方　组成:茜草、赤石脂各 30 克,石榴皮 20 克,升麻 15克。治法:每日 1 剂。上药加清水适量,水煎取汁,将药汁倒入盆内,待温时浸泡双手、双足。每日 2 次,每次 20 分钟,连用 2～3日。主治:小儿腹泻(久泻)。附记:有行气补血、涩肠止泻之功效,故用之多效。

贴敷手心方　组成:①山栀子(鲜者尤佳)适量,食盐少许。②附子、肉桂各适量。用法:上列两方,随症选用。方①将栀子捣烂如泥,加食盐少许混合均匀,外贴于手心劳宫穴上,包扎固定。每隔 12 小时换药 1 次,一般 2～3 次即可。方②共研细末,用生姜汁适量调为稀糊状,外敷于手足心(劳宫、涌泉)上,包扎固定。每日换药 1 次。10 次为 1 个疗程。主治:小儿腹泻(热泻用方①,久泻用方②)。附记:屡用效佳。

小 儿 遗 尿

遗尿俗称"尿床",是指 3 周岁以上的小儿,睡中小便自遗的一种疾病。3 周岁以下的婴幼儿由于脏腑未充、智力未全、排尿习惯未养成;或年长儿因贪玩少睡、精神疲劳,偶尔发生 1～2 次,均不属病态。

【病因】　多因先天不足,下焦虚寒,闭藏失职;或肺脾气虚,上虚不能制约其下,均可导致水道失去约束而致遗尿;或湿热蕴结膀胱、气化失司所致。

【症状】　睡中遗尿。轻者每夜或隔数夜 1 次,重者则每夜尿床 2～3 次。有些严重患儿可延至十余年,甚则成年后仍有尿床。

【手部按摩法】

配穴方一 肾经、三关、外劳宫、脾经、小天心、丹田、肾俞。治法:治疗部位常规消毒后,按操作常规,推补肾经,推三关,揉外劳宫,补脾经,揉小天心,摩丹田,按揉肾俞。每日按摩1次,5次为1个疗程。主治:小儿遗尿。附记:①加减:肺脾气虚,加补肺经,揉百会,摩中脘。小便频数、气味大、口角糜烂,加清小肠,揉四横纹,清肝经;夜眠不易醒或醒后蒙眬,揉小天心改为捣小天心,加揉二人上马。②疗效:屡用效佳。

配穴方二 心包区、肾穴、命门、心穴、关冲、阳池穴、中枢神经调节点、神门。治法:治疗部位常规消毒后,按操作常规,按揉心包区、神门、阳池;掐揉关冲、肾穴、命门、心穴;捏捻中枢神经调节点(位于手掌虎口前沿)。每日按摩1次,每次10~20分钟,10次为1个疗程。主治:遗尿、尿频。附记:屡用效佳。

【手部针刺法】

配穴方一 神门、腕骨。治法:治疗部位常规消毒后,用毫针对准所选穴位刺入0.3~0.5寸,用中刺激,留针10~20分钟。每日1次,10次为1个疗程。主治:小儿遗尿。附记:屡用有效。

配穴方二 夜尿点、肾点。治法:治疗部位常规消毒后,用毫针对准所选穴位刺入0.2~0.3寸,用中刺激,留针15分钟。每日1次,10次为1个疗程。主治:小儿遗尿。附记:屡用有效。

【手部药疗法】

浸洗方 组成:①川断、狗脊、女贞子各30克,党参、茯苓各20克,甘草6克。②车前草、淡竹叶、灯心草、通草各10克。用法:上列两方,随症选用。上药加清水适量,水煎取汁,将药汁倒入盆内,待温时,方①浸泡双手和双足,每次10~15分钟,每晚1次,连用5~7日。方②浸泡双手,每日2~3次,每次10~30分钟,连用2~3日,每日1剂。主治:小儿遗尿(肾虚型用方①,心经热盛型用方②)。附记:屡用效佳。

温肾止遗膏 组成:五倍子、五味子、益智仁、桑螵蛸、吴茱萸各 30 克,石菖蒲 10 克。用法:上药共研细末,用米醋适量调为稀糊状,备用。每取本膏 20 克,外敷于双手心劳宫穴和肚脐上,包扎固定。每日换药 1 次,10 次为 1 个疗程。主治:小儿遗尿。附记:多年使用,效果甚佳。本方具有温肾缩尿、收敛止遗之功效,故用之效佳。

小 儿 腹 痛

腹痛,是小儿常见病症。

【病因】　多因受寒、着凉所致,亦可由伤食引起。

【症状】　小儿腹痛,啼哭不止。

【手部按摩法】

配穴方一　脾经、外劳宫、三关、腹、一窝风、肚角。治法:治疗部位常规消毒后,按操作常规,推补脾经,揉外劳宫,推三关,摩腹,揉一窝风,拿肚角。每日按摩 1 次,中病即止。主治:腹部中寒腹痛。附记:屡用有效。

配穴方二　脾经、大肠、板门、内八卦、中脘、天枢、腹阴阳、肚角。治法:治疗部位常规消毒后,按操作常规,推补脾经,清大肠,揉板门,运内八卦,揉中脘、天枢,分腹阴阳,拿肚角。每日按摩 1 次,中病即止。主治:乳食积滞腹痛。附记:屡用有效。

配穴方三　脾经、肾经、三关、外劳宫、中脘、肚脐、足三里。治法:治疗部位常规消毒后,按操作常规,推补脾经、肾经,推三关,揉外劳宫、中脘、肚脐、足三里。每日按摩 1 次,中病即止。主治:中焦虚寒腹痛。附记:屡用有效。或揉后加灸肚脐。

【手部针刺法】

配穴方一　①合谷、三间。②四横纹、一窝风。治法:上列两方,任选一方。治疗部位常规消毒后,用毫针对准所选穴位刺入,用中刺激,留针 15 分钟。每日 1 次,中病即止。主治:小儿腹痛。附记:屡用效佳。

配穴方二　脾点、再创、腹上。治法:治疗部位常规消毒后,用毫针对准所选穴位刺入,用中刺激,留针 15 分钟。每日 1 次,中病即止。主治:小儿腹痛、腹胀。附记:屡用效佳。

【手部药疗法】

二叶汤 组成:鲜橘叶 50 克,小茴香、泽兰叶各 15 克。用法:每日 1 剂。上药加清水适量,水煎取汁,将药汁倒入盆内,待温时浸泡双手、双足。每日 2 次,每次 15～30 分钟。中病即止。主治:小儿腹痛(气滞型)。附记:屡用屡验,效佳。

腹痛膏 组成:吴茱萸 30 克,干姜、花椒叶各 15 克。用法:上药共研细末,用米醋适量调为稀糊状,备用。每取本膏 25 克,外敷于双手心和肚脐上,包扎固定。每日换药 1 次,5 次为 1 个疗程。主治:小儿腹痛(中寒、虚寒性腹痛)。附记:屡用效佳。

小儿细菌性痢疾

细菌性痢疾是由痢疾杆菌引起的一种常见肠道传染病。人群普遍易感,且小儿发病率居高。

【病因】 多因饮食不洁,湿热蕴伏肠胃;天行热毒,风寒暑湿等时邪乘虚侵入肠胃所致。

【症状】 发热、腹痛、腹泻脓血样大便、里急后重等症。

【手部按摩法】

配穴方一 阴阳、脾经、八卦、大肠、小肠、天河水、肺经、六腑、七节骨。治法:治疗部位常规消毒后,按操作常规,分阴阳(阴重阳轻),清脾经,运八卦,清大肠、小肠、天河水、肺经,退六腑,下推七节骨。每日按摩 1 次,7 次为 1 个疗程。主治:湿热痢。附记:屡用有效。

配穴方二 阴阳、天河水、六腑、五经、三关、水底捞月、脾经、大肠、七节骨。治法:治疗部位常规消毒后,按操作常规,分阴阳,清天河水,退六腑,运五经,推三关,水底捞月,推补脾经,侧推大肠,推下七节骨。每日按摩 1 次,7 次为 1 个疗程。主治:疫毒痢。附记:屡用有效。

配穴方三 阴阳、脾经、大肠、外劳宫、三关、腹。治法:治疗部位常规消毒后,按操作常规,分阴阳(阳重阴轻),推补脾经,侧推大肠,揉外劳宫,推三关,摩腹。每日按摩 1 次,7 次为 1 个疗程。主治:虚寒痢、休息痢。附记:久用效佳。

【手部针刺法】

配穴方一 取穴:合谷、腹泻点、大肠点。治法:治疗部位常规消毒后,用毫针对准所选穴位刺入,用中刺激,留针 10～15 分钟。每日 1 次,7 次为 1 个疗程。主治:小儿菌痢。附记:屡用有效。

配穴方二 脾点、腹泻点、大肠点、合谷。治法:治疗部位常规消毒后,用毫针对准所选穴位刺入,用中强刺激,留针 15 分钟。每日 1 次,7 次为 1 个疗程。主治:小儿菌痢。附记:屡用有效。本法用治成人痢疾,效果亦佳。

【手部药疗法】

菌痢膏 组成:干丁香树叶(6～9 月份采集的)60 克,苦参 50 克,木香 30 克,石榴皮、五倍子各 15 克。用法:上药共研细末,备用。每取药末 10 克,用醋调成糊状,分别敷于合谷(双)和肚脐上,外加包扎固定,每日换药 1 次。或取本散 30 克,用开水 300～500 毫升冲泡,待湿浸泡双手 20 分钟,每日 1～2 次。主治:小儿急性细菌性痢疾。成人亦可用之。附记:功能理气散寒,清热杀菌,收敛止泻。故用之效佳。

小 儿 疳 积

疳积又名疳证,现代医学称营养不良,是小儿常见的一种慢性消化性疾病。各年龄皆可罹患,尤以 1～5 岁小儿为多见。

【病因】 多因禀赋较弱,喂养不当,饮食不节,恣食肥甘,损伤脾胃所致。或由积滞、厌食,或病后失调,或为药误发展而成。"疳皆脾胃病,亡津液所作也"。脾胃内伤,百病丛生。疳积的形成,此为关键。

【症状】 进行性消瘦,全身虚弱,面黄发枯,食欲欠佳,嗜食异物,甚则腹部胀大如箕、青筋暴露、生长发育缓慢等。

【手部按摩法】

配穴方一 ①脾经、板门、腹阴阳、四横纹、内八卦、肚角、下七节骨。②三关、脾经、内八卦、手阴阳、四缝、五指节、腹、足三里、脊。治法:上列两方,随症选用。治疗部位常规消毒后,按操作常规,方①推补脾经,揉板门,分腹阴阳,推四横纹,运内八卦,拿肚角,推下七节骨。方②推三关,多推补脾经,运内八卦,分手阴阳,掐揉四缝、五指节,摩腹,揉足三里,捏脊。均为每日按摩1次,10次为1个疗程。主治:小儿疳积(积滞伤脾型用方①,气血两亏型用方②)。附记:①加减:五心烦热、盗汗、舌光剥、阴液不足者,宜去推三关,加清肝经,补肾经,揉二人上马,运内劳宫;烦躁不安、睡眠不宁者,加揉小天心;病及于心、口舌生疮者,揉小横纹;病及于肝、夜盲目翳、摇头揉目者,加揉清肝经,推补肾经;若见咳嗽、潮热、痰喘者,可加推肺经,推揉膻中,按肺俞;便溏者,可推补大肠;便秘者,可以清大肠,推下七节骨;而感冒者,加黄蜂入洞,揉外劳宫。②疗效:久用效佳。③应配合药物治疗,具体方药可详见《百病中医膏散疗法》一书,可供临床选用。

配穴方二 胃脾大肠区、胃肠点、劳宫、大肠经、小肠经、大肠点、小肠点、腓肠点、便秘点、腹泻点、合谷、胃肠痛点。治法:治疗部位常规消毒,按操作常规,推揉胃脾大肠区,按揉胃肠点、腹泻点、胃肠痛点、劳宫,推大肠经、小肠经,掐揉大肠点、小肠点、腓肠点、便秘点、合谷穴。每日按摩1次,每次15~30分钟。手法宜轻柔深透,用补法。10次为1个疗程。主治:小儿营养不良(疳证)。附记:久用效佳。

【手部针刺法】

配穴方一 合谷、内关。治法:治疗部位常规消毒后,用毫针对准所选穴位刺入,用中刺激或轻刺激,留针20分钟。每日1次,10次为1个疗程。主治:小儿疳积。附记:屡用有效。

配穴方二 手心、四缝。治法:治疗部位消毒后,用毫针对准所选穴位点刺或直刺,手法宜快,宜轻,用平补平泻法。每日针 1 次,10 次为 1 个疗程。主治:小儿疳积。附记:久用效佳。

【手部药疗法】

疳积散 组成:桃仁、杏仁、生山栀子各等份。用法:上药晒干共研细末,加冰片、樟脑各少许,拌匀,贮瓶备用。用时每取本散 15～20 克,用鸡蛋清调匀成糊状,干湿适宜,敷于双侧内关穴上,然后用纱布包扎,不宜太紧,24 小时除之。不应再敷,每次间隔 2～3 天。主治:小儿疳证、面色萎黄、形体略瘦、烦躁易怒、好哭、时有低热、日轻暮重、口渴欲饮,但饮之不多、胃纳欠香、偏嗜香甜、大便稀溏,或不稀不稠、舌苔白腻。附记:疳证初、中期,一般 1 次多见效;少数患儿 2 次,最多不超过 3 次。

硝仁散 组成:杏仁、桃仁、山栀子、芒硝各 10 克,白胡椒 7 粒,焦山楂 6 克,葱白(每根 3.2 厘米)8 根。用法:先将前 6 味药共研细末,加葱白捣烂,再加入鸭蛋清、白酒 6 毫升搅拌均匀,制成 3 个药饼,贴敷于两手心劳宫穴和肚脐上,上盖纱布,胶布固定,24 小时后取下,多 1 次即愈。主治:小儿疳积。附记:本方具有活血理气、健脾消积之功,故临床用之,一般 1～2 次即可见效。

流行性腮腺炎

流行性腮腺炎,中医学称"痄腮",俗称"猪头肥",是由腮腺病毒引起的一种急性传染病。该病好发于冬春季节,尤以 5－9 岁小儿发病居多。

【病因】 多因外感风热,或风寒郁而化热;或温热毒邪,侵袭少阳、阳明经,致使经气壅滞,气血运行受阻、留滞,郁久化热所致。

【症状】 发热,耳下化脓性肿胀,疼痛。一般预后良好。但有时可并发肺炎、睾丸炎或卵巢炎。

【手部按摩法】 取穴:天河水、六腑、胃经、小天心、牙关、耳后高骨。治法:治疗部位常规消毒后,按操作常规,清天河水,退六腑,清胃经,揉小天心、牙关、耳后高骨。初起有表证时,可重用清天河水;兼有虚证时加揉二人上马。每日按摩1～2次,中病即止。主治:痄腮。初起温邪在表,恶寒发热,头痛微咳,继见耳下腮部疼痛肿胀,边缘不清,重者倦怠无力、咀嚼困难等。附记:屡用效佳。同时可配合用青黛5克,芒硝15克,加陈醋适量,调搽患处,每日4～5次,可提高疗效。

【手部药疗法】

清肿膏　组成:吴茱萸、虎杖、紫花地丁、板蓝根、天南星各10克,大黄5克,冰片3克。用法:上药共研细末,贮瓶备用。用时每取本药末20克,用陈醋适量调为稀糊状,外敷于两手心劳宫穴,包扎固定。每日换药1次,中病即止。主治:流行性腮腺炎。附记:屡用效佳。本方具有清热解毒、消肿散结之功,故用之多效。

仙掌膏　组成:鲜仙人掌100克,生石膏粉35克,明矾10克。用法:将鲜仙人掌去皮刺,洗净切碎捣烂,入石膏粉、明矾粉、鸭蛋清拌匀,备用。用时每取本膏15～20克,外敷于双手心劳宫穴和阿是穴(患处),外加包扎固定。每日换药1次,中病即止。主治:痄腮。附记:功能清热解毒,消肿散结,故屡用屡验,效佳。

小 儿 肝 炎

小儿肝炎,又称病毒性肝炎。临床所见,一般有黄疸型肝炎与非黄疸型肝炎之分。

【病因】　黄疸型肝炎,多由湿热(疫毒、热毒)相搏,侵袭脾胃,损及肝胆所致;非黄疸型肝炎,亦多与湿热困脾有关,由肝郁气滞互累所致。

【症状】　病毒性肝炎,有黄疸型与非黄疸型之分,急性与慢性之辨。病有轻重,证有虚实,治当详察。

【手部按摩法】　取穴:阴阳、肝经、板门、天河水、肾经、脾经、中脘,弦走搓摩。治法:治疗部位常规消毒后,按操作常规,分阴阳,清肝经,清板门,清天河水,推补肾经,推补脾经,摩中脘,按弦走搓摩。每日按摩1次,10次为1个疗程。主治:小儿肝炎。症见食欲不振、恶心欲吐、脘腹闷胀、胁痛、苔腻等。附记:屡用有效。一般黄疸型肝炎可配用白茅根 30 克,茵陈 15 克,大枣 3～5 枚,水煎服;无黄疸型肝炎,可用白茅根、郁金、板蓝根各适量,水煎服。本病之治,应以药物治疗为主,本法为辅,配合为用,其效始著。

【手部药疗法】

毛莨膏　组成:鲜毛莨适量。用法:将鲜毛莨茎根洗净捣成糊状备用。用时每取本药膏适量敷于列缺穴或内关穴上,外以纱布包扎固定。6～8 小时后,感觉局部灼痛、皮肤呈现赤红色时,可将药物去掉,再用消毒纱布包好,24 小时揭开,局部起水疱,用针刺破水疱后,消毒包好,预防感染。主治:黄疸型肝炎,无论小儿还是成人均可用之。附记:功能泄毒退黄。临床屡用,确有消除黄疸和减轻症状之功。

茵陈膏　组成:大青叶 20 克,茵陈 30 克,秦艽、板蓝根、龙胆草各 12 克,车前子 9 克。用法:上药共研细末,备用。每取药末20～30 克,用陈醋和凉开水各半调成糊状,分敷于双侧内关穴(或劳宫穴)和肚脐上,包扎固定。每日换药 1 次。主治:小儿急性黄疸型肝炎。附记:功能清热解毒、利湿退疸,故用之有效。

流行性乙型脑炎

流行性乙型脑炎是由乙型脑炎病毒所致的以中枢神经系统病变为主的急性传染病,属中医学"暑温""伏暑"范畴。多见于小儿时期,尤以 10 岁以下小儿发病率最高。

【病因】　多因感受暑邪疫毒所致。

【症状】　发病急骤,高热,头痛,身重,频频呕吐,嗜睡,渐至昏迷、抽搐等症状。

【手部按摩法】

配穴方一　惊厥取人中、合谷、十王、中冲、少商、厉兑、委中等;高热取天河水、六腑、手阴阳、曲池、合谷、下天柱骨。治法:治疗部位常规消毒后,按操作常规,惊厥掐人中,掐合谷、十王、中冲、少商,捏厉兑,拿委中等穴。高热清天河水,退六腑,分手阴阳,拿曲池、合谷,推下天柱骨。每日按摩 1 次,10 次为 1 个疗程。主治:流行性乙型脑炎(重症),以突然发热、壮热、头痛、项强、昏迷、抽搐,甚至角弓反张为主要症状者。附记:①加减:喉间痰多,加清板门,运八卦,揉天突,分推膻中,揉乳根、乳房,按揉肺俞;语言謇涩,加拿风府、哑门;眼斜视者可重揉小天心,运太阳,揉四白;四肢强直可以加揉肩髃、曲池、合谷、肾俞、居髎、环跳、承扶、委中、后承山、解溪、髀关、伏兔、阳陵泉、足三里等穴,并可配合四肢关节摇动屈伸被动活动,以增强疗效。②疗效:临床屡用,均有一定的效果。

配穴方二　肾经、二人上马、小天心、脾经、四横纹、一窝风、手阴阳、三关、六腑、天河水。治法:治疗部位常规消毒后,按操作常规,推补肾经,揉二人上马、小天心,推补脾经,推四横纹,揉一窝风,分手阴阳,推三关,退六腑,清天河水。每日按摩 1 次,10 次为 1 个疗程。主治:流行性乙型脑炎(恢复期),肢体强直或震颤、失语、咬牙、潮热、盗汗、五心烦热等症。附记:屡用有效。加减可参照上方方一。

【手部药疗法】

四大金栀汤　组成:大青叶(全草)30 克,生大黄 9 克,大力子、大蓟各 8 克,瓜子金、栀子各 6 克,冰片 1.5 克。用法:每日 1 剂。上药加清水适量,水煎取汁,倒入盆内,待温时浸泡双手,并用毛巾蘸药液,从头至足,擦洗全身。每日 2 次,每日 15～30 分钟,10 次为 1 个疗程。主治:流行性乙型脑炎。附记:有清热解毒、凉血护脑之功效。故用之临床,确有一定的效果。

乙脑膏　组成:生石膏 45 克,知母 9 克,连翘、竹叶各 10 克,地龙 5 条,大青叶、板蓝根、七叶一枝花各 30 克。用法:上药共研细、捣烂,混合均匀,加白酒适量调和成软膏状,备用。用时取本药膏适量,贴敷于两手心(劳宫穴)和肚脐上,外以纱布包扎固定。每日换药 1 次。主治:"乙脑"。附记:本方有清热解毒、清心透热之功效。故屡用效佳。"乙脑"为急性传染病,病变迅速,应把握病情

（辨证），配合内治为宜。内外并治，效果尤佳。

小 儿 夜 啼

夜啼是婴幼儿常见病症，多见于 6 个月以内的婴幼儿。

【病因】　多因心热脾虚、伤食惊恐或心、肾亏虚所致。

【症状】　婴儿多在夜间啼哭不止，白天正常；或阵阵啼哭，或通宵达旦，哭后仍能入睡。或伴见面赤唇红；或阵发腹痛；或腹胀呕吐；或时惊啼，声音嘶哑等。一般持续时间少则数日，多则经月，过则自止。

【手部按摩法】　取穴：①脾经、三关。②心经、天河水、总筋、内劳宫。③肝经、天河水、五指节、小天心。治法：上列三方，随症选用。治疗部位常规消毒后，按操作常规，方①补脾经，推三关。方②清心经、天河水，揉总筋、内劳宫。方③清肝经、天河水，掐揉五指节，揉小天心。均为每日按摩 1 次，5 次为 1 个疗程。主治：小儿夜啼（虚寒型用方①，心热型用方②，惊恐型用方③）。附记：屡用效佳。

【手部针刺法】

配穴方一　内关、神门、中冲。治法：治疗部位常规消毒后，按操作常规，用毫针对准所选穴位直刺入 0.3～0.5 寸，中冲点刺放血。用中刺激，平补平泻，提插捻转 1 分钟，不留针。每日或隔日 1 次，5 次为 1 个疗程。主治：小儿夜啼。附记：屡用效佳。多在 1 个疗程内获愈。

配穴方二　夜尿点、心点。治法：治疗部位常规消毒后，用毫针对准所选穴位刺入 0.3 寸，用中刺激，平补平泻，提插捻转约 1 分钟，不留针。隔日 1 次，3～5 次为 1 个疗程。主治：小儿夜啼。附记：屡用效佳。

【手部药疗法】

泻心导赤饼　组成：木通 2.5 克，生地黄 4.5 克，黄连、甘草、灯心草各 1.5 克。用法：上药共研细末，加白蜜滚水调成稠糊状，制成药饼 2 个,外敷于双手心(劳宫穴)上。每日换药 1 次,5 次为 1 个疗程。主治:小儿夜啼(心热型),兼治擦舌、弄舌或二便不通等症,非实热证不用。附记:功能清心泻火。故屡用效佳。

龙砂膏 组成:生龙骨、绿豆各 5 克,朱砂 2 克。用法:上药共研细末,加鸡蛋清调为糊状,外敷于双手心(劳宫穴)和肚脐上,敷料覆盖,胶布固定。24 小时后取下,若疗效不佳,可再敷 1 次。主治:小儿夜惊而啼。附记:功能镇惊安神。屡用效佳。

小儿麻痹后遗症

小儿麻痹后遗症是在小儿麻痹症急性期过后的后期症状,又称"婴儿瘫"。属中医学"痿证"范畴,根治颇难。

【病因】 多因时行疫气由口鼻侵入肺胃、流窜经络而发病。至后期多是本虚标实、脉络瘀阻的病理机转特点。现代医学认为是由于脊髓灰质炎病毒侵犯小儿的神经系统所致。

【症状】 小儿麻痹后遗症,多表现为肌肉松弛和萎缩及肢体萎软,且多伴有畸形。弛缓性瘫痪多发生在下肢,如脚的内翻、外翻及下垂等。多为一侧下肢或一侧上肢。

【手部按摩法】 取穴:①面部瘫痪取瞳子髎、颊车、地仓、合谷。②颈部及上肢瘫痪取大椎、肩井、肩髃、曲池、阳池、合谷等。③腰及下肢瘫痪取肾俞、命门、腰阳关、居髎、环跳、殷门、委中、承山、解溪、昆仑、足三里、阳陵泉等。治法:治疗部位常规消毒后,按操作常规,随症选用穴位,手法以推、拿、按、搓、摇等法为主进行按摩疗之。每日按摩 1 次,每次 30 分钟。主治:小儿麻痹后遗症期及恢复期均可用之。附记:运用按摩可以促进气血运行,有助于功能的恢复。此方多为体穴,可特备一法。

【手部针刺法】

配穴方一 合谷、外关、神门。治法:治疗部位常规消毒后,用毫针对准所选穴位刺入(浅刺手法),提插捻转数次后可出针,避免强刺激。每日 1～2 次。烦躁时加刺神门。主治:小儿麻痹症早期。附记：屡用有效。

配穴方二 外关、合谷、中渚、养老。治法：治疗部位常规消毒后，用毫针对准所选穴位刺入。用补法，以捻转法为宜，如针刺感应敏感者，宜轻刺激；如感应迟钝，甚至不易得气者，应用强刺激。总之应以"得气"为宜。每日1次。主治：小儿麻痹后遗症期。附记：屡用有效。

【手部药疗法】

草乌双藤汤 组成：生草乌、干姜各20克，络石藤、鸡血藤各50克，桂枝、伸筋草、川芎、丹参各15克，穿山甲6克。用法：每日1剂。上药加清水适量，水煎取汁，将药汁倒入浴盆内，趁热熏蒸手足，待温时浸泡双手和双足，并用毛巾蘸药液反复擦洗患肢。每日2～3次，每次30分钟。1个月为1个疗程。主治：小儿麻痹后遗症（早期）。附记：屡用有效，久用效佳。

猴骨山虎汤 组成：猴骨、前胡各6克，桂枝、甘草各3克，木通、过山虎各12克，木瓜、松节各10克。用法：上药加水1000毫升，煎沸15分钟，倒入盆内，待温浸泡双手、双足，并用毛巾蘸药水擦洗患肢。每次30分钟，每日2次。另取1剂，水煎服，日服2次，10日为1个疗程。主治：小儿麻痹后遗症瘫痪期。附记：屡用效佳。

小 儿 疝 气

小儿疝气，是指小儿睾丸或脐部偏坠胀痛的疾病。临床所见有脐疝、腹股沟斜疝等。本病好发于小儿出生后头6个月至1—2岁内。

【病因】 多因先天禀赋不足，或后天营养失调，或胎毒内蕴，或感受寒邪所致。

【症状】 患儿脐部或腹股沟处出现肿物，时隐时现，哭闹或用力腹压增强时容易出现，安静则消失。或小腹胀痛，严重者伴有腹胀、呕吐，不能进食等症。

【手部按摩法】 取穴：脾经、三关。治法：治疗部位常规消毒后,按操作常规,清补脾经,推三关。每日按摩 1 次,中病即止。主治:小儿疝气。附记:屡用有效。

【手部针刺法】 取穴:肝点、下腹穴。治法:治疗部位常规消毒后,用毫针对准所选穴位刺入,用中等强度刺激,用泻法,得气后留针 20 分钟。每日 1 次,10 次为 1 个疗程。主治:小儿疝气。附记:屡用有效。

【手部药疗法】

艾硫茴香汤 组成:艾叶、硫黄、小茴香各 15 克。用法:每日 1 剂。上药加清水适量,水煎取汁,将药汁倒入盆内,待温时浸泡手足,并用毛巾蘸药液擦洗患部。每日 2 次,每次 20 分钟。主治:小儿疝气。附记:屡用效佳。

疝气膏 组成:小茴香、母丁香、川楝子、吴茱萸各 10 克,硫黄、苏叶各 5 克。用法:上药共研细末,用陈醋适量调和成稀糊状,备用。用时取本药膏 20 克,外敷于双手心(劳宫穴)和肚脐上,外以纱布包扎固定。每日换药 1 次,5 次为 1 个疗程。主治:小儿疝气。附记:可散寒、理气、止痛。故屡用效佳。

小 儿 便 秘

小儿便秘,是指小儿不能按时排便,大便质地干燥、坚硬或艰涩,难于排出的一种病症。

【病因】 多因大便传导功能失常所致。其因与内科中所述"便秘"基本一致。

【症状】 便秘。证有寒热虚实之辨,治当详察。

【手部按摩法】

配穴方一 内八卦、四横纹、肺经、六腑、阳池、肾水、小天心、二人上马、天河水。治法:治疗部位常规消毒后,按操作常规,逆运内八卦,推四横纹,以和中消滞、消腹部膜胀;清肺经,退六腑,再配揉阳池,以行气润燥通便;推补肾水,揉小天心、二人上马,清天河水,以滋阴清热解毒。每日按摩 1~2 次,中病即止。主治:小儿大便不通、小便秘涩,症见腹部膨胀,或面赤、口干、舌燥、不乳、啼闹不安等。附记:屡用有效。

配穴方二 ①六腑、大肠、内八卦、膊阳池穴。②脾经、大肠、膊阳池穴。治法:上列两方,随证选用。治疗部位常规消毒后,按操作常规,方①退六腑,清大肠,运内八卦,按揉膊阳池穴。方②补脾经,清补大肠,按揉膊阳池。均为每日按摩1次,中病即止。主治:小儿便秘(实秘用方①,虚秘用方②)。附记:屡用效佳。

【手部针刺法】

配穴方一 合谷、阳池。治法:治疗部位常规消毒后,用毫针对准所选穴位刺入,实证用泻法,虚证用补法。得气后留针15~20分钟。每日1次,中病即止。主治:小儿便秘。附记:屡用有效。

配穴方二 支沟、大肠点。治法:治疗部位常规消毒后,用毫针对准所选穴位刺入,用中刺激。每日1次,中病即止。主治:小儿便秘。附记:屡用有效。

【手部药疗法】

通便散 组成:大黄60克,黑芝麻、桑椹各30克,决明子10克,甘草6克。用法:上药共研细末备用。每取药末20克,用蜂蜜调成糊状,分别敷于合谷(双)和肚脐上,外加包扎固定。每日换药1次。主治:儿童便秘。附记:功能清热泻火、调肠通便。故用之效佳。

小 儿 脱 肛

脱肛,又称直肠脱垂。本病多见于小儿,但年老体弱者亦多发生。

【病因】 盖小儿脏腑娇嫩,气血未充,骶曲未长成,加之肾气不固,或脾虚,中气下陷;或便秘努挣,或久泻久痢、脾虚气陷所致。

【症状】 脱肛。或迁延日久而成慢性,并反复发作,病情加重。甚则直肠可发生充血、水肿、溃疡,甚至坏死,不可不慎。

【手部按摩法】

配穴方一 脾经、肺经、大肠、三关、八卦。治法:治疗部位常规消毒后,按操作常规,推补脾经、肺经,补大肠,推三关,运八卦。每日按摩 1 次,10 次为 1 个疗程。主治:小儿脱肛。附记:久用效佳。

配穴方二 胃脾大肠区、腕谷、合谷、脾点、肾点和手腕横纹处。治法:治疗部位常规消毒后,按操作常规,推揉胃脾大肠区、手腕横纹处;按揉腕谷;掐揉合谷、肾点、脾点。手法宜轻柔、和缓、深透,用补法。每日按摩 1 次,每次 15～30 分钟,10 次为 1 个疗程。主治:小儿脱肛。附记:久用效佳。

【手部药疗法】

棉花根膏 组成:棉花根 60 克,防风 3 克,升麻、白术、枳壳各 9 克,乌梅、五倍子各 6 克。用法:上药共研细末,备用。每取药末 25 克,用陈醋调成膏状,分别敷于劳宫穴(双)和肚脐上,外加包扎固定。每日换药 1 次。主治:小儿脱肛。附记:功能益气健脾、升提固脱。故用之效佳。

小 儿 痫 症

小儿痫症,俗称"羊痫风"。是小儿常见的一种发作性的神志异常的疾病。本病多见于 4－5 岁以后的儿童,其发病年龄越小,则预后越差,长期反复发作可导致智力障碍。

【病因】 多先天因素,如胎中受惊,以致气逆于上而不下,精也随之上逆,精气逆乱,则发生发育异常而成痫病。或元阴不足,神不守舍,或痰阻窍道,或血滞心窍等因而致。

【症状】 发作时突然昏倒,不省人事,口吐涎沫,两目直视或上视,四肢抽搐,惊掣啼叫,喉中发出似羊叫声。发作停止后,苏醒如常人。大发作数日或数月 1 次,小发作一日数次或十余次。

【手部按摩法】　取穴:手阴阳、三关、六腑、脾土、肺经、天门入虎口、内八卦、赤(摄)风摇头、中渚、总筋、行间、昆仑。治法:治疗部位常规消毒后,按操作常规,分手阴阳,推三关,退六腑,推补脾土、肺经,推天门入虎口,运内八卦,赤风摇头,揉中渚,掐总筋,揉行间,掐揉昆仑。每日按摩1次,10次为1个疗程。主治:小儿痫症。附记:久用效佳。

【手部针刺法】

配穴方一　合谷、内关、十宣、人中。治法:治疗部位常规消毒后,用毫针对准合谷、内关穴刺入,用强刺激,点刺十宣,掐人中。用泻法,留针20分钟。每日1次,中病即止。主治:小儿痫症发作时。附记:屡用效佳。

配穴方二　合谷、中渚、神门。治法:治疗部位常规消毒后,用毫针对准所选穴位刺入,用中刺激或轻刺激。隔日1次,10次为1个疗程。主治:小儿痫症发作后。附记:久用效佳。

【手部药疗法】

胆星膏　组成:胆南星、雄黄各6克,醋芫花100克,白胡椒挥发油0.05毫升,冰片3克。用法:上药共研细末,备用。每次用药末15克,分别置于劳宫(双)和肚脐上,外用胶布固定。每3～7日换药1次。主治:小儿癫痫。附记:屡用有效。治疗期间禁食辛辣、腥味食物及南瓜、绿豆、大油。

小儿硬肿症

硬肿症为新生儿所特有的疾病。多见于早产儿,体弱和患有其他疾病的小儿更易发生。属中医学"五硬"范畴。

【病因】　多因先天禀赋不足,气血未充,元阳不振,卫气不固;或早产儿护理不当,复感寒邪或寒邪直中脏腑,伤及脾肾之阳所致。

【症状】　全身或局部皮肤肌肉发凉、发硬,体温不升或兼有水肿,色呈紫暗,口周及指端青紫。

【手部按摩法】 取穴:小天心、一窝风、脾经、三关、阳池、肾经、外劳宫、二人上马、内八卦、四横纹。治法:治疗部位常规消毒后,按操作常规,揉小天心、一窝风,推补脾经、上三关;分阳池,推补肾经,揉外劳宫、二人上马,逆运内八卦,揉四横纹。每日按摩1次,1个月为1个疗程。主治:小儿硬肿症。附记:屡用有效。

【手部药疗法】

一味浴方 组成:韭菜 1500 克或芫荽(香菜)1500 克。用法:上药任取 1 味,洗净切细,加少量温开水捣烂至柔软无刺,绿汁绞出,而后加入开水 2000 毫升,保持水温在 45℃左右,将患儿手足浸泡其中,用菜泥进行全身擦浴,反复擦洗患部,并在硬肿部位用指腹进行指揉,环形按摩,用适当压力,对硬肿范围较大者,结合沿肌肉、血管走向来回擦浴按摩,视硬肿轻重来掌握按摩擦浴时间,每次 15～20 分钟,直至硬肿消失。主治:小儿硬肿症。附记:可温阳活血,消肿止痛。故临床用之有效。注意患儿局部保温。

乌香透骨膏 组成:乳香、没药、川乌、草乌各 8 克,肉桂 6 克,丁香 9 克,当归、红花、川芎、赤芍、透骨草各 15 克,葱白、鲜艾叶各适量。用法:先将前 11 味药共研细末,备用。用时取药末 100 克,用葱白汁、鲜艾叶汁、米醋各适量,调为稀糊状,取 20 克外敷于双手心(劳宫穴),包扎固定。再将剩余药泥均匀涂布在纱布上,加温熨敷于硬肿面。隔日换药 1 次,连续 3～5 次。主治:小儿硬肿症。附记:可温经散寒,活血通络,消肿止痛。故用之临床,均有一定的效果。

四、男科疾病

前 列 腺 炎

前列腺炎,属中医学"白浊"范畴,在临床上较为常见。

【病因】 多因饮酒过度,会阴损伤;或手淫、房事不节、下元虚惫,从而导致湿热之邪乘虚入肾,下注膀胱,与气血壅滞、结滞会阴所致。

【症状】　尿急、尿频、尿痛,终至血尿,尿道口常有乳白色或无色黏液分泌物,晨起时有浓黏液封闭尿道口。急性期多伴有恶寒发热、头痛、乏力、腰骶部会阴区及大腿内侧有不适感等;慢性多伴有腰部酸痛、小腹及会阴区有坠胀不适感,以及性欲减退、遗精等症状。尿检时有大量脓细胞。

【手部按摩法】

配穴方一　生殖区(位于小鱼际)、肾经、劳宫、阳池、神门穴。治法:治疗部位常规消毒后,按操作常规,推生殖区、肾经;按揉劳宫、神门、阳池穴。每日按摩 1 次,每次 20～30 分钟,10 次为 1 个疗程。主治:前列腺炎。附记:屡用有效。要注意平时多饮白开水,禁止饮酒,忌食辛辣,避免长途骑自行车,节制性欲,性交中不可中断和忍精不射,忌手淫,避免着凉感冒,最好洗热水坐浴等,有利于巩固疗效,防止复发。

配穴方二　手掌正中线、生殖区、肾区、膀胱区、前列腺区、肾经、下腹穴。治法:治疗部位常规消毒后,按操作常规,推手掌正中线;按揉生殖区、肾区、膀胱区、前列腺区;推肾经;按揉下腹穴。每日按摩 1 次,每次 15～30 分钟,10 分钟为 1 个疗程。主治:前列腺炎。附记:多年使用确有一定的效果。本病之治,应以药物治疗为主,本法为辅,内外并治,可缩短疗程,提高疗效。具体方药,可详见《秘方求真》一书。

【手部针刺法】

配穴方一　列缺、阳池、神门。治法:治疗部位常规消毒后,用毫针对准所选穴位刺入,用强刺激,泻法,提插捻转,得气后留针 20～30 分钟。每日 1 次,10 次为 1 个疗程。主治:前列腺炎。附记:屡用有效。

配穴方二　肾点、小肠点、会阴点。治法:治疗部位常规消毒后,用毫针对准所选穴位刺入,用泻法,强刺激,留针 15 分钟。每日 1 次,10 次为 1 个疗程。主治:急、慢性前列腺炎。附记:屡用有效。

【手部药疗法】

二草苦参汤 组成:苦参、龙胆草、豨莶草、山栀子、黄柏、土茯苓、车前子各 10 克,生地黄、土鳖虫各 5 克。用法:每日 1 剂。上药加清水适量,水煎取汁 2000 毫升,倒入盆内,待温度适可时一边坐浴,一边浸泡双手。每日 2 次,每次 30 分钟。10 次为 1 个疗程。主治:前列腺炎。附记:多年使用,效果甚佳。本方具有清热解毒、凉血散瘀、利湿通淋之功,故用之多效。

麝香止痛膏 组成:麝香(后入)1 克,香附 9 克,乌药、延胡索、小茴香、车前子各 6 克,白胡椒 7 粒。用法:上药共研细末,用米醋适量调为稀糊状,备用。用时每取本药膏 15 克,外敷于双手心劳宫穴上,或加敷肚脐,包扎固定。隔日换药 1 次,10 次为 1 个疗程。主治:慢性前列腺炎。附记:可活血通络、理气止痛,并兼消炎、散寒、利湿之功,故临床验证有效,久用效佳。

阳　　痿

阳痿又名"阳萎",属现代医学之性功能障碍或性神经衰弱,是男科常见病症之一。

【病因】 多因肾虚、惊恐、精神刺激所致;或因纵欲过度、精气虚损;或少年手淫、思虑忧郁;或湿热下注、宗筋弛纵等因素所致。尤以肾阳虚和精神因素者居多。

【症状】 阳事不举,或举而不坚。常伴有头晕、目眩、心悸、耳鸣、夜寐不安、纳谷不香、腰酸腿软、面色不华、气短乏力等症。

【手部按摩法】

配穴方一 生命线(内分泌系统)、肾经、神门、肝脏治疗点、劳宫、关冲、少冲、虎边穴。治法:治疗部位常规消毒后,按操作常规,推揉生命线、肾经;按揉肝脏治疗点、神门、劳宫穴;掐揉虎边、关冲、少冲穴。每日按摩 1 次,每次 15～30 分钟,10 次为 1 个疗程。

主治:性功能减退、早泄阳痿。附记:屡用有效。

配穴方二　肾区、生殖区、生殖腺区、双手小指、肾点、命门点。治法:治疗部位常规消毒后,按操作常规,擦热手掌,持续按揉肾区、生殖区、生殖腺区、肾点、命门点,捻摇双手小指。每日按摩 1次,每次 15～30 分钟,10 次为 1 个疗程。主治:阳痿。附记:屡用有效。

【手部针刺法】

配穴方一　肾点。治法:治疗部位常规消毒后,用毫针对准肾点直刺入 0.5 寸,留针 5 分钟。每日或隔日 1 次,10 次为 1 个疗程。主治:阳痿。附记:屡用有效。

配穴方二　命门点、腹上。治法:治疗部位常规消毒后,用毫针对准所选穴位刺入,用补法或平补平泻法。每日或隔日 1 次,10次为 1 个疗程。主治:阳痿。附记:屡用有效。

【手部药疗法】

三子二仙汤　组成:仙茅、仙灵脾、锁阳、桂枝各 10 克,桑寄生、枸杞子各 5 克,杜仲 20 克,韭菜子、蛇床子各 5 克。用法:每日1 剂。上药加清水适量,水煎取汁,倒入盆内,待温时浸泡双侧手足。每日 2 次,每次 30 分钟,10 次为 1 个疗程。主治:阳痿(阳虚型)。附记:可温阳补肾,故多年使用,效果甚佳。

阳痿膏　组成:硫黄、炮干姜、小茴香、蜈蚣各 15 克。用法:上药共研细末,用米醋适量调为稀糊状,备用。用时每取药膏 25 克,外敷于双手心劳宫穴和肚脐上,外以纱布包扎固定。每日换药 1次。主治:阳痿。附记:临床验证有效。

补肾填精浴方　组成:桑寄生、枸杞子、锁阳、桂枝、淫羊藿、菟丝子各 30 克,杜仲 50 克。用法:每日 1 剂,将上诸味药入锅,加适量水煎汤。熏洗双手,每次 30 分钟,每日早、晚各 1 次。主治:阳痿、腰膝酸软、下肢无力、神疲自汗等。附记:本方具有温补肾阳、填充精血之作用,故用之多效。

遗　精

遗精是指不因性交而精液自行外泄的一种男性疾病。古谓："有梦而遗精者,名曰遗精,无梦而遗精者,甚则醒时精液流出者,称为滑精。"因系精液外泄,故统称遗精,为男科常见多发病。

【病因】　多因性器官及性神经功能失调所致。其因有三:一是烦劳过度、阴血暗耗;或由于多思妄想、恣情纵欲、损伤肾阴,以致阴液不足,"阴虚生内热",热扰精室,因而发生遗精。二是手淫频繁或早婚,损伤肾阴、肾精,肾虚失藏,精关不固,因而遗精。三是饮食不节,醇酒厚味,损伤脾胃,内生湿热,湿热下注,热扰精室所致。

【症状】　遗精次数过频,每周 2 次以上,或梦时而遗,或醒时外溢。伴有精神萎靡、腰酸腿软、心慌气喘等症状者,属于病理性遗精,如成年男子,如果偶尔有遗精,一般每周不超过 2 次,且次日无任何不适者,则属于生理现象,不需治疗。

【手部按摩法】

配穴方一　手掌心、手背、肾区、生殖区、夜尿点。治法:治疗部位常规消毒后,按操作常规,双手摩擦热后,着重擦按手掌心和手背;重点按肾区、生殖区;持续点揉夜尿点。每日按摩 1 次,每次 20～30 分钟,10 次为 1 个疗程。主治:遗精。附记:屡用有效。

配穴方二　手掌正中线、手腕部、肾区、生殖区、生殖腺区、肾上腺区、下身淋巴结、脑区、心区、肝区、脾区、下腹穴。治法:治疗部位常规消毒后,按操作常规,双手掌摩擦发热后,推按手掌正中线,横推手腕部,按揉肾区、生殖区、生殖腺区、肾上腺区、下身淋巴结、脑区、心区、肝区、脾区和下腹部,手法宜轻柔深透,补中有泻。每日按摩 1 次,每次 30 分钟,10 次为 1 个疗程。主治:遗精。附记:多年应用,确有一定的效果。若病情严重者,应以药物治疗为主,本法为辅。

【手部针刺法】

配穴方一　神门。治法:治疗部位常规消毒后,用毫针对准神门穴斜刺,行平补平泻法。若男子不育行轻刺激,留针 30 分钟。每日 1 次,10 次为 1 个疗程。主治:遗精、阳痿,男子不育症。附记:屡用有效。

配穴方二　肾点。治法:治疗部位常规消毒后,用毫针对准肾点直刺 0.5 寸,用平补平泻法,留针 5 分钟。每日 1 次,10 次为 1 个疗程。主治:遗精。附记:屡用有效。又穴取命门,轻刺,留针 5 分钟。主治:男子不育有效。

【手部药疗法】

龙牡固精膏　组成:龙骨、牡蛎、芡实、沙苑蒺藜各 15 克,补骨脂、五味子、龟甲各 10 克,菟丝子、锁阳、杜仲各 7 克。用法:上药共研细末,贮瓶备用。用时每取药末 20 克,以米醋适量调为稀糊状,外敷于双手心劳宫穴和肚脐上,外以纱布包扎固定。每日换药 1 次,中病即止。主治:遗精(肾虚不固型)、早泄、腰酸耳鸣、倦怠乏力者。附记:可补肾固精,故屡用有效。

九味浴手方　组成:桑螵蛸、远志、龙骨、茯苓、党参、当归各 30 克,龟甲 20 克,五倍子、五味子各 5 克。用法:每日 1 剂。上药加清水适量,文火煎汤取汁,将药汁倒入盆内,趁热熏洗双手。每日 2 次,每次 20～30 分钟,7～10 次为 1 个疗程。主治:遗精。附记:验之临床,效果甚佳。

早　　泄

早泄一症,介于阳痿与遗精之间,均比二症较轻,在临床上并不少见。

【病因】　多因肾虚所致。

【症状】　早泄,是行房时阴茎插入或未插入阴道而射精,导致阴茎痿软不能进行正常性交,可有或无性高潮射精的现象,常伴有腰酸背痛、乏力等症状。

【手部按摩法】

配穴方一 肾脏治疗点(即肾区)、生殖穴(位于小鱼际下段)、生殖器官治疗点(有三处,一在大鱼际桡侧下段,二在小指第一、二关节之间桡侧,三在肾上方与生殖穴平行直对环指)、内分泌治疗点、泄泻治疗点(位于手背中指与环指之间根下一横指)、肾经、关冲。治法:治疗部位常规消毒后,按操作常规,按揉肾脏治疗点、生殖穴、生殖器官治疗点、内分泌治疗点,推肾经,按揉泄泻治疗点,按揉生殖器官治疗点、关冲穴。每日按摩1次,每次20～30分钟,7次为1个疗程。主治:早泄。附记:屡用有效。

配穴方二 肾区、生殖区、内分泌区、肾经、命门点、手掌正中线及手腕部、下腹穴。治法:治疗部位常规消毒后,按操作常规,按揉肾区、生殖区、内分泌区,推揉肾经、手掌正中线,横推手腕部,掐揉命门点、下腹穴。每日按摩1次,每次20～30分钟,7次为1个疗程。主治:早泄。附记:屡用效佳。

【手部针刺法】

配穴方一 命门、神门。治法:治疗部位常规消毒后,用毫针对准所选穴位刺入,用平补平泻法,留针5～10分钟。每日1次,7次为1个疗程。主治:早泄。附记:屡用有效。

配穴方二 肾点、腹上。治法:治疗部位常规消毒后,用毫针对准所选穴位刺入,用中刺激,留针10分钟。每日1次,7次为1个疗程。主治:早泄。附记:屡用有效。

【手部药疗法】

九味四子汤 组成:金樱子、菟丝子、五倍子各15克,白蒺藜、莲米、益智仁、芡实各10克,仙茅15克,五味子5克。用法:每日1剂。上药加清水适量,煎水取汁,将药汁倒入盆内,趁热熏洗双手。每日2次,每次20～30分钟,7次为1个疗程。主治:早泄。附记:可补肾益气,收敛止泄。坚持浴手,效果甚佳。

止泄膏 组成:露蜂房20克,五倍子10克。用法:上药共研细末,备用。每取本药末30克,用米醋适量调为稀糊状,外敷于双手心劳宫穴和肚脐上,包扎固定。每日换药 1 次,7 次为 1 个疗程。若严重者,加用本膏涂龟头,每日 2 次。主治:早泄。附记:多年使用,效果甚佳。

五、伤外科疾病

落　枕

落枕又称"颈肌劳损"。该病无论男女、老幼皆可发生,是临床常见多发病。

【病因】　多因体质虚弱,劳累过度,睡眠时头颈部位置不当;或枕头高低不适或太硬,使颈部肌肉如胸锁乳突肌、斜方肌、肩胛提肌等长时间维持在过度伸展位或紧张状态,引起颈部肌肉静力性损伤或痉挛;或因起居不当,严冬过寒,夏日受凉,受风寒湿邪侵袭,使气血凝滞,经脉瘀阻;或者患者事前无准备,致使颈部突然扭转;或肩扛重物,使颈部肌肉扭伤或引起痉挛等,均可导致落枕的发生。

【症状】　颈项部疼痛、强直、酸胀、转动失灵,强转患侧则痛。轻者可自行痊愈,重者可延数周。

【手部按摩法】

配穴方一　头颈区、颈咽区、颈顶点、落零五、少泽。治法:治疗部位常规消毒后,按操作常规,按揉头颈区、颈咽区、颈顶点;掐揉落零五、少泽穴。每日按摩 1 次,每次 20 分钟,中病即止。主治:落枕。附记:屡用效佳。

配穴方二　内关、养老、腕骨、落枕穴。治法:治疗部位常规消毒后,按操作常规,用拇指点按,每穴 2～3 分钟,并嘱病人转动头部。多一次见效。主治:落枕。附记:一般一次即可减轻或消失。又介绍笔者治疗落枕所用推拿法。患者正坐,术者用双手拇、示指捏揉患者肩颈部,使肌肉放松。再站于患者背后,以右侧为例,术者以左手捏患者下颌骨,右手扶头部,先做几下假活动动作,以消除病人思想紧张情绪,突然两手相反用力将头颈转向患侧,即可听到"咔嗒"声,头颈部即活动自如,疼痛消失而愈。再用双手揉按患者肩颈部几下。结果:治疗数百例,均1次痊愈。

【手部针刺法】

配穴方一 落零五、落枕、颈中。治法:治疗部位常规消毒后,用毫针对准所选穴位刺入,用强刺激,泻法,留针10分钟。每日1次,中病即止。主治:落枕。附记:屡用效佳。

配穴方二 内关、外关、养老。治法:治疗部位常规消毒后,用毫针对准所选穴位刺入,用强刺激,泻法,留针15分钟。每日1次,中病即止。主治:落枕。附记:屡用效佳,多一次见效。又取内关或外关穴,以指代针,用拇指点压3~5分钟,即效。

【手部药疗法】

落枕膏 组成:赤芍、红花、片姜黄、南星各10克,生蒲黄、旋覆花各15克,葛根、生川乌、羌活、独活、生半夏、生栀子、生大黄、生木瓜、路路通各20克。用法:上药共研细末,备用。每次用药末30克,以蜂蜜调成膏状,分别置于劳宫(双)及患处压痛点。外加包扎固定。每日换药1次。主治:落枕。附记:屡用效佳。若配用上列手法,效果更佳。

颈 椎 病

颈椎病又称颈椎综合征,是指颈椎及其周围软组织,如颈椎间盘、后纵韧带、黄韧带、脊髓鞘膜等发生病理改变而导致颈神经根、颈部脊髓、椎动脉及交感神经受到压迫或刺激而引起的综合征。该病好发于40岁以上成年人,无论男女、老幼皆可发生,是临床常见多发病。

【病因】 多因身体虚弱,肾虚精亏,气血不足,濡养欠乏;或气滞、痰浊、瘀血等病理产物积累,致经络瘀滞,风寒湿邪外袭,痹阻于太阳经脉、督脉,经隧不通,筋骨不利而发病。

【症状】　头颈、肩臂麻木、疼痛,重者肢体酸软乏力,甚则大小便失禁、瘫痪。若病变累及椎动脉及交感神经时则可出现头晕、心慌等症。

【手部按摩法】

配穴方一　列缺、后溪、内关、合谷、外关、三阳络、外劳宫及全息穴的颈肩穴、头穴、上肢穴。治法:治疗部位常规消毒后,按操作常规,按揉或拿捏列缺、后溪、合谷各 100 次;按揉或掐按全息穴各 100～300 次。若有时间,可加按内关、外关、三阳络、外劳宫各 50～100 次。每日或隔日按摩 1 次,10 次为 1 个疗程。主治:颈椎病。附记:临床屡用,疗效较为满意。对神经根型疗效尤佳,但对脊髓型效果欠佳。

配穴方二　大脑、头颈淋巴结、椎骨、痉挛刺激点、颈项、颈项点、落枕点、颈肩穴、上肢穴、肾、输尿管、膀胱、内关、外关、列缺、合谷、三阳络(图 58)。治法:治疗部位常规消毒后,按操作常规,推揉肾、输尿管、膀胱;捻压大脑、颈项;掐揉头颈淋巴结、颈项点;按揉椎骨、痉挛刺激点、落枕点;颈肩穴、上肢穴、内关、列缺、外关、三阳络。每日按摩 1 次,每次 30 分钟,10 次为 1 个疗程。主治:颈

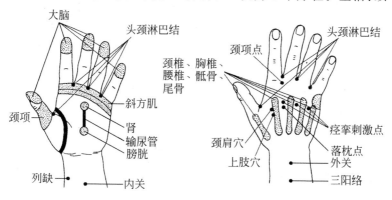

图 58　配穴方二定位

椎骨质增生。附记:屡用有效。

【手部针刺法】

配穴方一 列缺、后溪、内关、合谷、外关。治法:治疗部位常规消毒后,用毫针对准所选穴位刺入,用强刺激,得气后留针30分钟。每日1次,10次为1个疗程。可与手部按摩结合应用,即先按摩,后针刺。主治:颈椎病。附记:屡用有效。

配穴方二 颈项点、落枕点、颈肩穴、颈椎。治法:治疗部位常规消毒后,用毫针对准所选穴位刺入,用中强度刺激,得气后留针20分钟。每日或隔日1次,10次为1个疗程。主治:颈椎病。附记:屡用有效。

【手部药疗法】

颈椎汤 组成:葛根30克,羌活、三棱、桂枝、当归、细辛、豨莶草、藁本、白芷各15克,川红花10克,广地龙6克。用法:每日1剂。上药加清水适量,水煎取汁,倒入盆内,趁热熏蒸双手和患部(颈椎),待温时浸泡双手。每日2～3次,每次30分钟,15天为1个疗程。主治:颈椎病。附记:可祛风除湿,活血通络。多年使用,疗效尚满意。

颈椎膏 组成:马钱子、川乌、草乌、川芎各15克,白花蛇2条,中华跌打丸(中成药)5粒,冰片3克。用法:上药共研细末,用米醋适量调为稀糊状,备用。用时每取本药膏30克外敷于双手心(劳宫穴)和阿是穴(患部)。每日换药1次,15次为1个疗程。主治:颈椎病。附记:屡用效佳。一般2～3个疗程即可见效或痊愈。本方有毒,切忌入口、目。

腰椎间盘突出症

腰椎间盘突出症是指经常受挤压、扭转等外力所致损伤而逐渐致腰椎间盘突出的一种退行性慢性疾病,在临床中亦不少见,而且治疗颇难。

【病因】 凡急性或慢性损伤,特别是弯腰弓背提取重物时,椎间盘后部压力增加而向外侧突出(多数发生在第4～5腰椎之间,或第5腰椎与骶椎之间),加之肾虚、抗病力差、复感风寒湿邪侵袭,促使已有退行性的腰椎间盘突出所致。

【症状】　病变在腰部,故多出现腰痛及坐骨神经痛。初起多为间歇性,甚则持续性疼痛,压痛明显,活动时加重,并有放射性疼痛。

【手部按摩法】

配穴方一　肾经、甲状腺、腰臀、胸骨、内关、腰肌点、脊柱点、坐骨神经点、后溪、液门穴。治法:治疗部位常规消毒后,按操作常规,推揉肾经、甲状腺,按揉腰臀、腰肌点、坐骨神经点、内关穴,掐揉脊柱点、胸骨、后溪、液门。重手法强力刺激、均匀、深透。每日按摩1次,每次20～30分钟,15次为1个疗程。主治:腰椎间盘突出症。附记:屡用有效。

配穴方二　脊腰腿区、足腿区、腰椎、腰肌点、坐骨神经点、腰臀、脊柱点、肾经、手掌正中线。治法:治疗部位常规消毒后,按操作常规,按揉脊腰腿区、足腿区、腰椎、腰肌点、坐骨神经点、腰臀,掐揉脊柱点,推肾经和手掌正中线。用重手法强刺激、均匀、深透。每日按摩1次,每次30分钟,15次为1个疗程。主治:腰椎间盘突出症。附记:此法对改善症状及止痛效果甚佳。同时配合牵引、腰椎整复,注意休息、要睡硬板床,有利于巩固疗效、防止退化加深。

【手部针刺法】

配穴方一　内关、养老、后溪、液门。治法:治疗部位常规消毒后,用毫针对准所选穴位刺入,用强刺激,提插捻转,得气后留针15～30分钟,每日1次,10次为1个疗程。主治:腰椎间盘突出症、腰痛。附记:屡用有效,止痛效佳。

配穴方二　命门点、脊柱点、腰痛点、坐骨神经点。治法:治疗部位常规消毒后,用毫针对准所选穴位刺入,用强刺激,提插捻转,得气后留针20分钟。每日1次,10次为1个疗程。主治:腰椎间盘突出症、腰腿痛。附记:屡用效佳。

【手部药疗法】

腰痛浸洗方 组成:菟丝子、狗脊、杜仲、透骨草、伸筋草、苏木、川红花各 15 克,秦艽、川乌各 20 克,桑寄生、土鳖虫各 10 克。用法:每日 1 剂。上药加清水适量,水煎取汁,倒入盆内,趁热熏蒸患部,待温时浸泡双手,并用湿热毛巾敷患处。每日 2 次,每次 30 分钟,10 次为 1 个疗程。主治:腰椎间盘突出症。附记:可补肾活血,祛风除湿,舒筋活络。多年使用,效果尚佳。

通络止痛膏 组成:川乌、草乌、乳香、没药、当归、杜仲各 30 克,川红花、苏木、延胡索、独活各 15 克,肉桂 5 克,威灵仙 15 克。用法:上药共研细末,贮瓶备用。用时每取药末 30 克,用白酒适量调为稀糊状,外敷于双手心劳宫穴和阿是穴(患部)。外以纱布包扎固定。每日换药 1 次,10 次为 1 个疗程。主治:腰椎间盘突出症。附记:可祛风除湿、活血化瘀、通络止痛。多年使用、颇具效验。

腰 扭 伤

腰扭伤是临床常见多发病。

【病因】 多因姿势不正确,或用力过度,或突然活动扭腰幅度过大,或提物、担物过重,或跌仆闪挫等因而致气滞瘀阻、经脉失畅、"不通则痛",故发生腰痛。

【症状】 腰部剧痛,甚则倒下不能转身,多持续疼痛,活动时则痛剧,静则稍减。痛无定处,窜痛者,以气滞为主;痛有定处,刺如刀割,以瘀阻为主。若腰痛迁延反复,经久不愈,又可并发他症。

【手部按摩法】

配穴方一 腰痛点、后溪、合谷及全息穴的腰腹穴、肾穴、腿穴。治法:治疗部位常规消毒后,按操作常规,点按腰痛点、后溪、合谷穴各 100～200 次;掐按各全息穴 300 次。每日按摩 1 次,中病即止。主治:急性腰扭伤。附记:临床屡用,均有较好的疗效。

配穴方二 腰腹腿区、劳宫、肾经、后溪、精灵、威灵、腰肌点。治法:治疗部位常规消毒后,按操作常规,按揉腰腹腿区、腰肌点、威灵、精灵、后溪、劳宫穴,推肾经。每日按摩1次,每次20～30分钟,中病即止。主治:急性腰扭伤。附记:屡用效佳。

【手部针刺法】

配穴方一 养老、后溪、内关。治法:治疗部位常规消毒后,用毫针对准所选穴位刺入,用强刺激,得气后留针15～30分钟。每日1次,中病即止。主治:急性腰扭伤。附记:屡用效佳。

配穴方二 腰痛点、精灵、威灵。治法:治疗部位常规消毒后,用毫针对准所选穴位刺入,用强刺激,得气后留针20～30分钟。每日1次,中病即止。主治:急性腰扭伤。附记:屡用效佳。

【手部药疗法】

四枝浴手汤 组成:桃树枝、花椒枝、桂树枝、柳树枝各30克,大黄10克,山栀子15克。用法:每日1剂。上药加清水适量,水煎取汁,倒入盆内,趁热熏蒸患处,待温时浸泡双手。每日2次,每次20～30分钟,中病即止。主治:急性腰扭伤及一切软组织损伤。附记:屡用效佳。

加味七厘散 组成:七厘散(中成药)2支,血竭6克,大黄10克。用法:先将后2味药共研细末,入七厘散共研和匀,以白酒或75%乙醇适量调为稀糊状,外敷于双手心劳宫穴和阿是穴(患部),包扎固定。每日换药1次,中病即止。主治:急性腰扭伤及一切软组织损伤。附记:屡用效佳,一般1～3次即效。本方具有活血通络、消肿止痛之功,故用之效佳。

肩关节周围炎

肩关节周围炎,简称"肩周炎",又称"肩凝症",古称"漏肩风""五十肩",是临床常见多发病。

【病因】 多因露肩贪凉、风寒湿邪乘虚侵袭、滞阻关节所致。

【症状】 肩关节酸痛,活动则痛剧,甚则活动受限,抬举不能等。

【手部按摩法】

配穴方一 肩酸痛治疗点(右肩位小指第 3 关节尺侧、左肩位示指第 3 关节桡侧)、心穴、头顶点、合谷。治法:治疗部位常规消毒后,按操作常规,捏捻肩酸痛治疗点,按揉合谷、头顶点,掐按心穴。每日按摩 1 次,每次 15～30 分钟,10 次为 1 个疗程。主治:肩部酸痛。附记:久用效佳。

配穴方二 太渊、中冲、合谷、后溪。治法:治疗部位常规消毒后,按操作常规,找准穴位,用拇指指端掐按所选穴位,每次 10～20 下,或用香烟灸或牙签束的末端刺激(点压)以上穴位各 15 次即可。每日按摩 1 次,10 次为 1 个疗程。主治:"肩周炎"。附记:屡用效佳。又肩膀肌肉僵硬,可按揉头脑区、肾区、生殖区各 3～5 分钟;再掐按合谷、颈顶点(位于示指与中指之间指根下移 2 厘米),或用香烟灸 5～7 次。每日 1 次,效佳。又颈部肌肉僵硬,用香烟灸中渚、阳池、关冲穴各 7～10 次。每日 1 次,效佳。

【手部针刺法】

配穴方一 肩点。治法:治疗部位常规消毒后,用毫针对准肩点刺入,用强刺激,多一次见效。主治:肩关节周围炎。附记:一般可立见止痛,痛止可出针或继续留针 2～3 分钟。

配穴方二 太渊、中冲、合谷、后溪。治法:治疗部位常规消毒后,用毫针对准所选穴位刺入,用强刺激,提插捻转,得气后留针 15 分钟。每日 1 次,中病即止。主治:肩周炎。附记:屡用效佳。

【手部药疗法】

十味藤骨汤 组成:松节、鸡血藤、络石藤、桂枝、片姜黄各 30 克,透骨草、寻骨风、急性子各 15 克,白芷、细辛各 10 克。用法:每日 1 剂。上药加清水适量,水煎取汁,将药汁倒入盆内,趁热熏洗双手及肩关节部。每日 2 次,每次 20～30 分钟,10 次为 1 个疗程。主治:"肩周炎"。附记:屡用有效。本方有毒,忌入口。

肩周炎膏 组成:络石藤 1000 克,桑寄生 200 克,当归 40 克,全蝎、土鳖虫、独活、肉桂、黑附子各 20 克,干姜 15 克,乳香、没药各 30 克,冰片 6 克,桑枝 1 握。用法:上药除络石藤、当归、桑枝、冰片外,其余诸药混合略炒,后加入冰片,共研细末,过筛;再将络石藤、当归、桑枝加水煎 2 次取汁、去渣,合并 2 次煎液浓缩,取出浓缩液加入诸药末调和成膏。用时每取适量本药膏,贴敷于曲池、肩髃、天宗穴上,包扎固定。每日换药 1 次,10 次为 1 个疗程。主治:肩关节周围炎。附记:方名为编者拟加。可温经散寒、通络止痛,故用之临床,屡收良效。

骨质疏松症

骨质疏松症是骨组织内钙量减少,骨内部结构异常,而化学成分基本正常的一种病症。该病多见于老年人和绝经后妇女。

【病因】　多因肾虚所致,并与胃、脾、肝有关。现代医学认为是因为骨骼中钙磷缺乏所致。

【症状】　一般无明显症状,或有的出现身高缩短、驼背畸形、腰背腿酸痛、易骨折。

【手部按摩法】　取穴:内关、太渊、合谷及全息穴的心肺穴、肝胆穴、脾胃穴、肾穴等。治法:治疗部位常规消毒后,按操作常规,按揉内关、太渊、合谷、心肺穴、肝胆穴、脾胃穴、肾穴各 50～100 次。每日按摩 1 次。要坚持,不要间断。主治:骨质疏松症。附记:屡用有效。

【手部针刺法】

配穴方一　养老、内关、太渊、合谷。治法:治疗部位常规消毒后,用毫针对准所选穴位刺入,用轻刺激,补法,留针 10～15 分钟。每日或隔日 1 次,10 次为 1 个疗程。主治:骨质疏松症。附记:久用效佳。

配穴方二　肾点、肾穴、肝点、脾点。治法:治疗部位常规消毒后,用毫针对准所选穴位刺入(浅刺),用轻刺激,补法,留针 15～30 分钟。每日或隔日 1 次,10 次为 1 个疗程。主治:骨质疏松症。

附记:久用效佳。同时可配合服用钙磷合剂,可提高疗效。

【手部药疗法】

壮骨膏 组成:金匮肾气丸(中成药)、仙茅、仙灵脾、炙龟甲、炙鳖甲、钙片各 50 克。用法:上药共研细末,用骨碎补 15 克水煎取汁,调和成软膏状,备用。每取药膏适量,外敷于双手心劳宫穴和肚脐上,外以纱布包扎固定。每日换药 1 次,1 个月为 1 个疗程。主治:骨质疏松症。附记:本方经多次修订而成。可补肾壮骨。若能坚持连用 3 个疗程以上,其效始著。

狗脊汤 组成:狗脊、五加皮、木瓜各 30 克,透骨草、杜仲、川续断、鸡血藤各 20 克,延胡索、红花、白芷各 25 克。用法:上药加水 1500 毫升,煎沸 15 分钟,倒入盆内,趁热熏蒸双手双足及患处,待温浸泡双手双足,并用毛巾浸药液洗患处。每次 20～30 分钟,每日 2 次。主治:骨质疏松症。附记:坚持用药,确有一定效果。

梨状肌综合征

梨状肌综合征,是指由于梨状肌充血、水肿、痉挛及肥厚等刺激或压迫坐骨神经引起的一种症候群。

【病因】 多因撞伤或劳伤后,复感风寒湿之邪侵袭,使气血运行受阻,而致疼痛。

【症状】 臀部疼痛,局部可伴有条索状隆起,或呈弥漫性增厚、肌肉松软,沿坐骨神经有压痛等。

【手部按摩法】

配穴方一 劳宫穴、腰肌点、肾点、后溪、阳池穴、腰痛点、坐骨神经点。治法:治疗部位常规消毒后,按操作常规,按揉劳宫穴、腰痛点、腰肌点、阳池穴;掐按肾点、坐骨神经点、后溪穴。每日按摩 1 次,每次 15～30 分钟,10 次为 1 个疗程。主治:梨状肌综合征。附记:屡用有效。

配穴方二 手掌正中线、肾区、肾经、内阳池、腰臀、腰肌点、外劳宫、上都、坐骨神经点。治法:治疗部位常规消毒后,按操作常规,推按手掌正中线、肾区、肾经;按揉内阳池、腰膂、腰肌点、外劳宫、上都、坐骨神经点。每日按摩1次,每次20～30次,10次为1个疗程。宜重手法,强刺激,用泻法。主治:梨状肌综合征。附记:多年使用,效果甚佳。

【手部针刺法】

配穴方一　劳宫、阳池、后溪。治法:治疗部位常规消毒后,用毫针对准所选穴位刺入,用强刺激,提插捻转,得气后留针30分钟,间歇捻转。每日1次,5～10次为1个疗程。主治:梨状肌综合征。附记:屡用有效。

配穴方二　肾点、腰肌点、坐骨神经点。治法:治疗部位常规消毒后,用毫针对准所选穴位刺入,用强刺激,留针15～30分钟。每日1次,10次为1个疗程。主治:梨状肌综合征。附记:屡用有效。

【手部药疗法】

苏红消肿汤　组成:川红花、苏木、大黄、生山栀各30克。用法:每日1剂。上药加清水适量,水煎取汁,倒入盆内,趁热熏患部,待温时浸泡双手。每日2次,每次30分钟,10次为1个疗程。主治:梨状肌综合征。附记:可活血化瘀,消肿止痛。故用之临床,效果甚佳。若配用本方水煎服,效果更好。

活血止痛膏　组成:乳香、没药、血竭、当归各15克,生川乌10克,透骨草、牛膝各9克,冰片3克。用法:上药共研细末,备用。用时每取药末适量,用米醋或白酒适量调为稀糊状,外敷于双手心劳宫穴和肚脐上,包扎固定。每日换药1次,10次为1个疗程。主治:梨状肌综合征。附记:临床屡用,效果甚佳。又用七厘散(中成药),大黄(研末)各等份,用米醋调敷,如上法用之,用治梨状肌综合征及软组织损伤,效佳。

狭窄性腱鞘炎

狭窄性腱鞘炎,好发于手腕、指关节处。多见于从事频繁的腕和指关节活动的人易发本病,如电脑操作员等,女性多于男性。在临床上并不少见。

【病因】 多因局部过劳,血不荣筋,风寒湿邪侵致气血凝滞不能濡养经脉所致。

【症状】 手掌指关节活动受限、疼痛,甚则关节部膨大、疼痛加剧。

【手部按摩法】

配穴方一 有炎症的关节部位、肝经、肾经及阳溪、列缺、合谷、中泉、精灵、威灵。治法:治疗部位常规消毒后,按操作常规,推按肝经、肾经;捏捻有炎症的关节部位;按揉阳溪、中泉、精灵、威灵、列缺;掐揉合谷穴。每日按摩 1 次,每次 15～30 分钟,10 次为 1 个疗程。主治:狭窄性腱鞘炎。附记:屡用有效,配合外洗,效果更好。

配穴方二 手腕部及手掌正中线、肾经、肝经、外劳宫、手踝、阳池、中渚、指关节。治法:治疗部位常规消毒后,按操作常规,推按手掌正中线、肝经、肾经;横推手腕关节部;按揉外劳宫、手踝、阳池、中渚穴;捻指关节,并摇、拔。每日按摩 1 次,每次 30 分钟,10 次为 1 个疗程。主治:狭窄性腱鞘炎。附记:屡用效佳,一般 1～2 个疗程即效或痊愈。按摩后即配用外洗方,可提高疗效。

【手部针刺法】

配穴方一 阳溪、列缺、合谷。治法:治疗部位常规消毒后,用毫针对准所选穴位刺入,用中强度刺激,得气后留针 30 分钟。每日 1 次,10 次为 1 个疗程。主治:狭窄性腱鞘炎。附记:屡用效佳。

配穴方二 ①外劳宫、上都、中都。②肝点、肾点、精灵、威灵、手踝。治法:上列两方,任选一方。治疗部位常规消毒后,用毫针对准所选穴位刺入,用强刺激,泻法,得气后留针 30 分钟。每日 1 次,10 次为 1 个疗程。主治:狭窄性腱鞘炎。附记:屡用效佳。

【手部药疗法】

桃红桂辛汤　组成:艾叶、桂枝、细辛、红花、桃仁、当归、川芎、赤芍、秦艽、威灵仙各 15 克,羌活 9 克。用法:每日 1 剂。上药加清水适量,水煎取汁,倒入盆内,趁热熏洗双手。每日 2 次,每次 30 分钟。主治:狭窄性腱鞘炎。附记:屡用效佳。

马七止痛膏　组成:七厘散(中成药)20 克,马钱子、桂枝各 15 克,细辛 5 克,土鳖虫 9 克,冰片 3 克。用法:上药共研细末,贮瓶备用。用时每取药末适量,用米醋或白酒适量调为稀糊状,外敷于双手心劳宫穴,包扎固定。每日换药 1 次,10 次为 1 个疗程。主治:狭窄性腱鞘炎。附记:多年使用,效果甚佳。本方有毒,严禁入口。

乳　腺　炎

乳腺炎属中医学"乳痈"范畴,是一种急性化脓性疾病。根据发病期不同,又分为外吹乳痈(哺乳期)、内吹乳痈(怀孕期)、乳痈(非哺乳期和怀孕期)三种。统称之为乳痈。

【病因】　"外吹"多因小儿吮乳吹风,或乳汁积滞,不得外流所致。"内吹"多因胎气旺盛,胸满气上,邪热壅滞阳明经所致。"非内外吹",多因假吮乳汁所致,或因肝郁气滞,或饮食不节,脾失健运,湿热蕴结,或产后血虚,外感风寒热邪,客于乳房,壅滞内郁所致。

【症状】　乳房肿胀疼痛,局部有块或无块,皮肤色白或红,甚则焮红肿痛,继则腐烂化脓。

【手部按摩法】

配穴方一　胸区、肝区、乳腺区、淋巴区、手掌侧骨间隙、敏感点。治法:治疗部位常规消毒后,按操作常规,按揉胸、肝、乳腺区及淋巴区;推按掌侧骨间隙;点按敏感点,可反复操作。每日按摩 1 次,每次按摩 30 分钟,7 次为 1 个疗程。主治:乳腺炎(乳痈)。附记:屡用效佳。

配穴方二 胸区、胸点、少泽、内关。治法:治疗部位常规消毒后,按操作常规,按揉胸区、内关;掐按胸点、少泽穴。每日按摩1次,每次20～30分钟,7次为1个疗程。主治:急性乳腺炎。附记:屡用效佳。

【手部针刺法】

配穴方一 内关、鱼际、少泽。治法:治疗部位常规消毒后,用毫针对准所选穴位刺入,用强刺激,提插捻转,得气后留针30分钟,每日1次,中病即止。主治:急性乳腺炎。附记:屡用效佳。

配穴方二 胸点、虎口、鱼际。治法:治疗部位常规消毒后,用毫针对准所选穴位刺入,用强刺激泻法,留针15～30分钟。每日1次,中病即止。主治:乳腺炎。附记:屡用效佳。

【手部药疗法】

解毒消肿汤 组成:蒲公英、野菊花各30克,大黄、川红花各15克,皂角刺6克,冰片(后下)1.5克。用法:每日1剂。上药加清水适量,水煎取汁,倒入盆内,趁热熏蒸双手和患乳,待温时,浸泡双手,并用毛巾蘸药液湿敷患部。每日2次,每次30分钟,中病即止。主治:急性乳腺炎(初期)。附记:多年使用,疗效显著。

仙人膏 组成:生半夏、生大黄、川芎、川红花、鲜仙人掌(去刺)各30克,冰片3克。用法:先将前4味共研细末,冰片研末,仙人掌捣烂,入药粉,加适量陈醋调为稀糊状,备用。用时每取药膏适量外敷于双手心劳宫穴和患乳部,外以纱布包扎固定。每日换药1次,中病即止。主治:急性乳腺炎。附记:临床验证效佳。

乳腺小叶增生

乳腺小叶增生又称慢性囊性乳腺病,属中医学"乳癖"范畴。多发生于25-40岁,以乳房外上方为多见,是妇外科常见病之一。

【病因】 多因情志内伤、肝郁痰凝、积聚乳房、胃热壅滞所致。或因思虑伤脾、郁怒伤肝,以致冲任不调、气滞痰凝而成。

【症状】 乳房结块,皮色不变,形似鸡卵,质地坚实,或是结节状,边界清楚,活动度大,经年累月不会溃破。在怀孕期,肿块迅速增大,部分有恶变之虑。一般为单个或多个,多发生在一侧或两侧。

【手部按摩法】

配穴方一　内关、郄门、合谷、少泽、中泉等及全息穴的心肺穴、肝胆穴、肾穴、生殖穴等。治法:治疗部位常规消毒后,按操作常规。上述所选穴位可分为两组,交替使用。第一组:内关、少泽、肝胆穴、肾穴。第二组:郄门、合谷、中泉、心肺穴、生殖穴。任选一方,点按或推按各穴 100～300 次。每日按摩 1 次,经前 1 周,每天 2 次,1 个月为 1 个疗程,至少要坚持 3 个疗程。主治:乳腺小叶增生症。附记:久用效佳。

配穴方二　手掌正中线、肾经、肝经、胸区、生殖区、胸点、胸骨、内关、合谷、少泽穴。治法:治疗部位常规消毒后,按操作常规,推按手掌正中线、肾经、肝经、胸区、生殖区;按揉胸点、胸骨、内关穴;掐按合谷、少泽穴。每日按摩 1 次。每次 30 分钟,1 个月为 1 个疗程。主治:乳腺小叶增生。附记:久用效佳。

【手部针刺法】

配穴方一　郄门、内关、合谷、少泽。治法:治疗部位常规消毒后,用毫针对准所选穴位刺入,用强刺激,得气后留针 30 分钟。每日或隔日 1 次,1 个月为 1 个疗程。主治:乳腺小叶增生(乳癖)。附记:久用效佳。

配穴方二　肾点、肝点、胸点、中泉。治法:治疗部位常规消毒后,用毫针对准所选穴位刺入,用强刺激或中刺激,得气后留针 15～30 分钟,每日或隔日 1 次,1 个月为 1 个疗程。主治:乳腺小叶增生(乳癖)。附记:久用效佳。

【手部药疗法】

消肿散结浴方　组成:苦参 60 克,透骨草、艾叶各 30 克,当归、乳香、没药、金银花、生半夏、天南星、荆芥、白芷各 15 克,川芎、红花、防风各 10 克,甘草 5 克,葱白 7 根,核桃树枝、槐树枝各 7

节。用法:每剂 3 次。上药加清水 2000 毫升,水煎 40 分钟取汁,倒入盆内,待温时浸泡双手,并用毛巾蘸取药液外洗患侧乳房。每晚 1 次,每次 30 分钟。洗后用手托起乳房晃动 3～5 分钟。可视病情状况连续用药 3～5 周。主治:乳腺小叶增生。附记:可清热解毒、消肿散结。临床屡用,久用效佳。并注意乳房保暖。

乳癖膏 组成:芒硝 60 克,生天南星、生半夏、露蜂房、山慈菇各 20 克,紫金锭(中成药)、皂角刺、乳香、没药、川芎各 15 克。用法:上药共研细末,用凡士林适量调为稀糊状,备用。用时每取药膏适量(约 30 克),外敷于双手心劳宫穴和阿是穴(患乳),外以纱布覆盖,胶布固定。每日换药 1 次,1 个月为 1 个疗程,连用 3 个疗程。主治:乳癖(乳腺小叶增生)。附记:屡用效佳。

痔　　疮

古谓:痔有五,即牡痔、牝痔、肠痔、血痔、脉痔是也。今分混合痔和内痔、外痔。痔类虽多,统以痔疮名之。

【病因】《严氏济生方》云:"多由饮食不节,醉饱无时,恣食补腻,久坐湿地,性欲耽着,不忍不便,遂成阴阳不和,关格壅塞,风热下行,乃成五痔"。

【症状】 肛门生痔,或左或右,或内或外,或状如鼠奶,或形如樱桃,或脓或血,或痒或痛,或软或硬,或臀或肿,久之则成漏矣。

【手部按摩法】

配穴方一 肛门(位于手掌腕中心)、便秘治疗点(位于环指第 2 关节尺桡侧)、调节大便功能治疗点(位于示指第 1 关节中点)、一窝风、合谷、商阳。治法:治疗部位常规消毒后,按操作常规,按揉肛门区、一窝风;掐按合谷、商阳、调节大肠功能治疗点;捏便秘治疗点。每日按摩 1 次,每次 30 分钟,10 次为 1 个疗程。主治:痔疮。附记:屡用效佳。

配穴方二 会阴点、合谷、大肠。治法:治疗部位常规消毒后,按操作常规,点按或掐压会阴点、合谷、大肠各 50～100 次,严重者

则用香烟灸或中药灸治以上三穴各 7～10 次。每日按摩 1 次,10
次为 1 个疗程。时常按压会阴点,可避免痔疮再发。主治:痔疮。
附记:屡用效佳。检查痔发部位及预后,当右手的会阴点在用左手
指指压会感到压痛时,表示痔疮的患处在右边;当左手的会阴点在
用右手指指压会感到压痛时,则表示患部在左边。痔疮治愈后,会
阴点仍会感到压痛,则表示有再发(复发)的可能性。因此时常指
压会阴点,可避免再发。

【手部针刺法】

配穴方一　二白、合谷、商阳。治法:治疗部位常规消毒后,用
毫针对准所选穴位刺入,用强刺激,得气后留针 30 分钟,间歇捻
针。每日 1 次,10 次为 1 个疗程。主治:痔疮。附记:屡用有效。

配穴方二　会阴点、大肠、一窝风。治法:治疗部位常规消毒
后,用毫针对准所选穴位刺入,用强刺激,得气后留针 30 分钟。每
10 分钟捻针 1 次,每日 1 次,10 次为 1 个疗程。主治:痔疮。附
记:屡用有效。

【手部药疗法】

解毒消肿汤　组成:金银花、蒲公英、马鞭草、紫草、车前草、败
酱草、延胡索、赤芍、黄芩、黄柏各 30 克,明矾、芒硝各 6 克。用法:
每日 1 剂。上药加水 2000 毫升,煮沸 10 分钟后,将药液倒入盆
内,趁热先熏蒸肛门和双手。待水温降至 40℃左右时浸泡双手,
并用毛巾蘸药液洗肛门。每日早、晚各 1 次,每次 30 分钟,7～10
日为 1 个疗程。主治:痔疮。附记:屡用效佳。

痔疮膏　组成:生大黄、生地榆、乳香、没药、明矾各 20 克,冰
片 5 克,五倍子 6 克,京万红软膏 2 支。用法:先将前 7 味共研细
末,与京万红软膏(挤出)、陈醋适量,调为稀糊状,备用。用时每取
药膏 30 克,外敷于双手心劳宫穴和肚脐上,包扎固定。必要时可
加涂痔疮上。每日换药 1 次,10 次为 1 个疗程。主治:各类痔疮、
肛裂。附记:多年使用,效果甚佳。本方具有清热解毒、凉血化瘀、
消肿止痛之功,故用之多效。

六、皮肤科疾病

痤　疮

痤疮又称"青春痘""青春蕾"或称"面生粉刺"。该病多发生于男女青春期,且以女性为多。该病好发于面部、上胸部等,尤以颜面部为多。

【病因】　多因肺热熏蒸、血热瘀滞肌肤所致。或过食炙煿、膏粱厚味、脾胃积热、上蒸皮肤;或因腠理不密、外涂化妆品刺激;或沥青黏着皮肤等因所致。

【症状】　初起为疙瘩,形如粟米,多呈分散与毛孔一致的小丘疹或黑头丘疹,周围色赤肿痛。用手挤压有米粒样白色粉汁;有时疹顶部出现小脓疱;有的可形成脂瘤或疖肿。病程缠绵,此愈彼起。一般在28-30岁自然消失。因化妆品等引起的即停用3个月后会渐渐消失。

【手部按摩法】

配穴方一　鱼际、合谷、少泽、外关及全息穴的头穴、肾穴、肝胆穴等。治法:治疗部位常规消毒后,按操作常规,按揉或推按上述选穴各100~200次。每日按摩1次,10次为1个疗程。主治:痤疮。附记:久用效佳。

配穴方二　胃脾大肠区、神门、大陵、二间、合谷。治法:治疗部位常规消毒后,按操作常规,推按胃脾大肠区;按揉神门、大陵;掐按合谷、二间穴。每日按摩1次,每次15~30分钟,10次为1个疗程。主治:粉刺(痤疮)。附记:屡用效佳。手上的合谷、二间、神门、大陵等穴位用牙签束或香烟灸刺激也能刺激消化,消除面部的粉刺。又用发夹的末端刺激合谷5~7次,只需要3周的时间,几乎就能够完全治好。加刺示指与中指之间及胃脾大肠区则更有效果,不妨一试。

【手部针刺法】

配穴方一　合谷、鱼际、少泽。治法:治疗部位常规消毒后,用毫针对准所选穴位刺入,用强刺激,得气后留针 15～30 分钟。每日 1 次,10 次为 1 个疗程。主治:痤疮。附记:屡用效佳。

配穴方二　二间、神门、大陵、外关。治法:治疗部位常规消毒后,用毫针对准所选穴位刺入,用强刺激,泻法,留针 30 分钟。每日 1 次,10 次为 1 个疗程。主治:面生粉刺。附记:屡用效佳。

【手部药疗法】

三黄苦参汤　组成:黄芩、黄柏、苦参、月季花、大黄各 15 克,紫草 10 克。治法:每日 1 剂。上药加清水适量,水煎取汁,倒入盆内,趁热熏蒸双手和面部(熏时闭目),待温时浸泡双手,并用毛巾蘸药液擦洗患部。每日 2 次,每次 20～30 分钟,10 日为 1 个疗程。主治:痤疮。附记:可清热燥湿,凉血活血。多年使用,疗效显著。

芦荟二黄膏　组成:大黄、硫黄各 30 克,硼砂 10 克,鲜芦荟 60 克。用法:先将前 3 味药共研细末,再将芦荟去刺、洗净、捣烂,加茶水适量,共捣烂如泥糊状,备用。用时每取药膏 20 克,用 2/3 外敷于双手心劳宫穴,包扎固定。每日换药 1 次,所剩 1/3 药膏,每日分 3 次,涂于患部。涂药前先用茶水洗净。主治:痤疮。附记:临床验证效佳。

湿　疹

湿疹一般分急性和慢性两大类。根据该病有广泛性和局限性发病特点,中医学又有"浸淫疮""血风疮""粟疮""旋耳疮""肾囊风""四弯风""乳头风"等的命名。该病一年四季均有发生,是临床常见多发病。

【病因】　多因饮食内伤,或外感湿热之邪;或脾虚失运,素体蕴湿,郁久化热,湿热壅遏而导致湿热相搏;或挟风邪、疠风、湿热客于肌肤所致。慢性多由急性失治迁延转化而成,或因血虚、脾虚所致。

【症状】 周身或胸背、腰腹四肢,或阴囊、肛门出现红色疙瘩;或皮肤渐红而有集簇或散发性粟米大小之红色疱疹;或丘疹水疱,瘙痒;或皮肤溃烂、渗出液较多,常伴有便干溲赤、口渴、心烦等症;慢性多经常反复发作,缠绵不愈。且多出现鳞屑、苔藓样等损害,皮损处有融合及渗出的倾向。

【手部按摩法】

配穴方一 敏感点、肾区、胃肠区、脾区、肺区。治法:治疗部位常规消毒后,按操作常规,揉按敏感点、肾区、胃肠区、脾区、肺区。每日按摩 1 次,每次 15～30 分钟,10 次为 1 个疗程。主治:浸淫疮(湿疮)。附记:屡用效佳。凡现代医学常见急、慢性皮肤过敏反应,可参考本法施治。

配穴方二 手掌正中线、脾区、肺区、肠区、心肺穴、肝胆穴、下腹穴、肾经。治法:治疗部位常规消毒后,按操作常规,推按手掌正中线、肾经;按揉脾区、肺区、肠区、心肺穴、肝胆穴、下腹穴。每日按摩 1 次,每次 30 分钟。10 次为 1 个疗程。在推、按、揉中寻得敏感点则多按揉几下。主治:湿疹。附记:多年使用,效果甚佳。

【手部针刺法】

配穴方一 合谷、二间、大陵、孔最。治法:治疗部位常规消毒后,用毫针对准所选穴位刺入,用中强度刺激,得气后留针 15～30 分钟。每日 1 次,10 次为 1 个疗程。主治:湿疹。附记:屡用有效。

配穴方二 脾点、肺点、肾点、胃肠点。治法:治疗部位常规消毒后,用三棱针对准所选穴位刺入,用中刺激,留针 30 分钟。每日 1 次,10 次为 1 个疗程。主治:湿疹。附记:屡用有效。

【手部药疗法】

六味芒硝汤 组成:芒硝(后入)50 克,蛇床子、苦参、土茯苓各 30 克,白鲜皮、苍术各 15 克。用法:每日 1 剂。上药加清水适量,水煎取汁,倒入盆内,趁热先熏后洗双手及皮损处。每日 2 次,每次 30 分钟,10 次为 1 个疗程。主治:湿疹。附记:可清热燥湿,祛风止痒。多年使用,效果甚佳。

清热祛毒浴方　组成:苦参、白鲜皮、地肤子、土茯苓、蛇床子、蒲公英各 30 克,百部 20 克,蝉蜕、黄芩各 15 克。用法:每日 1 剂。将上药用纱布包煎,取汁倒入盆内,趁热先熏后洗双手及皮损处。每日 2 次,每次 30 分钟,10 次为 1 个疗程。主治:湿疮(浸淫疮)。附记:本方具有清热解毒,燥湿止痒之作用,故临床屡用,效果甚佳。

湿疹膏　组成:黄柏、青黛、茉莉花茶、苦参各 30 克,明矾、雄黄各 15 克,蝉蜕 6 克,蛇床子 15 克,冰片 3 克。用法:上药共研细末,储瓶备用。用时每取药末 30 克,用陈醋适量调为稀糊状,取 2/3 外敷于双手心劳宫穴,包扎固定。每日换药 1 次,10 次为 1 个疗程。另 1/3 外涂皮损处,每日涂 3 次。主治:湿疹。附记:多年使用,效果甚佳。

荨 麻 疹

荨麻疹又称风疹块,古谓"瘾疹"。该病可发生在身体任何部位上,无论男女老幼均可发病,是临床常见多发皮肤病。

【病因】　病因甚多,概之有三:①外感风、湿、热之邪,客于肌肤;②饮食不节,湿热内蕴,复感风邪,客于肌肤;③血虚风燥等因所致。

【症状】　皮肤出现鲜红色或苍白色风团,时隐时现。多为局限性、大小不等的扁平隆起,小如麻疹,大如豆瓣,剧痒、灼热,或如虫行皮中,疹随瘙痒,抓之增大、增多,甚则融合成环状、地图状及各种形状,边缘清楚,周围充血红晕,且又随消随现。慢性可反复发作,终年不愈。

【手部按摩法】

配穴方一　肺区、肝区、胃肠区、肺点。治法:治疗部位常规消毒后,按操作常规,擦热双手掌,点按肺区、肝区、胃肠区各 50 次;

点掐肺点 100 次。每日按摩 1 次,10 次为 1 个疗程。主治:荨麻疹。附记:屡用有效。

配穴方二 胃脾大肠区、大肠经、小肠经、合谷、后溪和肺点、肝点、胃肠点。治法:治疗部位常规消毒后,按操作常规,推按胃脾大肠区、大肠经、小肠经;点揉肺点、肝点、合谷、后溪穴;按揉胃肠点。每日按摩 1 次,每次 15～30 分钟,10 次为 1 个疗程。操作前双手掌互搓至发热后,再行操作则效果更好。主治:荨麻疹。附记:屡用效佳。又以发夹的末端对肺穴、肝穴、肾穴、心穴四穴做强烈刺激(点压)各 7～10 次,每日 1 次。另外刺激手部的阳池、合谷穴,用于治疗急性荨麻疹有速效,又点刺后溪穴出血,对治疗慢性荨麻疹有显效,可 2 日 1 次。

【手部针刺法】

配穴方一 ①肺穴、心穴、肝穴、肾穴;②合谷。急性配阳池,慢性配后溪。治法:任选一方。治疗部位常规消毒后,用毫针对准所选穴位刺入(浅刺或点刺),用中刺激,得气后留针 30 分钟。其中后溪穴点刺出血。每日或隔日 1 次,10 次为 1 个疗程。主治:荨麻疹。附记:屡用效佳。

配穴方二 肺点、肝点、胃肠点。治法有二:一是针刺,二是按摩。治疗部位常规消毒后,用毫针对准所选穴位刺入,用中刺激,留针 15～30 分钟;或摩擦双手掌至发热,再点按上述穴位各 50 次。均为每日 1 次,10 次为 1 个疗程。主治:荨麻疹。附记:屡用效佳。

【手部药疗法】

三子止痒浴方 组成:蛇床子、大风子、地肤子、明矾、黄柏各 20 克。用法:每日 1 剂。上药加清水适量,水煎取汁,倒入盆内,趁热熏蒸双手及皮损处,待温时浸泡双手,并用毛巾蘸药液擦洗皮损处。每日 2 次,每次 30 分钟。水温低时可加热或加开水均可,10 次为 1 个疗程。主治:荨麻疹、湿疹、婴儿湿疹、过敏性皮炎、夏季皮炎、香港脚(湿脚气)等病均可用之。附记:可清热燥湿、祛风止痒。屡用效佳。一般连用 1～2 个疗程即可见效或痊愈。

祛疹灵浴方　组成:荆芥、防风、大风子各 15 克,石膏、苦参各 30 克,白鲜皮、地肤子各 20 克,知母、生甘草、蝉蜕各 10 克。用法:每日 1 剂。上药用纱布包裹,加清水适量,水煎取汁,倒入盆内,先熏后洗双手,热气少时可酌加少量沸水,继续熏蒸双手,待水温适宜时浸洗双手。每日 2～3 次,每次 30 分钟。10 次为 1 个疗程。主治:荨麻疹。附记:本方具有燥湿清热、祛风止痒之作用,故用之多效。

带 状 疱 疹

带状疱疹是一种由病毒引起的急性皮肤传染病。中医学根据发病部位不同,命名亦异。如发于腰部的名"缠腰火丹"或"蛇串疮";发于头面的或其他部位的,名"蛇丹"或"火丹"。该病以春秋季发病较多。好发于腰肋部、胸部和头面部。愈后不留瘢痕。

【病因】　多因肝胆风热,或湿热内蕴,客于肌肤所致。

【症状】　起病突然,患处起刺痛、灼热的水疱,大小如绿豆和黄豆样,累累如串珠,聚集一处或数处,沿神经分布,排列成带状,但多局限身体一侧,基底发红、疱群之间皮肤正常。疱液初为透明,渐浑浊,间有出血。初起多伴有轻度发热、疲乏无力、食欲不振等全身症状。临床所见,该病有干湿不同,红黄之辨。干者色红,多属肝胆风热;湿者色黄,多属肝脾湿热。

【手部按摩法】

配穴方一　合谷、外关、内关、阴郄及全息穴的头穴、心肺穴、肝胆穴。治法:治疗部位常规消毒后,按操作常规,用于止痛,可随时按摩上述穴位止痛,每穴点按 100～200 次,依次选用;用于改善症状可按揉上述穴位各 200～300 次。每日按摩 2 次,早、晚各 1 次。主治:带状疱疹。附记:屡用有效。

配穴方二　肺点、肝点、肾经、肝脏治疗点(位于示指第 3 关节桡侧)、合谷、外关、后溪穴。好发于面的可刺合谷,发于腰则刺激外关和后溪穴。治法:治疗部位常规消毒后,按操作常规,按揉肝脏治疗点、外关、推按肾经;点按肺点、肝点;掐揉合谷、后溪穴。每日按摩 1 次,每次 30 分钟,10 次为 1 个疗程。主治:带状疱疹。附记:屡用有效。

【手部针刺法】

配穴方一 合谷、外关、后溪。治法:治疗部位常规消毒后,面部刺合谷,腰部刺外关、后溪穴。用毫针对准穴位直刺 0.5 寸,用强刺激,持续捻转,留针 30 分钟。每日 1 次,10 次为 1 个疗程。主治:带状疱疹。附记:屡用有效。

配穴方二 肺点、腰肌点。治法:治疗部位常规消毒后,用毫针对准所选穴位刺入 0.2 寸,用中刺激得气后留针 20~30 分钟。每日 1 次。10 次为 1 个疗程。主治:带状疱疹。附记:屡用有效。

【手部药疗法】

解毒消肿浴方 组成:①千里光、穿心莲各 50 克,扛板归、苍耳草、地肤子、黄柏各 30 克。②板蓝根、大青叶、蒲公英、金银花、连翘、土茯苓各 20 克。用法:上列两方,任选一方。每日 1 剂。上药加清水适量,水煎取汁 2000 毫升,倒入盆内,趁热熏蒸双手和皮损处,待温时浸泡双手,并用毛巾蘸药液反复擦洗皮损处。每日 2 次,每次 20~30 分钟,5 日为 1 个疗程。主治:带状疱疹。附记:可清热解毒,消肿止痛。临床屡用,效果甚佳。

仙马青矾膏 组成:仙人掌(去刺)、马齿苋、大青叶各 30 克,明矾 15 克,冰片 5 克。若出现红斑或血点、血疱者加紫草 30 克。用法:上药共研细末,用陈醋适量调为稀糊状,储存备用。用时每取药膏 30 克,其中一半外敷于双手心劳宫穴,包扎固定,每日换药 1 次,另一半外涂皮损处,每日涂 2~3 次。5 日为 1 个疗程。主治:带状疱疹。附记:功能清热解毒,消肿止痛。多年使用,效果甚佳。

神经性皮炎

神经性皮炎是一种慢性炎性皮肤病,属中医学的"顽癣""湿癣""干癣""风癣""刀癣"等病范畴。常好发于头、眼睑、颈部、背部、肩前臂外侧、腰和阴部等处。

【病因】 多因风、湿、热毒之邪,蕴于肌肤,阻滞经络,日久生风化燥,热伤阴,阴生燥,致皮肤失于濡养所致;或继发于慢性皮肤病后期而致。

【症状】 局部阵发性皮肤瘙痒,入夜尤甚,慢性皮肤增厚,皮沟加深和多角形丘疹,或并发苔藓样变。

【手部按摩法】 取穴:手掌正中线、小鱼际桡侧带(重点是肺、气管、肝胆、脾区)、脑区、肺点、肝点、大肠经、小肠经。治法:治疗部位常规消毒后,按操作常规,推按手掌正中线及小鱼际桡侧带,重点按揉肺、气管、肝胆、脾区;掐揉脑区、肺点、肝点;推按大肠经、小肠经。每日按摩 1 次,每次 30 分钟。手法宜轻中刺激。15 次为 1 个疗程。主治:神经性皮炎。附记:屡用有效,久用效佳。

【手部针刺法】

配穴方一 太渊、大陵、合谷、曲池。治法:治疗部位常规消毒后,用毫针对准所选穴位刺入,用中刺激,得气后留针 30 分钟,每日或隔日 1 次,10 次为 1 个疗程。主治:神经性皮炎。附记:屡用有效。

配穴方二 肺点、肝点、病变之相应部位。治法:治疗部位常规消毒后,用毫针对准所选穴位刺入 0.3～0.5 寸,用中刺激,得气后留针 20～30 分钟。每日 1 次,10 次为 1 个疗程。主治:神经性皮炎。附记:屡用有效。

【手部药疗法】

百部洗方 组成:百部、苦参各 120 克,蛇床子 60 克,雄黄 15 克,狼毒 75 克。用法:每日 1 剂。上药共研粗末,一并装入纱布袋内,置于砂锅内,加清水 2500～3000 毫升,煮沸 30 分钟,将药液倒入盆内,待温时浸泡双手(笔者加用此法),并用软毛巾擦洗皮损处,或洗后再加热水浸浴。每日 2 次,每次 30 分钟。主治:神经性皮炎,皮肤瘙痒症、阴囊湿疹、荨麻疹等。附记:可祛风止痒,祛湿杀虫。屡用特效。

皮炎膏 组成:硫黄软膏、蚤休、露蜂房、明矾各 10 克。用法:上药除硫黄软膏外,余药共研细末,入硫黄软膏、陈醋适量,调为稀糊状,备用,用时每取药膏 20 克,一半外敷于双手心劳宫穴,包扎固定,每日换药 1 次。另一半涂擦皮损处,每日涂 2～3 次。10 日为 1 个疗程。主治:神经性皮炎。附记:可清热利湿、祛风止痒。屡用效佳。

银 屑 病

银屑病属中医学的"牛皮癣""白疕"等病范畴,是一种慢性皮肤病。病多缠绵,根治颇难。该病好发于四弯处(颈项部、肘、膝、腘)、上眼睑、会阴及大腿内侧等处,但十之八九在项部。亦有多处发生。无论男女老幼皆可发病。

【病因】 多因风、湿、热毒之邪,蕴阻肌肤所致。或营血不足,血虚生风化燥,皮肤失养所致。且常与情绪波动有关。

【症状】 局部皮肤(皮损区),始如扁平丘疹,干燥而结实,皮色正常或灰褐色;久之丘疹融合成片,逐渐增大、增厚,状如牛颈之皮,厚而且坚,附有多层银白色鳞屑,自觉阵发性奇痒。搔之不知痛楚,或皮损波动之时,瘙痒随之加剧,且易复发。

【手部按摩法】

配穴方一 头颈区、脊椎系区、淋巴免疫区、肺区、心胸部组织区。治法:治疗部位常规消毒后,按操作常规,点按头颈区、脊椎系区、淋巴免疫区、肺区、心胸部组织区。每日按摩 1 次,每次 30 分钟,1 个月为 1 个疗程。主治:牛皮癣。附记:久用效佳。

配穴方二 胃脾大肠区、肺点、肝点、阳池、后溪、合谷、阳谷。治法:治疗部位常规消毒后,按操作常规,推按胃脾大肠区;点按肺点、肝点;掐揉合谷、阳池、阳谷、后溪穴。每日按摩 1 次,每次 30 分钟,1 个月为 1 个疗程。主治:牛皮癣。附记:久用效佳。

【手部针刺法】

配穴方一 合谷、阳谷、后溪。治法:治疗部位常规消毒后,用毫针对准所选穴位刺入,用中刺激,得气后留针 30 分钟。每日或隔日 1 次,1 个月为 1 个疗程。主治:银屑病(牛皮癣)。附记:屡用有效。

配穴方二 肺点、肝点、肺穴。治法:治疗部位常规消毒后,用毫针对准所选穴位刺入,用中刺激,得气后留针 30 分钟。每日或隔日 1 次,1 个月为 1 个疗程。主治:牛皮癣。附记:屡用有效。

【手部药疗法】

解毒止痒浴方 组成:木槿皮、大风子、蛇床子、板蓝根、黄柏、金银花、白鲜皮、苦参各 25 克,狼毒、生地黄各 20 克,百部 30 克,蝉蜕 15 克。用法:每日 1 剂。上药加清水适量,水煎取汁 1500 毫升,倒入盆内,待温时浸泡双手,并用软毛巾蘸药液擦洗皮损处。每日早、晚各 1 次,每次 30 分钟。1 个月为 1 个疗程。主治:银屑病、神经性皮炎。附记:屡用有效,久用效佳。本方具有解毒凉血、疏风除湿、杀虫止痒之功,故用之多效。

消银膏 组成:硫黄 30 克,雄黄、土槿皮、大风子、花椒、乌梢蛇、蛇床子、百部各 20 克,生天南星、生马钱子各 15 克。用法:上药共研细末,用凡士林适量调为稀糊状,备用。用时每取药膏 30 克,一半外敷于双手心劳宫穴,包扎固定。每日换药 1 次;另一半外涂皮损区(涂药前先用淡温盐水洗净并擦干),每日涂 3 次。主治:银屑病、神经性皮炎。附记:多年使用、效果甚佳,一般连用 30～45 天即可见效或痊愈。本方有毒,不可入口。

脱 发

脱发,根据临床表现,一般分为斑秃、早秃、脂溢性脱发 3 种。斑秃,中医学称为"油风脱发",早秃、脂溢性脱发,中医学称为"发蛀脱发"。脱发是一种常见皮肤病。

【病因】 "油风脱发"多因血虚不能随气营养肌肤,以致腠理不密,毛孔开张,风邪乘虚侵入,风骤血燥,发失所养,以致发枯而脱,与情绪抑郁、劳伤心脾也有关系。而"发蛀脱发"多因肾精不足所致。也与思虑过度、劳伤心脾,以及阴虚热蕴、蕴湿积热、湿热上蒸所致发根不固有关。

【症状】 头顶部或局部或大部分头发突然或逐渐脱落成片,痒如虫行,皮肤光亮,或脱白屑,或肤(头皮)湿润如油等。

【手部按摩法】

配穴方一 胃脾大肠区、心包区、血压区(位于中指第2关节桡尺侧)、肝脏治疗点(位于示指第3关节掌侧)、劳宫、肾经。治法:治疗部位常规消毒后,按操作常规,推按胃脾大肠区、肾经;按揉心包区、劳宫;掐揉肝脏治疗点;捻捏血压区。每日按摩1次,每次15～30分钟,10次为1个疗程。主治:掉头发(斑秃)。附记:屡用有效。

配穴方二 手掌正中线、胃脾大肠区、劳宫、心点、肝点、脾点、头穴、脾胃穴、肾经。治法:治疗部位常规消毒后,按操作常规,推揉手掌正中线、胃脾大肠区、肾经;按揉劳宫穴;点揉心点、肝点、脾点、头穴、脾胃穴。每日按摩1次,每次30分钟,10次为1个疗程。手法用力适度,随症而施。主治:脱发。附记:屡用有效。应配合药物治疗为宜。

【手部针刺法】

配穴方一 劳宫、手心、头穴、肾点。治法:治疗部位常规消毒后,用毫针对准所选穴位刺入,用轻或中刺激,留针30分钟。每日1次,10次为1个疗程。主治:脱发。附记:屡用有效。

配穴方二 脾点、肝点、头顶点。治法:治疗部位常规消毒后,用毫针对准所选穴位刺入(浅刺),用轻刺激,补法,留针30分钟。每日1次,10次为1个疗程。主治:斑秃。附记:屡用有效。

【手部药疗法】

养血生发汤　组成:丹参 30 克,黑芝麻梗 100 克,何首乌 50 克,柳树枝 100 克,生侧柏叶 15 克,甘草 10 克,藁本 9 克。用法:每日 1 剂。上药加清水适量,水煎取汁 1500 毫升,倒入盆内,趁热熏蒸双手和斑秃处。待温时浸泡双手,并用毛巾蘸药液擦洗患部。每日 2～3 次,每次 30 分钟,10 次为 1 个疗程。主治:斑秃。附记:可凉血活血,养血生发。故屡用效佳。一般 1～2 个疗程即可见效。

生发膏　组成:鸦胆子 20 克,侧柏叶、何首乌各 70 克,木通、山奈各 35 克,丹参 50 克,藁本 15 克。用法:上药共研细末,备用。用时每取药末 25 克,用白酒适量调为稀糊状,一半外敷双手心劳宫穴,每日换药 1 次,一半外涂患处,每日涂 3 次。均 10 日为 1 个疗程。主治:脱发。附记:本方具有活血通络,养血生发之功。多年使用,效果甚佳。但须久用。

白　　发

白发是一种以头发部分或全部变白为特征的皮肤病,故名。30 岁以前生白发,称为"少白头"。50 岁以后可有半数以上发生白发。属中医学"白发""发白""发鬓斑白"等病范畴。在临床上并不少见。

【病因】　先天性白发多因禀赋不足,精血亏虚,精亏则不能化生阴血,血虚则毛发失养而变白,与遗传因素有关。后天性白发,多因情志失调,所愿不遂或烦躁焦虑,忧思恐惧,则气机紊乱,气血悖逆,毛发失养而早白;或过食辛辣炙煿之物,七情化火,或素禀血热内蕴之体,致血热偏盛。血热化燥,水不涵木。肺旺血燥,毛发失于濡养,故毛发变白。但与精亏血虚有关。

【症状】　白发,或夹杂黑发之中,或全部黑发变白。

【手部按摩法】

配穴方一　手心、肾穴、命门、心穴、中冲、关冲、阳池。治法:

治疗部位常规消毒后,按操作常规,按揉手心、阳池穴;点压心穴、肾穴、命门;掐揉中冲、关冲。每日按摩 1 次,每次 15~30 分钟,10 次为 1 个疗程。主治:白发。附记:屡用有效。也可用回形针或牙签等随时刺激命门、肾穴、心穴、阳池、中冲、关冲等穴,可改善白发症状。

配穴方二 手掌正中线、肾区、肾上腺、心穴、肾穴、命门、头穴、阳池。治法:治疗部位常规消毒后,按操作常规,推揉手掌正中线;按揉肾区、肾上腺;点揉心穴、肾穴、命门;按揉头穴、阳池穴。每日按摩 1 次,每次 30 分钟,10 次为 1 个疗程。主治:白发。附记:屡用有效。

【手部针刺法】

配穴方一 阳池、中冲、关冲。治法:治疗部位常规消毒后,用毫针对准所选穴位刺入,用轻刺激,补法,留针 20~30 分钟,每日或隔日 1 次,10 次为 1 个疗程。主治:白发。附记:屡用有效。

配穴方二 肾穴、命门、心穴。治法:治疗部位常规消毒后,用毫针对准所选穴位刺入,用轻中刺激,留针 30 分钟。每日或隔日 1 次,10 次为 1 个疗程。主治:白发、脱发。附记:屡用有效。

【手部药疗法】

补肾乌发汤 组成:补骨脂 50 克,何首乌、侧柏叶各 15 克。用法:每日 1 剂。上药加清水适量,水煎取汁,将药汁倒入盆内,待温时浸泡双手,并用毛巾蘸药液擦洗患部。每日 2 次,每次 30 分钟,10 次为 1 个疗程。主治:白发。附记:可补益肝肾,乌须秀发。故屡用效佳。

乌发膏 组成:补骨脂、墨旱莲各 50 克,黑芝麻、侧柏叶各 20 克,川椒、干姜各 10 克,斑蝥 2 个,何首乌 50 克。用法:上药共研细末,备用。用时每取药末 30 克,用白酒适量调为稀糊状,一半外敷双手心劳宫穴,包扎固定,每日换药 1 次。另一半再加白酒少许稀释,涂染白发至发根部,每日染 2 次,均 10 日为 1 个疗程。主治:白发。附记:本方具有补益肝肾、活血通络、乌须秀发之功。多年使用,效果甚佳。

七、眼 科 疾 病

睑　腺　炎

睑腺炎,曾称麦粒肿,中医学称为"土疳""土疡",俗名"偷针眼",是一种眼眶边缘或眼睑内的急性化脓性眼疾。

【病因】　多因风热毒邪外侵眼睑;或过食辛辣炙煿之物,热毒蕴积脾胃,以致气血凝滞,风邪热毒上攻,壅阻眼睑皮肤经络之间所致。现代医学认为多由葡萄球菌感染而致。

【症状】　眼睑边缘有局限性之硬结,初起形似麦粒,微痒微肿,继之焮红肿痛。轻者数日内可自行消散,重者经过3～5日后于眼睑缘的毛根或睑内出现黄白色的脓点,自破而愈。若发生睑内脓点,久不破溃,遗留肿核者,需按痰核处理。

【手部按摩法】

配穴方一　眼睛治疗点、肝脏治疗点、二间、商阳、关冲、少泽、合谷穴。治法:治疗部位常规消毒后,按操作常规,按揉眼睛治疗点、肝脏治疗点;掐按合谷、二间、商阳、关冲、少泽穴。每日按摩1次,每次20～30分钟,中病即止。主治:睑腺炎。附记:屡用效佳。又睑腺炎未成脓时,用灸或烤灼法刺激二间穴,一次即可消肿止痛;成脓时,灸一次脓即溃出,两次即可治愈。灸后溪穴,一次也能治愈睑腺炎。

配穴方二　商阳、二间、合谷。治法:治疗部位常规消毒后,按操作常规,点按或掐压商阳、二间、合谷穴各50～100次。或用香烟灸各7～10次;或以2～3支牙签刺激(点压)各15次左右。每日按摩1次,中病即止。主治:睑腺炎。附记:多1～2次即愈。

【手部针刺法】

配穴方一　合谷、二间、商阳、关冲。治法:治疗部位常规消毒后,用毫针对准所选穴位刺入,用中强度刺激,得气后留针 30 分钟。每日 1 次,中病即止。商阳、关冲点刺放血。主治:睑腺炎、结膜炎。附记:多 1～2 次即愈。

配穴方二 肝点、眼点。治法:治疗部位常规消毒后,用毫针对准所选穴位刺入,用中强度刺激,得气后留针 30 分钟。每日 1 次,中病即止。或点刺放血。主治:睑腺炎。附记:屡用效佳。

【手部药疗法】

解毒外洗方 组成:①野菊花、芒硝各 30 克,紫草、荆芥各 15 克。②木贼草、草决明、夏枯草、白花蛇舌草、蒲公英各 15 克。用法:上列两方,任选一方,每日 1 剂。上药加清水适量,浸泡 5～10 分钟后,水煎取汁,分别倒入药杯中熏眼,洗患眼。盆中熏洗双手。每日 2 次,每次 20～30 分钟。连用 5～7 日。主治:睑腺炎。附记:可清热解毒,消散瘀结。屡用效佳,一般 5 日左右可愈。

灵仙膏 组成:鲜威灵仙叶适量。用法:将威灵仙叶洗净、晾干、捣烂,搓成黄豆大小,置患眼对侧内关穴上(双眼患病则两侧同时用),胶布覆盖固定,再揉按 3～5 分钟,40 分钟后去掉。每日 1～2 次,连用 2～3 日。主治:睑腺炎、角膜溃疡、结膜炎等。附记:可祛风解毒,屡用效佳。

结 膜 炎

结膜炎,属中医学"天行赤眼""暴发火眼"等病范畴。该病好发于夏秋季节,儿童较成人为多。一旦罹患,且能迅速传染,故常引起暴发流行。

【病因】 多因感受天行时令之疫气所致,或由感染(传染)而累及所致。

【症状】 患眼红肿疼痛,白睛赤红,或有点状、片状溢血,刺痒交作,热泪如汤,怕热羞明,眼泪多黏稠,常一眼先发病,或两眼齐发。急性多伴有发热、流涕、咽痛等全身症状。

【手部按摩法】

配穴方一　肝脏治疗点、左右眼治疗点、合谷、商阳、关冲。治法:治疗部位常规消毒后,按操作常规,掐按或点按所选穴位。每日按摩 1 次,每次 15~30 下。用重手法,泻法。中病即止。主治:急性结膜炎。附记:屡用效佳。严重者加用商阳、关冲点刺放血少许,必效。

配穴方二　肝胆区、眼区、八邪、下都、后溪、前谷穴。治法:治疗部位常规消毒后,按操作常规,按揉肝胆区;掐按眼区、八邪、下都、后溪、前谷穴。每日按摩 1 次,每次 20~30 分钟,用重手法,泻法,中病即止。主治:急性结膜炎。附记:屡用效佳,多 1~3 次即可见效。

【手部针刺法】

配穴方一　①鱼际、后溪、二间、外关。②商阳、关冲、少泽。治法:一般取①组穴,重者取②组穴。治疗部位常规消毒后,用毫针对准①组穴所选穴位刺入,用强刺激,提插捻转,得气后留针 30 分钟。每日 1 次,中病即止。病情重者取②组穴,用三棱针点刺放血 1~3 滴,隔日 1 次,中病即止。主治:结膜炎。附记:屡用效佳。

配穴方二　眼点、八邪、拳尖。治法:治疗部位常规消毒后,用毫针对准所选穴位刺入,用强刺激,泻法,得气后留针 30 分钟。每日 1 次,中病即止。必要时,加用八邪点刺放血少许,必效。主治:急性结膜炎。附记:屡用效佳。

【手部药疗法】

消肿明目汤　组成:菊花、大青叶、川黄连各 20 克,桑叶 15 克。用法:每日 2 剂。一剂水煎服,日服 2 次。另一剂加清水适量。水煎取汁,倒入盆内,趁热熏蒸双手和患眼,待温时浸泡双手,或另备一杯药液,熏目洗眼。每日 2 次,每次 30 分钟,中病即止。主治:急性结膜炎。附记:可清热解毒,消肿明目。多年使用,疗效显著。又用菊花、苦参、夏枯草各 20 克,蒲公英 30 克。如上法用之,效果亦佳。

二石散 组成:代赭石 2 份,生石膏 1 份,麝香少许,蜂蜜适量。用法:先将前 2 味药共研细末,备用。用时每取药末 10 克以蜂蜜调匀成软膏,加麝香少许拌匀,贴敷于内关穴和太阳穴、背部阿是穴(阳性反应点)上,并包扎固定,每日换药 2 次,中病即止。主治:急性结膜炎。附记:可清热降逆,消肿止痛。笔者应用:方中生石膏改用川尾连(鸡爪黄)与代赭石等份,共研细末。用时取 10克,用人乳适量,调为软膏状,加麝香少许拌匀,贴内关穴(双)上,包扎固定,每日换药 1～2 次。用治急性结膜炎。验之临床,效果尤佳。

青　光　眼

青光眼,中医学称为"绿风内障",是一种较常见的慢性眼病,危害甚大,多见于 50 岁以上妇女。

【病因】 该病有原发性、继发性和先天性青光眼之分。继发性是因其他眼病转化所致;先天性则因房角发育不全所致。原发性青光眼,又分充血性和非充血性两种。充血性青光眼多因精神过度受刺激、精神紧张;或思虑过度、肝胆之火上扰;或外感风热诱发内风等因,导致气血不和、脉络受阻,终致房水瘀滞、眼压增高、瞳孔散大;非充血性青光眼多因劳神过度、真阴耗损,而致肝肾亏虚,或七情内伤、肝经郁热、脉络受阻、目失滋养所致。

【症状】 视物模糊不清,看灯光时有虹视现象;或视力急剧下降,甚至仅存光感,伴眼剧烈胀痛,偏侧头痛,眼眶、鼻额牵痛;或伴指压眼珠较硬,眼压增高,一般多在清晨或夜间。晚期可见视神经乳头凹陷或萎缩、口干或不干。

【手部按摩法】

配穴方一 手掌、各手指、肝区、肾区、目区、商阳、少泽、后溪。治法:治疗部位常规消毒后,按操作常规,推按各指掌面及桡、尺侧;推摩肝区、目区、肾区、商阳、少泽、后溪。按摩操作时,患者应全身放松、闭目,意守眼部。每日或隔日按摩 1 次,每次 30 分钟,坚持按摩,不可间断。主治:青光眼。附记:屡用有效。

配穴方二　手掌正中线、各手指、肝区、肾区、目区、鱼际、眼点、二间、前谷穴及肝穴、肾穴。治法:治疗部位常规消毒后,按操作常规,推摩手掌正中线、各指掌桡尺侧;按揉肝区、肾区、目区、鱼际、前谷穴;掐揉眼点、二间穴、肝穴、肾穴。每日按摩1次,每次30分钟。手法宜轻柔、和缓、深透、持续、均匀,用补法。1个月为1个疗程。主治:青光眼。附记:临床屡用,均有一定的效果。

【手部针刺法】

配穴方一　合谷、内关、后溪。治法:治疗部位常规消毒后,用毫针对准所选穴位(合谷、后溪)刺入,用中刺激,得气后留针20～30分钟,间歇运针。呕吐者加刺内关。每日或隔日1次,15次为1个疗程。主治:青光眼。附记:屡用有效。

配穴方二　眼点、肝点。治法:治疗部位常规消毒后,用毫针对准所选穴位直刺入0.2～0.3寸,留针5分钟。每日或隔日1次,15次为1个疗程。主治:青光眼。附记:屡用有效。

【手部药疗法】

四子决明汤　组成:石决明(先煎40分钟)、草决明、杭菊花各30克,楮实子、茺蔚子、车前子、葶苈子各9克,夏枯草30克。用法:每日1剂。上药加清水适量,头煎取汁350毫升,其中150毫升日分2次服,200毫升倒入药杯中熏目洗眼;二、三煎各取汁1500毫升,倒入盆内,先熏后洗双手。每日2次,每次30分钟,15日为1个疗程。主治:原发性青光眼。附记:可平肝清热,利水通络。多年使用,确有一定的效果。

加味明目膏　组成:秦皮、乳香、胡黄连各10克,珍珠(另研细)5粒,羚羊角粉、灯心灰各1.5克,白蜜适量,冰片少许。用法:先将前3味药共研细末,与珍珠粉、羚羊角粉、灯心灰、冰片同研和匀,用白蜜调匀成软膏状,备用。同时每取药膏15克,分别外敷于双手心(笔者加用此途)和患眼上,上盖敷料,胶布固定。每日或隔日换药1次,15次为1个疗程。主治:青光眼。附记:本方是根据

《穴位贴敷治百病》明目膏加羚羊角粉而成。清肝明目之力尤著。验之临床,效果尤佳。

白 内 障

白内障属中医学的"眼内障""圆翳内障"和"惊震内障"病范畴,是晶状体或其囊膜失去正常的透明性,发生部分或全部晶状体混浊而影响视力的一种较为常见的慢性眼病。老年性白内障为后天性白内障中最常见的一种,常见于50岁左右的中老年人。

【病因】 一般分为先天性和后天性两种。先天性多因肾精不足,肝肾亏虚;后天性多因脾胃虚弱,失于运化,或年老体衰气弱,或肝肾亏虚,或心肾不交,以致精气不能上荣于目所致。

【症状】 初起视物不清,眼前或见黑点,或素有黑影随眼移动,或如隔轻烟薄雾,或有单眼复视现象,甚则仅能分辨手指或阴暗。

【手部按摩法】

配穴方一 眼睛治疗点、关冲、合谷穴、肝脏治疗点、老眼点(位于小指第3关节掌中点)、太阳穴(位于中指第1关节掌两侧)。治法:治疗部位常规消毒后,按操作常规,点揉或掐揉上述所选治疗点和穴。每日或隔日按摩1次,每次30分钟,手法宜轻柔、均匀、持续,用补法。主治:白内障、老花眼。附记:应持之以恒,必见其功。又每天做眼睛和脖子的回转运动20~50次,能预防白内障疾病的发生与发展。

配穴方二 手掌正中线、肝区、肾区、目区、眼点、养老。治法:治疗部位常规消毒后,按操作常规,推揉手掌正中线;按揉肝区、肾区、目区;掐揉眼点、养老穴。每日或隔日按摩1次,每次15~30分钟,1个月为1个疗程。主治:白内障。附记:坚持按摩,有改善症状、控制发展的效果。晚期应以手术治疗为宜。

【手部针刺法】

配穴方一 合谷、养老、关冲。治法:治疗部位常规消毒后,用毫针对准所选穴位刺入,用轻刺激,补法,留针 20 分钟。每日或隔日 1 次,15 次为 1 个疗程。主治:白内障。附记:屡用有效。

配穴方二　肝点、眼点、老眼点。治法:治疗部位常规消毒后,用毫针对准所选穴位刺入,用轻刺激,补法,留针 20 分钟。每日或隔日 1 次,15 次为 1 个疗程。主治:白内障。附记:屡用有效。

【手部药疗法】

乙癸同治方　组成:生地黄、冬桑叶各 12 克,蝉蜕 5 克,肥知母(盐水炒)、炒牡丹皮各 6 克,甘菊花、谷精草、黑芝麻、云茯神各 9 克,石决明(打碎、先煎)15 克,石斛(水磨开水送下)3 克。用法:每日 1 剂。上药加清水适量,头煎取汁 400 毫升,一半内服,日分 2 次服;一半置药杯中熏目洗眼,每日 2 次。二、三煎各取汁 1000～1500 毫升,倒入盆中,待温时浸泡双手。每日 2 次,每次 30 分钟。主治:白内障(早期)。兼治目生翳障。附记:可滋阴降火,散风退翳。经多年临床验证,内外并治,效果尤佳。

明目膏　组成:生地黄、玄参、麦冬、车前子、牡丹皮、女贞子、枸杞子、石斛各 12 克,制首乌 9 克,山药、丹参、桑椹子各 15 克,生石决明 30 克。用法:上药共研细末,贮瓶备用。用时每取药末 15 克以人乳适量,调为稀糊状,外敷于双手心劳宫穴和患眼上。上盖敷料,胶布固定,每日换药 1 次。又取药末 10～15 克,日服 2 次,用温开水送服。主治:老年性白内障(早、中期)。附记:本方有滋肝肾、益精血、调气血、和阴阳之功。此方内外并治,取效持续,持之以恒,必大有益处,对改善症状、控制病情发展确有良效。

近　视

近视是临床常见的眼病,青少年尤多。

【病因】　一般是后天形成的,无遗传。多因青少年时代,在光线不足处学习或工作;或阅读体位不正;或久读细字体,阅读吃力;或病后视力未复,用眼过度所致。

【症状】　外眼无异常发现,视远不清,移近则清楚,故又称"能近怯远症"。

【手部按摩法】

配穴方一 左右眼治疗点、肝脏治疗点、肾经、太阳穴、中冲、少冲、合谷。治法:治疗部位常规消毒后,按操作常规,按揉左右眼治疗点、肝脏治疗点;推揉肾经;指揉中冲、少冲、合谷穴;捏揉太阳穴(位于中指第1关节掌指两旁)。每日按摩1次,每次20~30分钟,10次为1个疗程。主治:近视(假性近视)。附记:屡用有效,久用效佳。患有假性近视的人,手腕大都会呈现紧张硬化的状态,所以必须全身放松,摇摆或弯曲手腕和足踝。或者做回转运动,能消除这些症状。按摩示指和中指,并充分加压和揉搓,对于治疗假性近视有很大的功效。如果手腕、足踝一起做,更能加速恢复正常的视力。

配穴方二 手掌正中线、目区、肾区、肝区、二间、大骨空、小骨空、头穴。治法:治疗部位常规消毒后,按操作常规,擦手掌正中线;点揉目区、肾区、肝区;点掐二间、大骨空、小骨空、头穴。操作时患者闭目,意念眼球上下左右转动。每日按摩1次,每次20~30分钟,10次为1个疗程。主治:近视。附记:屡用有效。

【手部针刺法】

配穴方一 合谷、二间、大骨空。治法:治疗部位常规消毒后,按操作常规,用毫针对准所选穴位刺入,用轻刺激,留针5分钟。每日或隔日1次,10次为1个疗程。主治:近视。附记:屡用有效,久用效佳。

配穴方二 眼点、肝点。治法:治疗部位常规消毒后,用毫针对准肝点直刺0.2寸,眼点直刺0.3~0.5寸,手法宜轻速,留针5分钟,每日1次,10次为1个疗程。主治:近视。附记:屡用有效。

【手部药疗法】

糯稻根汤 组成:桑椹子、黄芪各15克,枸杞子、青葙子各18克,远志、红花、石菖蒲、覆盆子各12克,五味子21克,糯稻根30克,升麻、桑叶各9克。用法:每日1剂。上药加清水适量浸泡10

分钟后,头煎取汁 400 毫升,一半日服 2 次,一半置药杯中熏目洗眼。二、三煎各取汁 1000～1500 毫升,倒入盆中盖住,待温时浸泡双手。每日 2 次,每次 30 分钟,10 次为 1 个疗程。主治:近视。附记:本方有滋补肝肾、活血通窍、升阳益气之功。又一方两用,尽内外并治之妙用。故多年使用,效果甚佳。但须久治,其效始著。

三脑明目膏　组成:生地黄 60 克,天冬、杭菊花各 30 克,枳壳 45 克,薄荷脑、樟脑各 3 克,冰片 1.5 克。用法:先将前 4 味药共研细末,再入后 3 味药同研和匀,贮瓶备用,勿泄气。用时每取药末 16 克,以白蜜适量,调为稀糊状,外敷于双手心劳宫穴和太阳穴(双)上,上盖敷料,胶布固定。每日换药 1 次,10 次为 1 个疗程。主治:各类近视眼。附记:本方有凉血解毒、芳香通窍、理气明目之功。临床验证效佳,但须久治。又方用麻黄、防己、荆芥各 6 克,桂枝 9 克,川芎 15 克,防风 2 克,附子 4 克,葱白适量。先将前 7 味药共研细末,入葱白捣烂调和,握于手心,令使汗出,每日 1 次。用治后天形成的近视,效佳。

远　　视

远视又称老视眼,俗称"老花眼",是指近视力不好的一种慢性眼疾,尤以中老年人为多见。

【病因】　多因肝肾不足,精血亏虚,阴不制阳,浮阳外越所致。尤以年老体弱或久病体虚而致。

【症状】　近视模糊,将书拿到较远处才能看清。以后逐渐发展到将书拿到较远处也不能看清,远视久之亦会出现目胀、头晕、眼花。继则看远也发生困难。

【手部按摩法】

配穴方一　老眼点、养老。治法:治疗部位常规消毒后,按操作常规,对准穴位,各指压(点压)10～20 次,或用香烟灸各刺激 7 次;或用 10 支左右的牙签束刺激(点压)以上穴道各 7～10 次。每日按摩 1 次,10 次为 1 个疗程。主治:老花眼(远视)。附记:久用效佳。养老穴不仅只限于老花眼才有效,对于眼睛疲劳以及高龄老人的眼疾,都有相当好的效果。本方(养老配老眼点)对于预防白内障也是很有效的。需要的不妨一试,假以时日必有成效。

配穴方二 手掌正中线、肝区、肾区、目区、眼点、大骨空、小骨空、养老、肝点、肾点。治法:治疗部位常规消毒后,按操作常规,搓摩手掌正中线;揉按肝区、肾区、目区;掐揉眼点、大骨空、小骨空、养老、肝点、肾点。每日按摩1次,每次30分钟。手法宜轻柔、持续,用补法。10次为1个疗程。主治:远视。附记:要持之以恒,其效始著。

【手部针刺法】

配穴方一 合谷、养老、大骨空。治法:治疗部位常规消毒后,用毫针对准所选穴位刺入,用轻刺激,留针5分钟。每日1次,10次为1个疗程。主治:远视。附记:屡用有效。

配穴方二 肝点、老眼点、眼点。治法:治疗部位常规消毒后,用毫针对准所选穴位刺入,用轻刺激,留针3~5分钟。每日1次,10次为1个疗程。主治:远视(老花眼)。附记:久用效佳。

【手部药疗法】

枸杞决明汤 组成:生、熟地黄各30克,枸杞根80克,女贞子、甘菊花各30克,石决明(先煎)50克,玄参、桑叶各15克。用法:每日1剂。上药加清水适量,水煎取汁,装入药杯中,熏目洗眼,倒入盆中,待温时浸泡双手。每日2~3次,每次30分钟,10次为1个疗程。主治:远视眼。附记:本方有滋补肝肾、滋阴潜阳、清肝明目之功。故用之多效,但须久治。

滋阴明目膏 组成:熟地黄、枸杞子、女贞子、人参、山药、茯苓各30克,红花15克,车前子、玄参各20克。用法:上药共研细末,备用。用时每取药末30克,用陈醋适量,调为稀糊状,外敷于双手心劳宫穴和肚脐上,上盖敷料,胶布固定。每日换药1次,10次为1个疗程。主治:远视眼。附记:本方有滋补肝肾、益气健脾、活血利水、降火明目之功。坚持使用,必见其效。

视 疲 劳

视疲劳多见于老年人,或与职业有关。

【病因】　多因肾阴不足,肝血甚亏,兼挟肝经郁热所致。

【症状】　视物不能持久,久则视物昏花、头痛、眼胀,或前额拘紧,或眼肌无力,或眼矇、干涩等。

【手部按摩法】

配穴方一　少泽、商阳、心包区(位于劳宫穴)。治法:治疗部位常规消毒后,按操作常规,揉压少泽;掐压商阳;按压心包区。或用牙签或发夹的末端点压少泽、商阳、心包区等处,做7～10次的强烈刺激。每日按摩2次,中病即止。主治:视疲劳。附记:屡用效佳。

配穴方二　手掌正中线、肾区、肝区、目区、心包区、少泽、养老、大骨空、小骨空。治法:治疗部位常规消毒后,按操作常规,摩搓手掌正中线;按揉肾区、肝区、目区、心包区;掐按养老、少泽、大骨空、小骨空。每日按摩1～2次,中病即止。主治:视疲劳。附记:屡用效佳。同时注意眼休息,每日做眼保健操2次,则有利于巩固疗效。

【手部针刺法】

配穴方一　商阳、少泽。治法:治疗部位常规消毒后,按操作常规,用毫针对准所选穴位刺入,用中刺激,留针20分钟。每日1次,中病即止。主治:视疲劳。附记:屡用效佳。

配穴方二　肝点、老眼点、养老。治法:治疗部位常规消毒后,用毫针对准所选穴位刺入,用中刺激,留针15～30分钟。每日1次,中病即止。主治:视疲劳。附记:屡用效佳。

【手部药疗法】

滋阴养血汤　组成:熟地黄、丹参各30克,柴胡、菊花各15克,枸杞子、当归各10克,桑叶9克。用法:每日1剂。上药加清水适量,头煎取汁400毫升,一半内服,日服2次;一半置药杯中,熏洗双目,每日 2 次。二、三煎各取药汁 1000 毫升,倒入盆内,并加冰片 1 克,待温时浸泡双手。每日 2 次,每次 30 分钟。主治:视疲劳。附记:本方有滋阴养血、清肝明目之功。一方两用,内外并治,效果颇佳。

视神经萎缩

视神经萎缩,是指视神经纤维变性而导致传导障碍的一种致盲性眼病。属中医学"青盲""暴盲""视瞻昏渺"等病范畴。根治颇难。

【病因】 本病分虚证和实证两类。虚证多因肝肾不足,心阴亏虚,脾肾阳虚所致。实证乃属肝郁气滞,血瘀脉络,目系失养为患。或因脑海病变,目系受累所致。

【症状】 视力减退,视野缩小,甚则完全失明。轻症视力减退,属"视瞻昏渺症";重症失明,一般分为突起为"暴盲"和渐致青盲两种。

【手部按摩法】

配穴方一 合谷、神门、内关、肝点、眼睛治疗点。治法:治疗部位常规消毒后,按操作常规,点揉或掐揉肝点、眼睛治疗点、合谷、神门、内关穴。每日按摩 1 次,10 次为 1 个疗程。主治:视神经萎缩。附记:屡用有效。

配穴方二 手掌正中线、肾区、肝区、目区、养老、老眼点、肝点、大骨空、小骨空、头穴。治法:治疗部位常规消毒后,按操作常规,推按手掌正中线;按揉肾区、肝区、目区;掐揉养老、老眼点、肝点、大骨空、小骨空、头穴。每日或隔日按摩 1 次,每次 20～30 分钟,10 次为 1 个疗程。虚证用轻刺激,补法,实证用强刺激,泻法。主治:视神经萎缩。附记:耐心按摩,持之以恒,多可收到一定的效果。本病为顽固性难治之症,其治应以药物治疗为主,本法为辅,内外并治,可提高疗效。

【手部针刺法】

配穴方一　合谷、神门、内关。治法:治疗部位常规消毒后,用毫针对准所选穴位刺入。虚证用轻刺激,实证用强刺激。得气后留针 15～30 分钟。每日或隔日 1 次,10 次为 1 个疗程。主治:视神经萎缩。附记:屡用有效。

配穴方二　①养老、老眼点。②肝点、眼点、大骨空。治法:上列两方,交替使用。治疗部位常规消毒后,用毫针对准所选穴位刺入,按证之虚实定补泻手法。得气后留针 15～30 分钟。每日或隔日 1 次,10 次为 1 个疗程。主治:视神经萎缩。附记:屡用有效。

【手部药疗法】

昆夏散结汤　组成:夏枯草、云茯苓各 20 克,昆布、海藻各 15克,丹参、陈皮、野菊花、半夏、木贼、香附、女贞子各 10 克。用法:每日 1 剂。上药加清水适量,水煎取汁,倒入药杯和盆内。趁热对准药杯熏洗患眼;待盆水温适宜时浸泡双手。均每日 2 次,每次30 分钟,10 次为 1 个疗程。主治:视神经萎缩(暴盲、视瞻昏渺)及惊震内障、炎性眼球突出、角膜云翳等因肝郁痰结而致的多种眼疾。附记:本方原为内治(汤剂)之方,今改为外用浴手,熏目,验之临床,效果亦佳。若与内治并用,效果尤佳。

还睛膏　组成:胡黄连、青黛、当归、香附子各 15 克,冰片 5克。用法:上药(除冰片外)共研细末,入冰片同研和匀,用白蜜适量调匀成软膏状,备用。用时每取药膏适量贴敷双侧内关、肝俞穴上,外以纱布覆盖,胶布固定。每 2～3 日换药 1 次,10 次为 1 个疗程。主治:视神经萎缩。附记:可清肝解郁,养阴散瘀,临床屡用有一定的效果。本病为顽固性之眼病,治疗颇难。治疗应以内治为主,辅以外治,可提高疗效。

角　膜　炎

角膜炎,一般分为树枝状角膜炎和浅层点状角膜炎(或称病毒性角膜炎)两种。前者常继发于热病之后,后者常发生在春秋季节,且具有传染性。在临床上均为较常见的一种眼病。前者与中医学的"风轮下陷翳",后者与"聚星障"颇相类似。

【病因】 树枝状角膜炎常为单纯疱疹病毒感染引起,多发生于上呼吸道感染、疟疾等热病之后。多因肺阴不足,津液缺少,风邪侵目;或肝火内炽,外受风邪,风热相搏,上攻于目;或脾胃虚寒,运化失职,寒邪凝滞,阳气下陷;或脾胃失调,风邪易侵,邪火上攻于目所致。

浅层点状角膜炎多因肝胆内热,风邪外侵而致风热相搏,上攻于目;或肾阴亏损,寒邪上攻于目;或阴虚肺热,虚火上乘所致。

【症状】 自觉头痛,畏光流泪,眼痛。初起风轮生翳下陷,始为一白色弯曲细线条状,继则生枝,如树枝状。枝为窄沟,顶端为点状溃疡,白睛红赤。病程缓慢,且易复发,为树枝状角膜炎;浅层点状角膜炎,初起畏光流泪,眼磨疼痛,结膜红赤,角膜中央部有细颗星翳,色灰白(即灰白星点),或散或聚。星点不破溃,不化脓,日久不退。点的形状,多数呈椭圆形或纺锤形,其数可有一二个到数十个之多,影响视力。

【手部按摩法】 取穴:手掌正中线、肝区、目区、肺区、八邪、眼点、大骨空、二间、外关、后溪。配穴:商阳、少泽。治法:治疗部位常规消毒后,按操作常规,按揉手掌正中线;按揉肝区、目区、肺区、八邪;点按或掐揉眼点、大骨空、二间、外关、后溪穴。热毒甚者加用配穴点刺放血各1~3滴。每日按摩1次,每次30分钟,10次为1个疗程。主治:角膜炎。附记:临床屡用,耐心疗之,均有一定的效果。治疗应以内治为主,辅以外治,可提高疗效。

【手部针刺法】

配穴方一 合谷、二间、外关、后溪。配穴:关冲。治法:治疗部位常规消毒后,用毫针对准所选穴位刺入,用中强度刺激,提插捻转,得气后留针30分钟。重者点刺关冲放血少许。每日1次,10次为1个疗程。主治:角膜炎。附记:屡用效佳。

配穴方二 肝点、眼点。配穴:八邪。治法:治疗部位常规消毒后,用毫针对准所选穴位刺入,用中强度刺激,得气后留针 30 分钟,间歇捻针。重症加用配穴点刺放血少许。每日 1 次,10 次为 1 个疗程。主治:角膜炎。附记:屡用效佳。

【手部药疗法】

白花丹　组成:鲜白花丹叶 2～4 片。用法:将鲜白花丹叶捣烂如泥。取药泥敷于桡动脉搏动处(太渊穴),胶布固定。待皮肤发痒,呈灼热难忍时即除去。如局部发疱,可用消毒银针挑破,涂以甲紫药水防止感染。主治:化脓性角膜炎、红眼病。附记:屡用效佳。

威灵仙饼　组成:生威灵仙叶适量。用法:将生威灵仙叶捣烂如泥,搓成小药饼,如黄豆大,取药饼一个敷在经渠、太渊穴上(或任选一穴),待局部起疱后揭去。3～5 日贴 1 次,至疾除则止。主治:角膜溃疡。附记:屡用效佳。

八、耳鼻咽喉科疾病

耳鸣、耳聋

耳鸣、耳聋皆是指听觉异常的一种自觉症状。耳鸣是指患者在其环境中并无任何相应的声源,却闻耳内或头内有音响的主观感觉;而耳聋是指听觉系统的感音功能异常所致的听觉障碍。耳鸣、耳聋往往是一种疾病的两种不同表现。耳鸣可单独出现,或与耳聋兼见;耳聋多由耳鸣发展而来。耳鸣、耳聋在临床上并不少见。

【病因】　耳鸣、耳聋,起病有新久,证有虚实,大抵暴发多实,渐起多转虚。实证多因痰火,责在肝胆、阳明;虚证多因精少、肾虚,故多责之在肾。

【症状】　耳鸣,有低音调和高音调两类。前者如风吹,后者似蝉鸣。耳聋多由耳鸣发展而来,轻者听而不真,重者听而不闻。

【手部按摩法】

配穴方一 耳区、肾穴、关冲、合谷。治法:治疗部位常规消毒后,按操作常规,捏揉耳区;掐揉肾穴、关冲、合谷穴。每日按摩1次,每次20~30分钟,7次为1个疗程。主治:耳鸣、耳痛、耳聋。附记:屡用效佳。

配穴方二 咽区、耳区、肺区、肠胃区、头点、商阳、合谷、阳溪、上后溪、腕骨、阳谷、中渚、阳池。治法:治疗部位常规消毒后,按操作常规,点按咽区、耳区、肺区、肠胃区;捻掐中指、环指;掐揉商阳、合谷、阳溪、上后溪、腕骨、阳谷、中渚、阳池;点掐头点。每日按摩1次,每次30分钟,7次为1个疗程。主治:耳鸣、耳聋。附记:屡用效佳。

【手部针刺法】

配穴方一 液门、中渚、内关、外关、阳溪、后溪、腕骨。治法:治疗部位常规消毒后,用毫针对准所选穴位直刺0.3~0.5寸,用中等强度刺激,得气后留针30分钟。每次取2~3穴,交替使用。每日1次,10次为1个疗程。主治:耳鸣、耳聋。附记:屡用效佳。

配穴方二 肾点、耳点、偏历。治法:治疗部位常规消毒后,用毫针对准肾点(轻刺)、耳点(中刺)刺入0.2~0.3寸,用中刺激,得气后留针20分钟。每日1次,10次为1个疗程。主治:耳鸣、耳聋。附记:屡用有效。

【手部药疗法】

三味通窍汤 组成:柴胡10克,薄荷6克,石菖蒲15克。用法:每日1剂。上药加清水适量,水煎取汁,倒入盆内,待温时浸泡双手。每日2次,每次30分钟,10次为1个疗程。主治:耳鸣、耳聋。附记:本方有疏肝解郁,通窍复聪之功。多年使用,效果甚佳。若加用本方,每日1剂,水煎服,可提高疗效。

散瘀通窍膏 组成:当归、细辛、防风、草乌头、石菖蒲各15克。用法:上药共研细末,备用。用时每取药末20克以人乳适量调和为稀糊状,外敷于双手心劳宫穴或用脱脂药棉薄裹药泥塞耳孔中。每日换药 1 次,10 次为 1 个疗程。主治:耳鸣、耳聋。附记:本方有祛风散瘀、通窍复聪之功,故用之多效。

内耳性眩晕

内耳性眩晕又称"耳源性眩晕",或称"梅尼埃综合征""迷路积水"。是一种常见多发病,属中医学"眩晕"范畴。

【病因】　多因脾肾亏虚,肝阳上亢;或脾气虚弱,水湿分布失调,聚湿成痰、成饮,痰浊上泛,蒙蔽清窍所致。

【症状】　眩晕(为突发性旋转性眩晕)、胸闷、纳呆、恶心呕吐、口苦咽干、波动性听力减退和耳鸣,或畏寒肢冷、面色苍白、出汗、心悸、血压下降。其特点是眩晕、耳鸣、耳聋并见。

【手部按摩法】

配穴方一　肾区、肝胆区、耳区、关冲、中冲、耳中。治法:治疗部位常规消毒后,按操作常规,按揉肾区、肝胆区、耳区;掐按关冲、中冲、耳中。每日按揉 1 次,每次 30 分钟,10 次为 1 个疗程。主治:内耳性眩晕。附记:屡用有效,久用效佳。

配穴方二　内关、阳谷、支正、耳点、头穴、肝胆穴、脾胃穴。治法:治疗部位常规消毒后,按操作常规,按揉内关、阳谷、支正穴;掐按耳点、头穴、肝胆穴、脾胃穴。每日按摩 1 次,每次 20~30 分钟,10 次为 1 个疗程。主治:内耳性眩晕。附记:屡用有效。

【手部针刺法】

配穴方一　内关、合谷、阳谷。治法:治疗部位常规消毒后,用毫针对准所选穴位刺入,用强刺激,得气后留针 30 分钟。每日 1 次,10 次为 1 个疗程。主治:梅尼埃综合征。附记:屡用皆效。

配穴方二　脾点、肝点、耳点。治法:治疗部位常规消毒后,用毫针对准所选穴位刺入,用中强度刺激,得气后留针 20 分钟。每日 1 次,10 次为 1 个疗程。主治:耳源性眩晕。附记:屡用效佳。

【手部药疗法】

止眩浴手方　组成:①白术、半夏各 20 克,泽泻 40 克。②女贞子、墨旱莲、石决明(先煎)各 30 克。③党参、白术、茯苓各 30 克,仙鹤草 60 克。用法:上列三方,随症选用,每日 1 剂。上药加清水适量,水煎取汁,倒入盆内,趁热熏洗双手。每日 2 次,每次 20～30 分钟,10 次为 1 个疗程。主治:内耳性眩晕(痰饮上泛型用方①,阴虚阳亢型用方②,脾虚血热型用方③)。附记:屡用效佳,可随症加减。

通窍止眩膏 组成:半夏、茯苓、白芥子、石菖蒲各 20 克,川芎 10 克。用法:上药共研细末,备用。用时每取药末 25 克,用陈醋适量调为稀糊状,外敷于双手心劳宫穴和肚脐上,敷料覆盖,胶布固定。每日换药 1 次,7 次为 1 个疗程。主治:内耳性眩晕。附记:本方有化痰散瘀,通窍止眩之功。多年使用,效果甚佳。

化脓性中耳炎

化脓性中耳炎,古称"脓耳"。临床以耳内反复流脓为特征。该病病程缠绵,且常反复发作。尤以儿童为多见。

【病因】 多因泪水、奶水、呕吐物、洗澡水,或游泳使水殃及中耳;以及上呼吸道感染时酸性分泌物沿耳咽管进入中耳道等因素,以致耳鼓室发炎所致。

【症状】 病有急性和慢性之分。急性则耳内呈搏动性跳痛,体温升高,听力减退,一旦鼓膜穿孔,使脓液从外耳道流出,则疼痛减轻;慢性则多由急性失治,迁延而来,患耳反复流脓,听力减退,每遇外感则耳痛加剧。且或伴有全身性症状。

【手部按摩法】

配穴方一 耳区、肾穴、关冲、合谷。治法:治疗部位常规消毒后,按操作常规,捏捻耳区;掐揉肾穴、关冲、合谷穴。每日按摩 1 次,每次 20～30 分钟,10 次为 1 个疗程。主治:急性中耳炎。附记:屡用效佳。

配穴方二 手掌正中线、肾区、耳咽区、耳区、肾点、耳点、合谷、关冲。治法:治疗部位常规消毒后,按操作常规,摩搓手掌正中线;按揉肾区、耳咽区;捏捻耳区;掐揉合谷、肾点、耳点、关冲穴。每日按摩1次,每次30分钟,10次为1个疗程。主治:化脓性中耳炎。附记:多年使用,疗效尚属满意。

【手部针刺法】

配穴方一　合谷、阳谷、关冲、耳门。治法:治疗部位常规消毒后,用毫针对准所选穴位刺入,用中强度刺激,得气后留针20～30分钟。每日1次,10次为1个疗程。主治:化脓性中耳炎。附记:屡用有效。

配穴方二　肾点、耳点及耳门穴。治法:治疗部位常规消毒后,用毫针对准所选穴位刺入,用中强度刺激,得气后留针30分钟。每日1次,10次为1个疗程。主治:化脓性中耳炎。附记:屡用有效。

【手部药疗法】

四草一叶汤　组成:鱼腥草、鹅不食草、苍耳草各30克,冬桑叶9克,紫草10克,冰片(分2次兑入)1.5克。用法:每日1剂。上药加清水适量,水煎取汁,倒入盆内,趁热熏洗双手。每日2次,每次30分钟,中病即止。主治:急性中耳炎。附记:多年使用,效果甚佳。

脓耳散　组成:川黄连、五倍子、明矾、苍耳子各30克,冰片、硼砂各5克。用法:上药共研细末,储瓶备用,勿泄气。用时每取本散15克,用白酒适量调为稀糊状,外敷于双手心劳宫穴,包扎固定。每日换药1次,同时取本散少许吹入患耳内,日吹3次,10日为1个疗程。主治:化脓性中耳炎。附记:本方有清热解毒,收敛除湿之功。多年使用,治验甚多,效果甚佳。单用本散吹耳,效果亦佳。

鼻　出　血

鼻出血,又称"鼻衄"。在临床上较为常见。

【病因】　多因肺有伏热;或外感风热;或饮酒过度,多食辛辣之品;或阴虚火动,气逆于肝,肝火偏旺,木火刑金,热灼肺络,血从鼻腔外溢所致。

【症状】 鼻出血或偶尔出血,或时作时止,反复发作,甚则鼻出血如注不已。

【手部按摩法】

配穴方一 肝经(位于示指尺侧)、血压反应区、肝脏治疗点、鼻的治疗点(位于手背中指根下移)、鱼际、少商、合谷、二间、肺穴。治法:治疗部位常规消毒后,按操作常规,推肝经;按揉鱼际、鼻的治疗点、肝脏治疗点;捏捻血压反应区;掐揉少商、二间、肺穴、合谷穴。每日按摩1次,每次20～30分钟,5次为1个疗程。主治:鼻出血。附记:屡用效佳。

配穴方二 板门、内八卦、天河水、六腑、肝经、肾经、右端正。治法:治疗部位常规消毒后,按操作常规,清板门,逆运内八卦,清天河水,退六腑,清肝经,补肾经,掐右端正。每日按摩1次,中病即止。主治:小儿鼻出血。附记:屡用效佳。

【手部针刺法】

配穴方一 二间、前谷、少商、鱼际。治法:治疗部位常规消毒后,用毫针对准鱼际、二间、前谷穴刺入,用中刺激,捻转泻法,得气后留针20～30分钟。再点刺少商放血。每日1次,中病即止。主治:鼻出血。附记:屡用效佳。

配穴方二 肺点、肝点、止血点。治法:治疗部位常规消毒后,用毫针对准所选穴位刺入,用强刺激,泻法,得气后留针20～30分钟。每日1～2次,中病即止。主治:鼻出血。附记:屡用效佳。

【手部药疗法】

七味鼻衄汤 组成:黑山栀、大黄、川黄连、牡丹皮各15克,川牛膝、辛夷花各9克,三七粉3克。用法:每日1剂。上药加清水适量,头煎取汁350毫升,日分2次口服。二、三煎各取汁1000～1500毫升,倒入盆内,待温时浸泡双手。每日2次,每次30分钟,中病即止。方中三七粉分2次加入头煎药中服用。主治:鼻出血。附记:本方有清热解毒、凉血止血、导热下行之功。多年使用,疗效显著,有效率达 100％。

山栀地黄膏 组成:黑山栀 30 克,生地黄 40 克,韭菜根汁适量。用法:先将前二味药共研细末。备用。用时每取本散 25 克,用韭菜根汁适量调为稀糊状,外敷于双手心劳宫穴和肚脐上。敷料覆盖,胶布固定。每日换药 1～2 次,中病即止。主治:鼻出血。附记:功能清热泻火,凉血止血。验之临床,效果甚佳。

鼻 炎

鼻炎,一般分为单纯性急、慢性鼻炎,肥厚性鼻炎,干燥性鼻炎和萎缩性鼻炎等,属中医学"鼻窒""鼻塞"等病范畴,是临床常见多发鼻病。

【病因】 多因外邪侵犯,脉络受阻,壅塞鼻窍;或脾肺虚弱,肺气失宣,脾失健运,气血瘀滞,客于鼻窍所致。若急性迁延日久,又可转化成慢性。

【症状】 鼻阻塞,干燥,或分泌物增多,嗅觉障碍等。急性者则伴有发热、疲乏、头痛、头昏、打喷嚏等症。

【手部按摩法】

配穴方一 手掌正中线、鼻区、咽区、肺区、淋巴区、胃肠点、头穴。治法:治疗部位常规消毒后,按操作常规,推手掌正中线;点揉鼻区、咽区、肺区、淋巴区;掐按胃肠点、头穴。每日按摩 1 次,每次 20～30 分钟,10 次为 1 个疗程。主治:鼻窒、慢性单纯性鼻炎、慢性肥厚性鼻炎。附记:屡用有效,久用效佳。

配穴方二 额窦(位于十指端)、头颈淋巴结(位于指根间,一手四穴)、鼻(位于拇指端)、鼻出血点(位于拇指、中指间下段)、肺(点、区)。治法:治疗部位常规消毒后,按操作常规,捏、捻、点、按上述选穴。每日按摩 1 次,10 次为 1 个疗程。主治:鼻炎(慢性鼻炎)。附记:屡用有效。

【手部针刺法】

配穴方一 合谷、二间、少商。治法:治疗部位常规消毒后,用毫针对准所选穴位刺入,用中强度刺激,泻法,得气后留针 15～30 分钟。每日 1 次,10 次为 1 个疗程。主治:鼻炎。附记:屡用有效。

配穴方二 肺穴、头穴、迎香。治法:治疗部位常规消毒后,用毫针对准所选穴位刺入,用强刺激,泻法,得气后留针 30 分钟,间歇捻针。每日或隔日 1 次,10 次为 1 个疗程。主治:鼻炎。附记:屡用有效。

【手部药疗法】

鼻炎闻洗汤 组成:①薄荷、牛蒡子、蝉蜕、菊花、柴胡各 20 克,黄芩、生地黄、连翘、鱼腥草各 15 克,辛夷花、细辛、苍耳子、白芷各 2 克,甘草 6 克。②沙参、麦冬、知母、生地黄、生石膏各 30 克,牡丹皮、玉竹、白及、当归、赤芍各 15 克,羌活、白芷、川芎、细辛、辛夷花各 10 克,甘草 6 克。③桑叶、菊花、荆芥、防风、苍耳子、辛夷花各 10 克。用法:上列 3 方,随症选方。上药加清水适量,水煎取汁 1500 毫升,其中 300 毫升倒入药杯中,由鼻闻吸每次 15～20 分钟,每日闻吸 3 次。另 1200 毫升倒入盆内,待温时浸泡双手。每日 3 次,每次 30 分钟,10 日为 1 个疗程。主治:鼻炎(肥厚性鼻炎用方①,萎缩性鼻炎用方②,急性鼻炎用方③)。附记:方①宣肺通窍,方②养阴清热,方③疏风解表。故随症选用,屡用效佳。

鼻炎膏 组成:鹅不食草、辛夷花、苍耳子各 15 克,黄芩、青黛、白芷、石菖蒲各 10 克,金银花 15 克,细辛、冰片各 5 克。用法:上药共研细末,备用。用时每取药末 30 克,用陈醋适量调为稀糊状,外敷于双手心劳宫穴和肚脐上,包扎固定。每日换药 1 次,10 次为 1 个疗程。主治:鼻炎。附记:本方有祛风散寒、清热解毒、通窍止痛之功。故用之多效。

过敏性鼻炎

过敏性鼻炎,中医学谓之"鼻鼽"。多反复发作,不易根治。

【病因】 多因外感风寒或风热之邪而致营卫失和,腠理郁闭,上客鼻窍所致。久之凝积鼻窦，则鼻息肉兼作矣。

【症状】　鼻常流清涕，鼻塞，妨碍吸气，喷嚏频作，咳嗽。或伴寒热、类似伤风感冒之症。

【手部按摩法】

配穴方一　手掌正中线、肾区、肾上腺、肺区、副鼻腔区（位于示指、中指、环指三指指腹中心）、合谷、鼻痛点、肺穴、太渊。治法：治疗部位常规消毒后，按操作常规，摩搓手掌正中线；轻揉肾区、肾上腺、肺区；揉按副鼻腔区；掐按合谷、鼻痛点、肺穴、太渊穴。每日按摩 1 次，每次 30 分钟，10 次为 1 个疗程。主治：过敏性鼻炎。附记：屡用有效，久用效佳。

配穴方二　鼻塞治疗点（位于手掌中指指根下段）、鼻痛点、内分泌治疗点、中冲、太渊、合谷、肺穴。治法：治疗部位常规消毒后，按操作常规，按揉内分泌治疗点、鼻塞治疗点、太渊、鼻痛点；掐揉合谷、中冲、肺穴。每日按摩 1 次，每次 15～30 分钟，10 次为 1 个疗程。主治：过敏症（包括过敏性鼻炎等）。附记：屡用有效。

【手部针刺法】

配穴方一　合谷、太渊、中冲。治法：治疗部位常规消毒后，用毫针对准所选穴位刺入，用中强度刺激泻法，得气后留针 15～30 分钟。每日 1 次，10 次为 1 个疗程。主治：过敏性鼻炎。附记：屡用屡验，效佳。

配穴方二　肺穴、鼻痛点、大肠。治法：治疗部位常规消毒后，用毫针对准所选穴位刺入，用强刺激，留针 20 分钟。每日 1 次，10 次为 1 个疗程。主治：过敏性鼻炎。附记：屡用有效。

【手部药疗法】

宣肺通窍汤　组成：无花果 30 克，无花果叶 10 克，鹅不食草、蜂房、辛夷花各 15 克，桔梗 3 克。用法：每日 1 剂。上药加清水适量，水煎取汁 1500 毫升，其中 300 毫升置药杯中，用鼻闻吸，每次 30 分钟；另 1200 毫升倒入盆内，待温时浸泡双手。每日 2 次，每次 30 分钟，7 次为 1 个疗程。主治：过敏性鼻炎。附记：多年使用,效果甚佳。

七味鼻炎膏 组成:辛夷花、苍耳子、蝉蜕、五味子、防风、白术各 10 克,黄芪 30～50 克(肺气虚则重用)。用法:上药共研细末,备用。用时每取药末 30 克,用白酒或食醋适量调为稀糊状,外敷于双手心劳宫穴和肚脐上。敷料覆盖,胶布固定。每日换药 1 次,10 次为 1 个疗程。主治:过敏性鼻炎(肺虚不固型)。附记:本方有益气固表、通窍抗敏之功。对症施治,颇具效验。

鼻 窦 炎

鼻窦炎,中医学称"鼻渊",又名"脑漏"。是临床常见多发鼻病之一。病有急、慢性之分,又有鼻窦炎、副鼻窦炎之别。病虽有二,其治则一,此乃外治之妙处矣。

【病因】 多因风邪外袭,郁闭腠理,肺气不和;或阳邪火毒,上客鼻窍;或胆热移于脑;或风寒上扰,郁滞鼻窍所致。

【症状】 鼻中常流浊涕,或清或黄,有腥味或清稀不臭。经年累月不愈,时轻时重,易感冒,伴头痛,感冒后鼻塞、流涕、头痛加重。临床所见,鼻涕黄稠而臭,多属热;涕清稀不臭,多属虚寒或风寒。

【手部按摩法】

配穴方一 鼻塞治疗点、鼻痛点、太渊、合谷、中冲。治法:治疗部位常规消毒后,按操作常规,按揉鼻塞治疗点、太渊、鼻痛点;掐揉合谷、中冲穴。每日按摩 1 次,每次 15～30 分钟,10 次为 1 个疗程。主治:鼻塞、鼻窦炎。附记:屡用有效。另外摆动身体和俯卧用足跟敲打臀部对治疗鼻塞也有速效,不妨一试。

配穴方二 手掌正中线、肺区、肝胆区、副鼻区、鼻痛点、太渊、中冲。治法:治疗部位常规消毒后,按操作常规,摩搓手掌正中线;按揉肺区、肝胆区、鼻痛点;捻揉副鼻区;掐揉太渊、中冲穴。每日按摩 1 次,每次 30 分钟,手法力度随证而施。10 次为 1 个疗程。主治:鼻窦炎、副鼻窦炎。附记:多年使用,效果甚佳。一般连用 3～5 个疗程即可见效或痊愈。必要时,可配合内治为宜。

【手部针刺法】

配穴方一　合谷、太渊、中冲。治法：治疗部位常规消毒后，用毫针对准所选穴位刺入，用中强度刺激，得气后留针 20～30 分钟。每日 1 次，10 次为 1 个疗程。主治：鼻渊。附记：屡用有效。

配穴方二　肺点、鼻痛点。治法：治疗部位常规消毒后，用毫针对准所选穴位刺入，用中强度刺激，得气后留针 20 分钟。每日 1 次，10 次为 1 个疗程。主治：鼻渊。附记：屡用有效。

【手部药疗法】

八味鼻渊汤　组成：辛夷花、苍耳子、白芷、薄荷各 15 克，黄芩、金银花各 30 克，鹅不食草 9 克，丝瓜络 30 克。胆热加大青叶。用法：每日 1 剂。上药加清水适量，水煎取汁 1500 毫升，其中 300 毫升置药杯中用鼻闻吸，每次 20～30 分钟；1200 毫升置盆中，待温时浸泡双手或先熏后洗。每日 2 次，每次 30 分钟，10 次为 1 个疗程。主治：鼻渊。附记：多年使用，屡获良效。若配用本方水煎服，每日 1 剂，效果尤佳。

鼻渊膏　组成：鹅不食草、辛夷花各 30 克，冰片 5 克。用法：上药共研细末，储瓶备用。用时每取药末 20 克，用白酒或陈醋适量调为稀糊状，外敷于双手心劳宫穴，包扎固定。每日换药 1 次，10 次为 1 个疗程。主治：鼻渊。附记：可祛风通窍，消炎止痛。临床屡用，效果甚佳。

扁 桃 体 炎

扁桃体炎，属中医学"乳蛾"范畴，是临床常见多发咽喉病。

【病因】　多因内有积热，复感风热之邪，风热相搏，上蒸咽喉所致。或因痰郁生热，木火刑金，灼津生痰，痰热相搏，壅滞咽喉所致。慢性多由急性失治，迁延转化而成；或素体虚弱，虚火上炎；或由邻近器官炎症迁延所致。而慢性复感外邪又可引起急性发作。

【症状】　喉核（扁桃体）一侧或两侧红肿疼痛，吞咽困难，且伴有发热恶寒、头痛、咳嗽、脉浮,多为急性或慢性急性发作。慢性则见喉核微红、微肿、微痛,或仅感咽喉不适、干燥,自觉有灼热感,或吞咽不适。一般无表证或全身性症状。

【手部按摩法】

配穴方一 少商、商阳、合谷、曲池、十宣穴、扁桃体点、牙痛点、鱼际。治法:治疗部位常规消毒后,按操作常规,按揉鱼际、扁桃体点、曲池;掐按合谷、少商、商阳、牙痛点、十宣穴。每日按摩1次,每次20~30分钟,5次为1个疗程。主治:急性扁桃体炎。附记:屡用效佳。掐双侧少商穴有改善鼻咽部症状、减轻刺痛的效果。合谷、曲池、鱼际是应重点按压的穴位。对于红肿剧痛、吞咽困难者,点刺少商、商阳穴有立竿见影的止痛效果。

配穴方二 手掌正中线、肺区、太渊、合谷、阳溪、阳池、八邪、虎口、扁桃体点、牙痛点、肺点、少泽、少商。治法:治疗部位常规消毒后,按操作常规,摩搓手掌正中线;按揉肺区、阳溪、阳池;掐按太渊、合谷、八邪、虎口、扁桃体点、牙痛点、肺点、少泽、少商。每日按摩1次,每次30分钟,5次为1个疗程。主治:急、慢性扁桃体炎。附记:屡用效佳。方中后5穴,可重点按压,对改善症状和止痛有良好的效果。

【手部针刺法】

配穴方一 太渊、合谷、二间、液门、少泽(放血)。治法:治疗部位常规消毒后,用毫针对准所选穴位刺入,用强刺激,提插捻转,得气后留针20~30分钟。每日1次,5次为1个疗程。主治:急性扁桃体炎(乳蛾)。附记:屡用效佳。

配穴方二 ①肺点、扁桃体点。②虎口、牙痛点。治法:上列两方,任选一方。治疗部位常规消毒后,用毫针对准所选穴位刺入,用强刺激,泻法,得气后留针30分钟。每日1次,5次为1个疗程。主治:急性扁桃体炎。附记:屡用效佳。

配穴方三 ①少商、商阳、合谷。②后头点、咽喉点、扁桃体点。治法:治疗部位常规消毒后,方①少商、商阳穴用三棱针点刺放血少许;用毫针直刺合谷穴 0.8 寸,用泻法,留针 30 分钟。每日 1 次,中病即止。方②用毫针对准穴位直刺 0.3 寸,用中刺激,留针 30 分钟。每日 1 次,5 次为 1 个疗程。主治:急性扁桃体炎。附记:屡用效佳。

【手部药疗法】

解毒汤 组成:金银花、板蓝根各 30 克,大黄、川牛膝各 15 克。用法:每日 1 剂。上药加清水适量,头煎取汁 500 毫升,含漱,日数次,二、三煎各取汁 1200 毫升倒入盆内,待温时浸泡双手。每日 2 次,每次 30 分钟,5 日为 1 个疗程。主治:急性扁桃体炎。附记:可清热解毒、导热下行。临床屡用,效果甚佳。

斑蝥散 组成:斑蝥 12 克,冰片、乳香、没药、全蝎、血竭、玄参、樟脑各 1.8 克。用法:上药共研为细末,装瓶备用。用时取药末少许放在普通胶布或伤湿止痛膏中,贴敷于列缺穴上,2～3 小时后揭下。主治:急性扁桃体炎。附记:多 1 次即效。

咽 炎

咽炎,属中医学"喉痹"范畴,在临床上较为常见。病有急、慢性之分,证有虚实之辨,治当详察。

【病因】 多因嗜食辛热,过度饮酒,使热毒蕴积脾胃,上蒸咽喉,尤以上攻咽部为多。若急性失治迁延日久,或热灼阴津,又可转化成慢性,形成阴虚火旺之证。总之实证多属热毒,实火为患;虚证多由虚火而起。

【症状】 咽喉红肿疼痛,吞咽困难,或微红、微肿、微痛,或痒痛不舒,或有异物梗阻感。

【手部按摩法】

配穴方一 十宣、鱼际、少商、二间、少泽、液门、外关及全息穴的头穴、颈肩穴等。治法:治疗部位常规消毒后,按操作常规,掐按头穴、颈肩穴各 300 次。每天按摩选取上述经穴和经外奇穴 3～4 个,每穴掐按 30～50 次。每天按摩 1 次,10 次为 1 个疗程。主治:慢性咽炎。附记:屡用效佳。

配穴方二 手掌正中线、头穴、脾胃穴、肺心穴、列缺、太渊、合谷、阳溪、阳池、二间、前谷、鬼当、小骨空、中商。治法:治疗部位常规消毒后,按操作常规,推或摩手掌正中线,再点、掐、按、揉上述所选穴位。实证用强刺激泻法,虚证用中刺激,平补平泻法。每日或隔日1次,10次为1个疗程。主治:咽炎。附记:屡用效佳。

【手部针刺法】

配穴方一 合谷、前谷、少商、商阳。治法:治疗部位常规消毒后,用毫针对准所选穴位刺入,按虚实定补泻手法。急性、实证用三棱针点刺少商、商阳穴放血。得气后留针15~30分钟。每日或隔日1次,10次为1个疗程。主治:急、慢性咽炎。附记:屡用效佳。

配穴方二 咽喉点、鬼当、中商、十宣穴。治法:治疗部位常规消毒后,用毫针对准所选穴位刺入,急性用强刺激,十宣穴点刺放血;慢性用中刺激,留针15~30分钟。每日1次,10次为1个疗程。主治:咽炎。附记:屡用效佳。

【手部药疗法】

板蓝根汤 组成:①金银花、板蓝根各30克,射干、大黄各9克。②板蓝根、玄参各30克,麦冬、芦根各9克。用法:上列两方,随症选用。上药加清水适量,水煎取汁,倒入盆内,另盛一药杯。待温时浸泡双手,同时含漱。每日2次,每次30分钟。主治:咽炎(急性实火用方①、慢性虚火用方②)。附记:临床屡用,效果均佳。若加用本方(随症方)水煎服,日服2次,效果尤佳。

吴茱萸膏 组成:吴茱萸30克,生附子6克,麝香0.3克。用法:上药共研细末,贮瓶备用,勿泄气。用时每取药末20~30克,用米醋适量调为稀糊状,外敷于双手心劳宫穴,包扎固定。每日换药1次,10次为1个疗程。或贴足心。主治:一切虚火喉痹(包括慢性咽炎、喉炎、咽喉炎等)。附记:屡用效佳。

慢 性 喉 炎

慢性喉炎,属中医学"喉痹"范畴。是喉黏膜的慢性非特异性炎症。是造成声音嘶哑的主要原因。临床又分为慢性单纯性喉炎和慢性肥厚性喉炎两种。在临床上较为常见。

【病因】　多因急性喉炎失治,迁延转化而成慢性;或由邻近器官组织慢性炎症蔓延而致;或因过度饮酒、吸烟、用口呼吸及经常在烟熏或干热环境中工作而易致此病。不适当发音也易致此病。

【症状】　声音粗糙、嘶哑或失音,晨起尤甚。喉内有干燥或刺痒感,常引起咳嗽并吐黏痰。

【手部按摩法】

配穴方一　手部掌侧、背侧、咽喉点、少泽、少商、二间、十宣、八邪、外关、商阳。治法:治疗部位常规消毒后,按操作常规,推揉手部掌侧、背侧;掐按咽喉点、少泽、少商、二间、十宣、八邪、外关、商阳穴。每日按摩 1 次,每次 15～30 分钟,10 次为 1 个疗程。主治:声音嘶哑、慢性喉炎。附记:屡用有效。

配穴方二　手掌正中线、肺区、肾区、肾上腺、太渊、合谷、阴池、旁劳宫、少商、商阳、咽喉点、八邪。治法:治疗部位常规消毒后,按操作常规,摩搓手掌正中线;揉按肺区、肾区、肾上腺、阴池、旁劳宫、太渊;掐揉合谷、少商、商阳、咽喉点、八邪。每日按摩 1 次,每次 30 分钟。每日 1 次,10 次为 1 个疗程。主治:慢性喉炎。附记:屡用有效。本病应以药物治疗为主,本法为辅,配合为用,可提高疗效。

【手部针刺法】

配穴方一　外关、合谷、少商、少泽。治法:治疗部位常规消毒后,用毫针对准所选穴位刺入,用中刺激,留针 20 分钟。每日 1 次,10 次为 1 个疗程。主治:慢性喉炎。附记:屡用有效。

配穴方二　肺点、咽喉点。治法:治疗部位常规消毒后,用毫针对准所选穴位刺入,用中刺激,留针 20 分钟。每日 1 次,10 次为 1 个疗程。主治:慢性喉炎。附记:屡用有效。

【手部药疗法】

解毒利咽汤 组成:马勃、射干、紫苏各 15 克,蒲公英、金银花、牛蒡子各 30 克,薄荷 6 克。用法:每日 1 剂。上药加清水适量,水煎取汁,倒入盆内,熏洗双手。每日 2～3 次,每次 20 分钟。主治:急性喉炎、声音不扬,甚至嘶哑失音。附记:屡用有效。

参斛膏 组成:玄参、石斛各 15 克,板蓝根 9 克,木蝴蝶、凤凰衣、诃子肉各 6 克,桔梗、甘草各 3 克。用法:上药共研细末,备用。用时每取药末适量,用凉开水适量调为稀糊状,外敷于双手心劳宫穴、太渊穴上,包扎固定。每日换药 1 次。主治:慢性喉炎(阴虚火旺型)。附记:可滋阴降火,宣肺开声。屡用有效。

咽 喉 炎

咽喉炎一般多属于中医学"喉痹"范畴,在临床上较为常见。病有急、慢性之分,证有虚实之辨,治当详察。

【病因】 病因虽多,总属火热为患。然"火"有虚实。临床所见,急性多属实火为患,其证多实;慢性多由虚火而起,其证多虚。

【症状】 咽喉一侧或两侧红肿疼痛,或微红、微肿、微痛、痒痛不适,且伴有吞咽困难、声音嘶哑等。

【手部按摩法】

配穴方一 胸腔呼吸器区(位于拇指桡侧面)、喉咙痛的治疗点(位于劳宫穴上一横指处)、少商、合谷、三间穴。治法:治疗部位常规消毒后,按操作常规,推按胸腔呼吸器区;按揉喉咙痛治疗点;掐按合谷、少商、三间穴。每日按摩 1 次,每次 20～30 分钟。7 次为 1 个疗程。手法力度可按证施治。主治:咽喉肿痛。附记:屡用有效。

配穴方二 手掌正中线、肺区、咽喉点、扁桃体点、合谷、阳溪、二间、八邪、阴池、中商、少商、商阳。治法:治疗部位常规消毒后,按操作常规,推按手掌正中线;按揉肺区;掐揉咽喉点、扁桃体点、合谷、阳溪、二间、八邪、阴池、中商、少商、商阳;热毒甚者加点刺少商、商阳放血。每日按摩 1 次,每次 30 分钟,10 次为 1 个疗程。主治:咽喉炎。附记:屡用效佳。一般 1～2 个疗程即可见效或痊愈。同时可用板蓝根 30 克,煎水代茶饮。

【手部针刺法】

配穴方一　太渊、合谷、阳池、液门、少泽。治法:治疗部位常规消毒后,用毫针对准所选穴位刺入,用强刺激,泻法,得气后留针 30 分钟,间歇运针。每日 1 次,7 次为 1 个疗程。主治:咽喉肿痛、咽喉炎。附记:屡用效佳。

配穴方二　①咽喉点、扁桃体点。②少商、商阳。治法:一般取①组穴,若证重者加用②组穴点刺放血。治疗部位常规消毒后,用毫针对准所选穴位刺入,用强刺激,泻法,得气后留针 20～30 分钟。每日 1 次,7 次为 1 个疗程。主治:咽喉炎、扁桃体炎。附记:屡用效佳。

【手部药疗法】

消肿利咽汤　组成:金银花、板蓝根、鱼腥草各 30 克,射干、挂金灯各 15 克,薄荷 10 克,大黄、甘草各 5 克。用法:每日 1 剂。上药加清水适量,水煎取汁 1500 毫升,其中 400 毫升置药杯中,用口鼻闻吸,每次 20 分钟,温后含漱;另 1100 毫升置盆中,待温时浸泡双手。每日 2 次,每次 30 分钟。若证情重者,可加用本方内服,每日 1 剂,水煎服。主治:咽喉炎。附记:本方有清热解毒、消肿利咽之功。多年使用,治验甚多,一方两用,疗效显著。

芥冰膏　组成:白芥子、冰片各 10 克,肉桂、木香、干姜、吴茱萸、白胡椒、延胡索、细辛各 5 克。用法:上药共研细末,用 60％二甲亚砜调成糊状,分 3 份摊于特制硫酸纸上,然后贴敷于合谷、鱼际和天突穴上,外以胶布固定。每 2 日换药 1 次。主治:咽喉肿痛。附记:屡用效佳。

牙　痛

牙痛，无论男女老幼皆可发病，是临床常见多发牙病之一。无论牙齿、牙周或牙龈的疾病都可引起牙痛。痛甚者可影响饮食、工作和休息。

【病因】　多因口腔不洁，不刷牙；或过食辛热之物，胃热炽盛；或肝火上冲；或肝肾阴虚，虚火上炎；或风热，火毒上攻；或肾阳亏虚，浮阳上越所致。

【症状】　牙痛，或伴牙龈红肿、大便秘结。根据临床表现及伴随症状不同，又分风热（火）牙痛、胃火牙痛、虚火牙痛、肾虚牙痛和虫牙痛、牙过敏。

【手部按摩法】

配穴方一　牙痛点、感冒点（位于合谷穴后）、商阳、合谷、二间、三间、阳溪、后溪、上合谷、肾穴。治法：治疗部位常规消毒后，按操作常规，掐、点、揉按牙痛点、感冒点、合谷、商阳、二间、三间、阳溪、后溪、上合谷、肾穴等。牙痛紧急发作时，也可用牙签刺激肾穴，可降低痛感。每日按摩 1～2 次，中病即止。主治：牙痛。附记：屡用效佳。

配穴方二　①牙痛点、肝穴、肾穴、合谷。②感情线（循环系统）、阳谷、合谷穴。治法：治疗部位常规消毒后，按操作常规，方①掐按上述所选穴位。方②推按感情线，掐按阳谷、合谷穴。均为每日按摩 1～2 次，中病即止。主治：牙痛（牙痛、牙龈炎用方①，牙周病用②）。附记：屡用效佳，多 1～2 次即痛止。又龋齿（虫牙）、牙髓炎、牙龈炎、牙周病等引起的牙痛可用牙签束（5～10 枚）刺激（点压）肾穴、肝穴、牙痛点、合谷穴各 7～15 次，至痛止为止。效佳。

【手部针刺法】

配穴方一　商阳、合谷。龋齿痛加二间、阳谷；风热牙痛加外关。治法：治疗部位常规消毒后，用毫针对准穴位商阳点刺放血，合谷直刺 0.5～0.8 寸,用强刺激,泻法,得气后留针 30 分钟。随症加刺配穴。每日 1～2 次,中病即止。主治:牙痛。附记:屡用效佳。凡牙痛,笔者指掐合谷穴 3～5 分钟,多 1 次则痛止。

配穴方二　牙痛点。治法:治疗部位常规消毒后,用毫针对准牙痛点直刺 0.5～0.8 寸,用中等强度刺激,得气后留针 30 分钟。每 10 分钟运针 1 次,每日 1～2 次,中病即止。主治:牙痛。附记:屡用效佳,多 1 次痛止。

【手部药疗法】

牙痛浴方　组成:荜茇、高良姜、延胡索、米壳各 20 克,白芷 15 克。用法:每日 1 剂。上药加清水适量,水煎取汁,倒入盆内,趁热先熏后洗双手。每日 2～3 次,每次 20～30 分钟,中病即止。主治:牙痛。附记:可温经止痛,故屡用效佳。

牙痛膏　组成:黄芩 10 克,防风 10 克,肉桂 8 克,细辛 8 克。用法:上药共研细末,备用。每次用药末 7 克,用陈醋调成软膏状,分别置于合谷、下关、涌泉穴上,用伤湿止痛膏加以固定。中病即止。主治:风火牙痛。附记:屡用效佳。

齿　衄

齿衄,又称“齿缝出血”,在临床上并不少见。

【病因】　多因胃热炽盛,或阴虚火旺,热灼脉络,血从齿缝溢出所致。

【症状】　齿衄,血从齿缝溢出,甚则齿龈腐烂肿痛,兼见口臭。

【手部按摩法】　取穴:合谷、阳池、阴阳、板门、内八卦、天河水、肺经、大肠经。治法:治疗部位常规消毒后,按操作常规,掐合谷,揉阳池,分阴阳,清板门,逆运内八卦,清天河水,清肺经,清大肠经。每日按摩 1 次,中病即止。主治:齿衄。附记:屡用效佳。可用焦山栀、生地黄各 30 克。水煎代茶饮,效果尤佳。

【手部针刺法】　取穴:合谷、阳池、少商(刺血)。治法:治疗部位常规消毒后,用毫针对准所选穴位刺入,用强刺激,泻法,得气后留针 30 分钟,每 10 分钟运针 1 次。每日 1～2 次,中病即止。主治:齿衄。附记:屡用效佳。

【手部药疗法】

齿衄汤 组成:黑山栀、白茅根各 30 克,藕节 20 克,乌梅炭 9 克。用法:每日 2 剂。一剂水煎服,日服 2 次。一剂加水适量,水煎取汁,倒入盆内,待温时浸泡双手。每日 2 次,每次 20～30 分钟。中病即止。主治:齿衄(血热型)。附记:可清热泻火,凉血止血。多年应用,疗效满意。

参地止血汤 组成:熟地黄、玄参各 30 克,生地黄、白茅根、藕节各 15 克。用法:每日 2 剂。一剂水煎服,日服 2 次。一剂加清水适量,水煎取汁,倒入盆内,待温时浸泡双手。每日 2 次,每次 20～30 分钟。中病即止。主治:齿衄(阴虚型)。附记:可滋阴泻火、凉血止血。多年使用,疗效显著。

口 腔 炎

口腔炎,中医学称"口疮"或"口疳",是指口腔黏膜上发生表浅如米粒或豆大的溃疡点,故又称"口腔溃疡",在临床上较为常见。

【病因】 一般分虚证和实证两大类。实证多因过食辛辣厚味,或嗜饮醇酒,以致心脾积热,复感风火、燥邪,内外之热邪相搏,循经上行于口腔所致;或因口腔不洁,加之又被损伤,毒邪乘机侵袭,使肌黏膜腐败而致病。虚证多因素体阴虚,加上病后,或劳伤过度,亏耗真阴,虚火上炎于口腔而发病。或阴虚,津液停滞,寒湿凝于口腔,肌膜溃烂所致。

【症状】 唇颊、牙龈、舌面等处出现黄豆大或豌豆大小,呈圆形或椭圆形的黄白色溃疡点,中央凹陷,周边潮红,兼有发热、口渴、口臭,多为实证;虚证此愈彼起,缠绵不愈,口不渴,不发热。

【手部按摩法】

配穴方一 口疮点、喉咙痛治疗点(二穴位于手掌中指指根下 0.5～1 厘米处)、内阳池、合谷穴。治法:治疗部位常规消毒后,按操作常规,按揉口疮点、喉咙痛治疗点、内阳池穴;掐按合谷穴。每日按摩 1 次,每次 15～20 分钟,7 次为 1 个疗程。主治:口腔炎、口臭。附记:屡用效佳。

　　配穴方二　手掌正中线、劳宫、口疮点、手心、中平、再创、内阳池、合谷、二间穴。治法:治疗部位常规消毒后,按操作常规,推按手掌正中线;按揉劳宫、口疮点、手心、中平、再创、内阳池;掐揉合谷、二间穴。每日按摩 1 次,每次 30 分钟,7 次为 1 个疗程。实证用泻法,虚证用补法。主治:口腔炎、口臭。附记:屡用有效,久用效佳。又用香烟灸,对准商阳、合谷穴各刺激 3～7 次,效佳。

　　配穴方三　天河水、心经、小天心、小横纹、四横纹、板门、六腑、二人上马、肾经。治法:治疗部位常规消毒后,按操作常规,清天河水、清心经、揉小天心、揉小横纹、推四横纹、清板门、退六腑、揉二人上马、推补肾经。每日按摩 1 次,每次 20 分钟。7 次为 1 个疗程。主治:小儿口疮。附记:屡用有效。

　　【手部针刺法】

　　配穴方一　①劳宫、合谷。②合谷、鱼际、内关、少商(刺血)。治法:上列两方,任选一方。治疗部位常规消毒后,用毫针对准所选穴位刺入。实证用泻法,虚证用补法。得气后留针 15～30 分钟。每日 1 次,7 次为 1 个疗程。主治:口腔溃疡、口臭。附记:屡用有效。同时配用锡类散吹布患处,每日吹 3 次,可提高疗效。

　　配穴方二　①内阳池、中平。②心穴、合谷。治法:上列两方,任选一方。治疗部位常规消毒后,用毫针对准所选穴位刺入,用中强度刺激,得气后留针 15～30 分钟。每日 1 次,7 次为 1 个疗程。主治:口腔炎、口臭。附记:屡用有效。同时配用锡类散吹患处,每日吹 3 次,效果尤佳。

　　【手部药疗法】

　　八味三黄汤　组成:川黄连、黄芩、大黄、生栀子、连翘各 15 克,五倍子、硼砂各 6 克,冰片(分 2 次兑入)15 克。用法:每日 1 剂。上药加清水适量,水煎取汁 1500 毫升,其中 400 毫升置药杯中,用口对准杯口熏吸,温后含漱并吐出,反复多次;另 1100 毫升置盆内,待温时浸泡双手。每日 2 次,每次 20～30 分钟。7 次为 1 个疗程。主治:口腔炎(实证)。附记:本方有清热解毒、收敛生肌之功。多年使用,效果显著。

手心贴敷方 组成:①生栀子、大黄、土牛膝各 30 克。②黄柏、知母各 15 克,玄参 6 克,女贞子 15 克。③胡黄连、地骨皮各 15 克,番泻叶 5 克。用法:上列三方,随症选用。上药各方共研细末,备用。用时每取药末 30 克,用米醋适量调为稀糊状,外敷于双手心劳宫穴和肚脐上,外以纱布包扎固定。每日换药 1 次,7 次为 1 个疗程。主治:口腔炎(实证用方①,虚证一般用方②,兼便秘用方③)。附记:方①可清热解毒,方②和方③可养阴清热,屡用效佳。

下篇 手部保健按摩法

《内经》云："不治已病，治未病"。说明无病先防，防重于治的重要性。而自我保健又是预防疾病的重要措施，应加以重视与提倡。

我国一贯重视群众保健，全民健身运动正在蓬勃兴起，各种保健方法与健身器材日益增多，并逐步丰富起来。人们为了健康，都在探索自我保健的最佳方式。实践证明：手部按摩还是一种很好的自我保健方法。它的最大特点是人人可做，人人能做，人人会做，是众多自我保健方法中最理想、最简便、最有效的一种。此疗法可以不受条件限制，完全可依靠自己的力量对自己的机体，通过手部保健按摩进行迅速而有效的调节，调动自己机体的内在潜力去战胜病邪，调和阴阳，增强体质，不断提高机体免疫力，以达到健康长寿的目的。健康是事业的保证。只有健康的体魄才能不断地去奋斗，去争取胜利，并享受美好人生。

健康长寿并没有秘诀，只有靠自我保健才能实现。也就是说，战胜疾病，增进健康，第一要素是靠自己。而手部保健按摩又是实现自我保健的最佳选择。因为手部按摩简便易学，容易掌握，容易操作，不受条件和时间限制，仅凭自己的双手，左手按摩右手，右手按摩左手，互动按摩，随时随地都可以进行，因而很容易坚持下去。操作方便，老少皆宜。此疗法既可以自己给自己做，也可给家人亲友做，或由家人给自己做，很方便在家庭亲友中互做，又因"简、便、廉、验"，因而深受广大群众欢迎。

大家知道，人们在社会生活中，难以避免会出现一些不适，因此可及时地通过手部按摩来进行自我调节,使其恢复正常;无不适者也可强身健体,对于一些中老年人的一些常见病症,或病后康复也有较好的疗效。

手部按摩,是一种无任何不良反应的自然物理疗法,是一种标本兼治的全身治疗方法,尤其是对某些慢性疾病的治疗能显示出独特的疗效,见效快、疗效高,而且又是一种最佳的自我保健方法。在手部保健按摩中,若能持之以恒,坚持按摩,必日见其功,受益良多。

为了自我健康,让手部按摩成为每个人的需要,让大家都动起手来保健自己。为了总结推广这一保健按摩法,现根据笔者长期实践体会,并参考诸君经验,特归纳为自我全身手部保健按摩法、手部保健按摩法举例和手部健身法经验精选三部分,特分述如下。

一、自我全身手部保健按摩法

人犹如一台"精密机器",要时时爱护它,保养它,才能延长使用寿命。所以对人更要做好自我保健工作。手部恰似一个人体的投影,人体中的五脏六腑,五官九窍,四肢百骸和表里上下都一一从手部反映出来。手部储藏着人体中全部信息,体手同源,内脏异常可从双手反映出来,而且符合相应部位这一规律,而按摩手部所产生的刺激信息又可从手部传递到内脏某一病变脏腑。故说健手如健身,保健从手做。因此,坚持做好手部保健按摩,就是自我保健的最佳方法。此疗法适合于各个年龄层次的人,尤其是中老年人。为了健康长寿,就要从我做起,自己给自己做,给家人亲友做;也可以请医生或家人亲友给自己做,并持之以恒,坚持下去,都可以起到调节神经功能,调节脏腑功能,改善血液循环,促进新陈代谢,调和人体阴阳,并使之相对平衡,增强机体免疫力,以达到防病健身、增强体质、延缓衰老、益寿延年的目的。为此,必须依据下列要求,做好自我保健工作。例如:

(一)正中线、对合推

就是手部手掌、手背正中线对合推揉,以调整脏腑,舒展经气。手掌与手背正中线是重要脏器、血液、生殖、消化、泌尿、代谢系统反射区,而手部诸多经穴、经外奇穴、手穴也分居其中,与内脏相连。因此,推按对合正中线,是驱邪养身、强身健体的重要途径。先手掌,后手背,从中指指根部正中线推向腕部中点处,用拇指指腹持续轻柔对合推揉各 100～300 次。每日 1 次,从不间断,坚持下去,必见奇功。

(二)二掌骨、桡侧寻

"二掌骨"就是手背第 2 掌骨桡侧面,又是一个人体的小天地,位仅寸余,包罗者广。山东大学张颖清教授在研究第 2 掌骨全息规律时,也重视位于第 2 掌骨中点虎口侧的合谷穴。第 2 掌骨也是一个全息元,包括了整个机体的全部信息。因此,用拇指指腹从示指指根第 2 掌骨桡侧面推向基底部(手腕关节处),着力部位是拇指指腹前中部,动作和缓轻柔,从掌骨头缓慢地推向其基底部100～300 次。这是一个重要按摩部位,既可用来治病,又可用来保健,是防病治病的重要反射区带。若在推按中发现敏感点,就要分析、寻找病之所在部位,并给予重点按摩。及早发现,及早预防,又是自我保健的第一要着。

(三)简易穴、常刺激

《手足按摩治百病》云:对穴位和反射区带的刺激,除按压、揉捏、叩打外(图 59),还有其他一些有效方法。也可用日常生活用品刺激,使早期常见症状得到改善。如牙签、发夹、香烟、回形针等易得而便于操作,很适合工作忙碌的人士随时保健(图 60)。对于工作之余进行保健的人士来说,手法刺激,每日数次,每次约 5 分钟。日常用品刺激,每日 1～2 次,每次不超过 5 分钟。

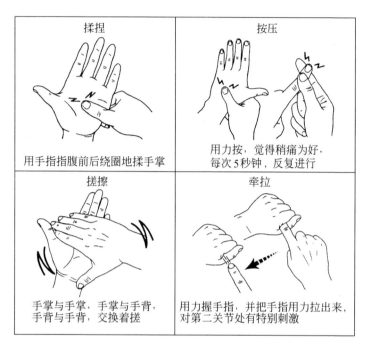

图59　按压、揉捏、叩打

(四)先摇晃、后拔指

在进行一系列保健按摩手法后,紧接着就是用右手握左手指或左手握右手指,先各摇晃 50～100 次;再逐指先摇晃、后拔伸 10～15 次。可以起到舒筋活络、滑利关节、调和阴阳之作用。

(五)捏手指、健身良

五指连心,内属脏腑。手指是手三阴三阳经起止之端,与足三阴三阳经相通,构成一个有机的统一整体。经络相通,信息互递,直接反映出五指与脏腑的内在联系。因此常捏五指,可以起到健脑、强脏腑之功。例如:常捏大拇指可以健脑系、和肺经;常捏示指

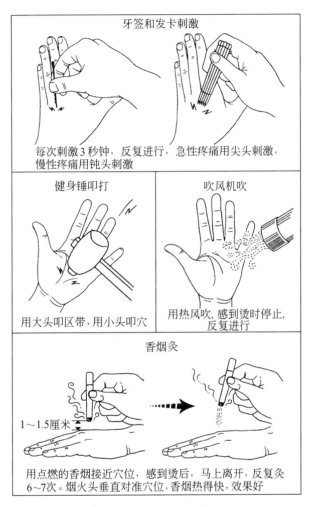

牙签和发卡刺激

每次刺激3秒钟，反复进行，急性疼痛用尖头刺激，
慢性疼痛用钝头刺激

健身锤叩打

用大头叩区带，用小头叩穴

吹风机吹

用热风吹，感到烫时停止，
反复进行

香烟灸

1～1.5厘米

用点燃的香烟接近穴位，感到烫后，马上离开，反复灸
6～7次。烟火头垂直对准穴位，香烟热得快，效果好

图60　日常生活用品刺激

可以强脾胃、利消化;常捏中指可以强心系、护心包;常捏环指可以
强肝胆、和三焦;常捏小指可以强肾系、利小肠。所以捏五指，是调
整脏腑功能、促进血液循环最直接、最有效的方法。每日 1～2 次，

每指 50～100 次。

(六)手掌心、兼两侧

手掌心、兼两侧,就是以掌心为中心,兼及手掌大鱼际、脊椎(颈-骶)、心胸部组织及手背内分泌神经血压和手掌小鱼际、淋巴免疫区及手背脊椎反射区。"手掌心"是心包经循行之路线,劳宫穴所居之地,一手一足,与涌泉穴一样重要,是外治法贴药常用重要穴位之一。而心包又是心脏之卫护士;言心包则心在其中。因此,用拇指指腹持续和缓地轻柔按摩手掌心,可以护心脏之明主,扬司令职令之畅达,正如《内经》所云:心者"生之本,神之变也"。《实用中医脏腑辨证治疗学》也云:"心之统帅,为一身之大主……五脏六腑皆听命于心。"所以心安则明,生命之本矣,人即健康长寿。推手部之两侧,又可提高机体免疫力,不断增强抗病能力,自然不受病邪所侵而身强体壮,健康长寿。

(七)十指对、再开合

十指对合,犹如"指屋",一开一合,开合自如。在五指相对开合时,五指稍加用力,对持开合,即可增强关节活动功能,以达到"舒筋活络、滑利关节"之目的,对于健身强体很有益处。每日 1～2 次,每次做 200～500 次。

(八)手关节、常捻捏

一身经脉气血之畅通无阻,关节为之枢纽,是为关键。而双手离内脏较远,又为关节密布之地,小关节甚多,一有阻滞,即可影响人身气血"周而复始"之运行功能。因此,对手部每一关节捏捻按摩,可以消除阻滞,滑利关节,促进畅通,确保健康,又可增强手部活动功能,增强手力、指力,进而达到健身强体、自我保健之目的。每日 1 次,每关节捏捻 30～50 次。

（九）单摩收、互擦热

此有两义，一是在所选手法刚要结束之前，先单手轻轻摩搓手掌与手背及两侧各 5～10 遍以善后，为此次保健按摩之结束手法。二是在各手法操作前，双手掌"对掌互擦"至发热为止，再开始所选手法操作。此为以上每一按摩操作前后之辅助手法。

（十）一网尽、五三制

"一网尽"就是一网打尽，不留死角，全手按摩遍；"五三制"就是封氏"五步三层按摩法"的简称。这个方法，对手部保健按摩同样有用。在行此法过程中，不仅可以达到保健按摩之"强体健身"作用，而且通过按摩，还可以达到"检查疾病，防治疾病"的作用。

封氏"五步三层"按摩法（图 57），再作一简要介绍："五步"就是手部按摩的五个步骤，即：从手背→手指→手掌→手腕→前臂止。而"三层"是指每个局部按摩动作都是由浅入深，分三个层次，而每个层次中，又从轻渐重，分轻、中、重 3 个力度的"三三制"手法。发现敏感点（区）再加重按摩。

一般都先从左手开始，最后按摩右手。仔细些说：①左手背：按摩各掌骨的两侧，因为通常习惯从第 2 掌骨虎口侧开始，这个部位最容易按摩到它的各个角度。随后按摩虎口另一侧，即第 1 掌骨虎口侧。然后操作者双手拇指同时按摩第 1、2 掌骨和第 4、5 掌骨间，再用操作者右手拇者按压第 3、4 掌骨间。最后以双手示指指端叩点第 1、第 5 掌骨的靠手掌面两边的部位。②左手指：操作者用拇、示指夹压或叩、捻、揉各指，注意各甲根角，指端和近中节指骨侧面与指腹面交角的骨膜。③左手掌：肉厚，多用拇指推，指端点压和拇、示指对捏的方法，一般顺序以仰掌由远至近，大鱼际和掌部各掌骨间，与手背类似的顺序进行。④左手腕：以操作者左手协助。右手拇、示指依次对捏腕关节四周。⑤左前臂：操作者一手握患者手给予配合,另一手按照由远至近的方向,依次推按、拿、捏、点压桡尺两根骨头的四周,根据解剖特点,要特别注意手掌面,因这里的神经血管丰富,敏感区多。

右手的顺序与左手相似。手背从虎口开始到小指。手指也从拇指开始到小指。手掌从小鱼际开始到大鱼际。手腕、前臂大同小异(引自《手部按摩治疗图解》)。

保健按摩,步骤与顺序同医疗按摩,但手法力度可轻些,再轻些。在每一个局部按摩过程中,也分3个层次,每一层次又分3个力度。用中、重度按摩手法,仔细寻找和发现有无敏感点。为下一步选择按摩手法提供依据。

以上所介绍的手部保健按摩十法,每次不一定都要全部做完,可根据每个人的具体情况,或结合某些不适,有选择性地做,按要求做。要做,就要认真,不可走过场,不然会影响效果的! 如有时间的话,每天都全面做1~2遍,坚持下去,持之以恒,对自我保健是非常有益的,好处多多,是不可低估的。

二、手部保健按摩法举例

(一)焦虑

人们应当是心情舒畅、无忧无虑,这是身心健康的标志。然而现代人工作生活压力大,任何人都有心理压力,故患焦虑症的人越来越多。不仅是工作、人际关系、儿女的教育、交通等,而且工作繁重、要求高、节奏快、商业上的激烈竞争都会在心理上造成压力,都有可能成为焦虑的原因。

焦虑症,常使人感到莫明其妙的焦虑、紧张不安、注意力不集中、容易激怒,严重者似有大祸临头之感。同时伴有坐立不安、无所适从及心悸、出汗、躯体不适现象。愈是焦虑,工作愈容易出错,人际关系愈差。焦虑症可以是持续性,亦可呈发作性。属于一种神经症状。

之所以造成出现焦虑症,多因适应能力差、工作与实际能力不相配、欲望过高等因而导致情志内伤,阴阳失调。

手部保健按摩,对克服焦虑症是有益的,例如:

配方一　手掌区、心穴、大陵、虎边、阳溪、中冲、少冲穴。治法:治疗部位常规消毒后,按操作常规,掐揉手掌区(位于中指与环指间下)、心穴、虎边、中冲、少冲穴;按揉大陵、阳溪穴。每日 1 次,每次 15～30 分钟。附记:引自《手足按摩治百病》。久用效佳。

配方二　中冲、少冲。治法:治疗部位常规消毒后,按操作常规,用拇、示两指用力捏揉中冲、少冲两穴。每日 1 次,至心情逐渐平静下来为止。附记:引自《手掌健康疗法》。当感到焦虑不安时行之,可即时见效。持续按摩,以巩固疗效。

(二)爱困

对于健康而言,充足睡眠是相当重要的,但在几乎"24 小时营业"的现代社会里,大多数人都感到睡眠不足。若感觉到困时,就马上睡,对健康是有益的;而有的为了工作或学习,有的因娱乐,经常通宵达旦,久而久之,当工作或读书一静下来就爱困,在会议中或坐在火车上爱困。爱困时间久了,既影响工作或读书,更影响健康。有人以喝浓茶或药物来提神、醒脑,虽一时有作用,但不是长久之计。而手部保健按摩就能解决这个小小难题,效果不错。

配方　中冲、中指。治法:治疗部位常规消毒后,按操作常规,当突然感到困时,就稍微休息片刻,并捏揉"中冲"穴,想睡的感觉就会自然消失。或以中指指尖轻敲桌面,也能产生效果。附记:引自《手掌健康疗法》。多一次见效,为了巩固疗效,应再继续揉、敲几次。

(三)怕冷与虚冷

很多人有腰和足发凉的感觉,多是因自主神经功能失调而使血管收缩；全身发冷的人，可能是甲状腺、肾上腺等激素内分泌的功能失调；手脚发冷的人，可能患有低血压或贫血，多是水分不均、新陈代谢低等引起，而本病女性又较为多见。

虚冷症是指常感觉到冰冷状态的人，与怕冷是不同的，尤以女性为多见。

一旦出现冷症，很容易引起妇科病、胃肠病、神经系统等症状，所以必须注意早期治疗。

手部保健按摩，对防治怕冷与虚冷是有益的，只要持之以恒，是完全可以解决好的。

配方一 肾脏治疗点、肾经、血压治疗点、感情线、生命线、关冲、少冲、阳谷穴。治法：治疗部位常规消毒后，按操作常规，按揉肾脏治疗点、阳谷穴；推揉肾经、感情线、生命线；捏捻血压治疗点；掐揉关冲、少冲穴。每日1次，按揉至皮肤温热感为止。10次为1个疗程。附记：引自《手足按摩治百病》。怕冷，易受凉（冷症），多属阳气不足之象，按摩至热，有助阳救逆之功，坚持按摩，必日见其效，久用效佳。

配方二 阳池、关冲、命门、手心。治法：治疗部位常规消毒后，按操作常规，持续按揉阳池、手心；掐揉关冲、命门。每日按摩1次，每次20～30分钟，10次为1个疗程。附记：引自《手掌健康疗法》。虚冷症，多因肾阳亏虚引起。此法能促进末梢血液循环，使身温热。但要达到预期效果，还必须花费较长时间来治疗。

(四)健忘

古谓："过目不忘"。指看过、听到的都记得。就是事过多年，仍记忆犹新，这是记忆力好的表现。相反，过后则忘，就是记忆力减退症，这叫作"健忘症"。记忆是大脑的重要功能，只要保养得法，记忆力可以保持，中年以后，健忘的现象就会多起来，就像人老了以后，身体各项功能都会减退一样，主管思维的大脑皮质的作用也逐渐衰退，而出现记忆力下降的情况。此多因脏腑功能低下、大脑供血不足所致。或与情绪紧张有关。经常按摩手部,能调节脏腑功能,改善脑血液循环,激发神经中枢活力与体液调节功能,改善智力、记忆力,克服健忘症,增强记忆力。

配方　头脑线(神经系统)、少商、商阳、中冲、关冲、少冲、少泽。治法:治疗部位常规消毒后,按操作常规,推揉头脑线;掐揉少商、商阳、中冲、关冲、少冲、少泽穴。每日按摩 1 次,每次 30 分钟,7 次为 1 个疗程。附记:引自《手足按摩治百病》。久用效佳。

(五)胸闷

胸闷,是指餐后立刻或数十分钟之后,即感觉胸口或胸部周围有烧灼感,就是"胸闷"。胸闷通常短时间内会好,但也有持续 1 天或数天而未见好转,很难受。胸闷致因很多,但一般都是因"胃酸过多"或"低酸症"所引起的,尤其是年纪大的人,常因为"低酸症"而胸闷不适。所以说,胃酸过多或过少,都会引起胸闷。有时也会因为吸烟过量而造成胸闷。采用手部按摩,刺激有关穴位是可以解决好胸闷的,使之不再发生。

配方　胃肠点、胸腹反射区。治法:治疗部位常规消毒后,按操作常规,用力按揉胃肠点、胸腹反射区。力度应随症而施。如因胃酸过多引起的,应减少胃酸分泌,故需要较强的刺激,或将 10～20 支牙签束或发夹对以上穴位做 7～10 次的强烈刺激;对"低酸症"引起的胸闷,则用发夹末端对穴位做中刺激。每日按摩 1 次,中病即止。附记:引自《手掌健康疗法》。屡用效佳。

(六)消瘦

"身材美"是人体美丽的象征,尤为女性所重视。肥胖影响"身材美",而消瘦也同样影响"身材美"。凡营养不良、营养吸收障碍或胃肠功能欠佳的人都会有瘦弱的形象。凡低于标准体重 10%以上的即属消瘦。身体瘦弱的人,可因病而致,如糖尿病或病后等;青春期的少女比较容易患神经性厌食,在身体得不到所需营养的情况下,就会变得赢瘦;节食的人也易导致消瘦。而身体瘦弱的人极易患胃下垂症。

身体瘦弱的人,首先要进行饮食调养,增加易消化的饮食、改善饭菜质量、少食多餐等均能获得很好的效果。进行手部按摩可改善胃肠功能,有利于增进食物的吸收利用。

配方 胃肠大肠区、健理三针区、胃肠治疗点(位于示指第1关节桡侧,尺侧为肠治疗点,环指第1关节掌中为胃治疗点)、胸腹区、中冲、关冲、少冲、商阳、少商穴。治法:治疗部位常规消毒后,按操作常规,推按胃脾大肠区、健理三针区;按揉胸腹区;捏捻胃肠治疗点;掐揉中冲、关冲、少冲、商阳、少商穴。每日按摩1次,每次30分钟。10次为1个疗程。附记:引自《手足按摩治百病》。久用效佳。

(七)胃弱

胃弱是指消化功能不好,胃部常感到不适,称之为胃弱。而胃弱之人常伴有胃灼热感和沉闷感。而严重胃弱,又是慢性胃炎、胃下垂、神经性胃炎等的总称,则不属胃弱了。对于一般胃弱的人,进行手部按摩,刺激相关穴位,可以改善胃弱的体质、恢复健康。

配方 ①健理三针区、合谷、三间、大肠。②手三里。治法:治疗部位常规消毒后,按操作常规,方①持续地按揉健理三针区;掐揉合谷、三间、大肠。方②手三里用香烟灸7次左右,或用艾条灸1次就够了。每日按摩1次,7次为1个疗程。附记:引自《手掌健康疗法》。屡用效佳。

(八)疲劳

疲劳是一种主观不适感觉。疲劳一般分为病理性和生理性两种。病理性疲劳是因病而致。故一般只要疾病痊愈,疲劳也随之消失;生理性疲劳,往往是过度运动后,或过度劳累后所产生的。一般轻度疲劳,只要注意劳逸结合,多可不药而愈;甚则,尤其连续疲劳之积累,可能导致"积劳成疾"之病。

还有一种疲劳的轻症"疲倦感"。因为即使是生活规律的人,在一天工作完毕,吃完饭,洗澡后上床时,都会感觉到突然而至的疲倦感,这种很舒服的疲倦感,会令人很快熟睡。早晨醒来充满精神活力,这是健康人的状态。当工作或学习节奏加快,人们就越晚睡,在这种睡眠不足的状态下,隔天的疲劳当然更加无法解除。每天都觉得懒洋洋,提不起劲,这种疲劳是过度劳累,睡眠不足的结果。对这种非经常性疲劳,通过手部按摩有很好的消除作用。

配方一　胃脾大肠区、健理三针区、心包区、疲劳点(位于示指第三关节指根桡侧下和示指与中指指根间)、阳池、中渚、商阳、中冲、少泽穴。治法:治疗部位常规消毒后,按操作常规,推揉胃脾大肠区、健理三针区、疲劳点;按揉心包区(劳宫)、阳池、中渚;掐疲劳点;掐揉商阳、中冲、少泽穴。每日按摩1次,每次15～30分钟,7次为1个疗程。附记:引自《手足按摩治百病》。点按阳池、中渚穴2分钟左右,有较好的解除身体疲劳的效果。特别是阳池穴,能控制淋巴循环和激素平衡,促进血液循环和水分排泄,加上艾灸则效果更好。

还可配合按揉手心、胃脾大肠区和健理三针区,或用拳叩打这3个区域,对乏力有明显的改善作用。易疲乏的人,可经常做拍手掌、搓掌心等一些手部保健推拿的手法,有提高身体机体免疫力、改善体质的作用,刺激中冲、少泽、商阳穴也能起到一定的作用。

配方二　胃脾大肠区、手心、中渚。治法:治疗部位常规消毒后,按操作常规,点、按压胃脾大肠区、手心;用香烟灸中渚穴7～8次。每日按摩灸治1次,每次15～30分钟,10次为1个疗程。附记:引自《手掌健康疗法》。久用效佳。对于过度疲劳,就寝后1～2小时全身出虚汗的人,用香烟灸刺激中渚是最有疗效的。也可同时指压手心和胃脾大肠区,以达到辅助的效果。

(九)自主神经失调症

有些人有时并没有任何疾病,却常感到疲劳、头痛、手脚冰冷、肩膀僵硬、失眠等不适感。而有这些症状的人,只是患了现代病之一的自主神经失调症居多。

自主神经是指人的意志所无法控制的部分,主管内脏的活动以及血管的收缩和扩张。自主神经由互相拮抗的交感神经和迷走神经构成。

自主神经失调症就是这两条神经失去平衡所致。主要原因是激素异常,或是心理压力太大,与不注意身体的保养所导致。

手部按摩,对自主神经失调有很好的疗效。

配方 手三里、内关、神门、心包区。治法:治疗部位常规消毒后,按操作常规,以手三里为中心,用香烟灸手三里,7～10次的温热刺激;再用20支牙签束对内关、神门、心包区做7～10次的较弱刺激是最适合的。每日刺激1次,也可用指点压手三里,按揉内关、神门与心包区,每次15～30分钟,同样有效。10次为1个疗程。附记:引自《手掌健康疗法》。久用效佳。

(十)皮肤粗糙

爱美的人,尤其是女性,一身洁白、柔滑细嫩的肌肤是美丽的象征。对爱美的女性来说,粗糙的肌肤、黑斑、雀斑等是最大的敌人。皮肤和心理的状态有密切关联,生活如果没有规律,皮肤很容易变得粗糙。皮肤粗糙的原因大多与太阳辐射及身体生理功能等原因有关。也就是皮下组织的血液循环障碍或激素的分泌不正常所引起。而由于睡眠不足、精神压力过大等所引起的皮肤粗糙,都是因为激素不平衡的缘故。而恋爱中的女性,一般来说皮肤却特别光滑细嫩,这是因为此时的肾上腺功能特别发达,以致激素的分泌特别旺盛。

按摩手部相关穴位,能刺激激素的分泌使皮肤细嫩柔滑,不再有粗糙皲裂。

　　配方一　胃肠治疗点(位于环指第1关节尺侧部)、胃脾大肠区、肾上腺治疗点、胃的治疗点(位于示指第1关节两侧)、大肠经、便秘治疗点(位于环指第2关节桡侧)、神门、大陵、阳池、合谷穴。治法:治疗部位常规消毒后,按操作常规,推按胃脾大肠区、大肠经;按揉肾上腺、大陵、神门、阳池;掐揉合谷、便秘治疗点、胃肠治疗点;捏捻胃的治疗点。每日按摩1次,每次30分钟,10次为1个疗程。附记:引自《手足按摩治百病》。屡用有效,久用效佳。

　　配方二　阳池、关冲、命门、肾穴、肺穴。治法:治疗部位常规消毒后,按操作常规,按揉阳池穴;掐揉关冲、命门、肾穴、肺穴。或用香烟灸刺激以上穴位各10～15次;或用吹风机对准穴位做温风刺激,直到有暖和感为止。每日按摩1次,每次20分钟,10次为1个疗程。附记:引自《手掌健康疗法》。通过上述方法,都能达到美化肌肤的效果,尤其后两种效果明显。

三、手部健身法经验精选

(一)手指保健操

　　手指保健操,简称手指操。就是指双手十指的操练。它的基本形态是双手各个手指指尖相对接触,构成一个半球形,称之为"指屋"(图61),操练时旋转其中任何一对手指,或者转动"指屋"的方向。只要坚持手指操练,就可以增强体质,并且对一些常见病也可以起到治疗作用。

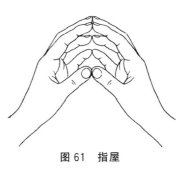

图61　指屋

1. 健身效果 手指操的健身效果大致体现在如下几个方面。

(1)经络效果：从经络与手指关系可以知道，拇指与肺经有关，示指与大肠经有关，中指与心包经有关，环指与三焦经有关，小指与小肠经有关，小指又与心经有关。旋转各个手指，可以使上述经络畅通，从而达到强化内脏功能的效果。

(2)反射效果：在手掌和手指关节上，分布着许多通过内脏反射而对内脏发生影响的区域，旋转手指对这些反射区进行综合的刺激，也会对内脏功能产生良好的影响。

(3)补充效果：在手指操练时，除了在旋转的手指之外，不旋转的手指也在参加运动。例如，旋转中指时，其他各个手指的关节也与中指的旋转相配合，在有节奏地缓慢运动。这种缓慢的刺激，促进了全身经络的气血流通，是对旋转手指所产生效果的一种补充。

(4)大脑效果：通过手指的旋转，大脑血流量增加，使它的功能得到强化，可以改善注意力和思考力。

(5)运动效果：通过手指旋转的协调运动，使处于小脑和脑干中专司运动的神经系统受到刺激。这样，可使全身动作协调，身体变得灵活，对防止身体功能老化很有好处。

(6)情绪效果：通过手指操练，还可以调节情绪，使人心情舒畅，性情温和，体验到幸福的感觉。

(7)感觉效果：旋转手指以后，手指的感觉变得敏锐了。结果，能够感觉到从自己的手和手指发出的"气"，而且能使"气感"加强，因此，这一点可以叫作"气功效果"。

上述效果并不是完全独立的，而是相互联系、相互发生影响的。操练后，就会慢慢地体会到的。

2. 操前准备 手指操看似简单，其实要做好也要花一番功夫。这里介绍的手指锻炼法，就是进行手指操之前的一些基本训练。通过这些基本训练，使手指的运动逐渐灵活、协调，再进行手指操时，才可以使每一步操练都到位，从而起到祛病健身效果。操前的准备活动有如下方法。

(1)基本旋转法:双手各个手指指尖相对接触,构成"指屋"形。然后让双手中的任何一对手指脱开接触,进行旋转。首先练习右转,然后练习左转。

旋转是以右手为中心来进行的。右转就是从右手手腕的方向来看,进行顺时针方向旋转;左转就是从左手手腕的方向来看,进行逆时针方向旋转(图62)。一般以一对手指右转10次、左转10次作为1遍;从拇指到小指,按顺序轮流操练10遍。

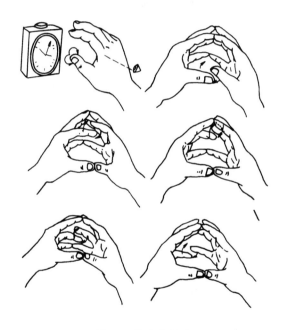

图62 基本旋转法

在"基本旋转法"这个训练中心,一般来说,旋转拇指和示指比较容易,旋转中指和小指稍难些,要旋转环指则更难。因此,可以根据先易后难的原则,最后进行环指的训练。

(2)双重旋转法:在基本旋转法中,是旋转双手的一对手指;而在双重旋转法中,则是双手两对手指同时进行旋转。为了叙述上的方便,下文把拇指叫作第1指,示指叫作第2指,中指叫作第3指,环指叫作第4指,小指叫作第5指。

双重旋转法可分为下列四种(图63)。

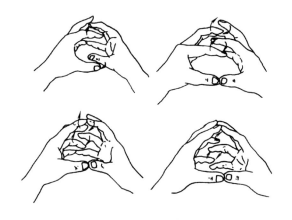

图63 双重旋转法

双手第1指和第2指同时进行旋转。
双手第2指和第3指同时进行旋转。
双手第3指和第4指同时进行旋转。
双手第4指和第5指同时进行旋转。

无论哪一种情况,除旋转的两对手指外,其他三对手指指尖应该紧紧地相互接触,不能分开或者参差不齐。同时旋转的手指不能相互接触。这是最基本的规则。

(3)多重旋转法:多重旋转法包含三重、四重和五重旋转法(图64)。

三重旋转法是将双手第1指和第5指指尖相互接触,同时旋转双手第2、第3和第4指。基本规则还是各对旋转的手指不能相互接触。刚开始要做到这一点也许相当困难,但是,只要精神集

中,慢慢地进行操练,最终是可以熟练
地旋转手指的。

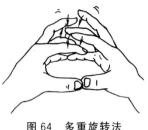

图64 多重旋转法

四重旋转法就是剩下一对手指指
尖相互接触,其余的四对手指都同时
进行旋转;多重旋转法就是所有五对
手指同时进行旋转。要练好这些旋
转法的关键:一是旋转要缓慢进行;二是
注意力要相当集中,这样就会逐渐熟
能生巧。

(4)手指按压法:右手掌心向上,左手掌心向下,用两种任意相
邻的两个手指(如第1、第2指)组成一个平行四边形,然后双手手
腕用力地相互按压。每次按压可持续2秒,共按压5次(图65)。

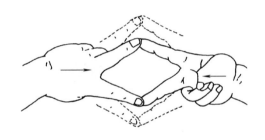

图65 手指按压法

这种按压训练可以有4种组合方式,即由双手的第1、2指或
第2、3指或第3、4指或第4、5指组成平行四边形。

动作熟练之后,还可以改为左手手掌向上,右手手掌向下来进
行训练。

(5)呼吸配合法:为了进一步加强上述手指旋转法的结果,可
以在手指旋转训练时同呼吸相配合。它的要领是:在操练基本旋
转法时,手指向右旋转时呼气,手指向左旋转时吸气(图66)。例

如,双手的一对拇指首先向右旋转 10 次,同时呼气;然后,向左旋转 10 次,同时吸气。双手的各对示指、中指、环指和小指也同样依次进行。注意手指的旋转应该尽量缓慢,心情也要尽量平静,这样就可以收到更大的效果。

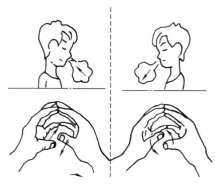

图 66　呼吸配合法

(6)不同方向旋转法:采取基本旋转法中旋转一对拇指的姿势,然后一边向右旋转右手拇指,一边向左旋转左手拇指,注意左手的旋转方向,是根据右手手腕的方向来决定的。然后,右手拇指向左旋转,同时,左手拇指则向右旋转(图 67)。

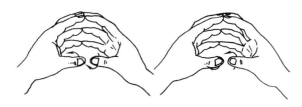

图 67　不同方向旋转法

如果开始时进行这种操练比较困难,可以先分别进行右手手指和左手手指的旋转训练,然后再合并进行。

(7)旋转刺激法:前述各种手指旋转法的基本规则是手指相互不接触,而旋转刺激法则是通过手指的互相接触来适度地刺激皮肤。

采取基本旋转法的姿势,然后一边让拇指旋转,一边让拇指互相接触,尤其应该注意手指的摩擦面不可分开。在互相旋转时,要像用螺丝刀旋进螺丝那样,让拇指的摩擦面从拇指的第 1

关节逐渐地向第二指关节深入旋下。然后再像用螺丝刀旋出螺丝那样,从第2指关节向第1指关节旋上来,直到恢复成开始的姿势(图68)。这里要注意,旋下和旋上时的旋转方向是相反的。

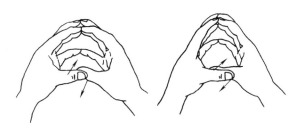

图68　旋转刺激法

旋转拇指以后,再依次地对示指、中指、环指和小指进行同样的操练,只是旋下时要再从上述各指的第2指关节深入到第3指关节,反之亦然。

与此同时,还可以配合呼吸训练,在旋下时呼气,在旋上时吸气。

(8)松弛按压法:松弛按压法是指同时对手指进行刺激与对手掌进行按压。松弛按压法的姿势是:右手5指张开,左手除拇指外的其余4指放在右手背下面托住右手,左手拇指的螺纹面刺激(按压)右手掌心。这时,可以把右手掌心想象为一个圆形钟面,并想象上面有1点到12点的排列。用左手拇指轮流地对"钟面"上1点到12点的位置进行按压,最后再在"钟面"的中央(劳宫穴)进行按压(图69)。

可如此反复操练3～5遍,然后再以同样方法用右手拇指按压左手掌。

(9)背后旋转法:现在介绍把"指屋"放在背后旋转双手手指的手法(图70)。注意,在身体前面组成的"指屋",是一对拇指在下面的半球形,而在身体后面的"指屋",则是一对拇指在上面的半球形。

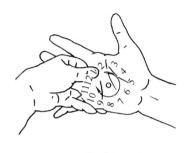

图 69　松弛按压法

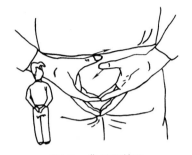

图 70　背后旋转法

用这个姿势操练基本旋转法,也就是说,轮流地旋转各对手指,手指间互不接触。

(10)手指肌肉强化法:采取基本旋转法的姿势,保持"指屋"的形态,不让半球形散开。然后,从左右双方的外侧,用手腕和胸部的力量相互按压双手各对手指指尖。

如果拇指的位置在下面,两小指的位置在上面,那么,应该对拇指施加更大的力量,就可以使拇指得到强化训练(图71)。

如果"指屋"的手掌掌心向上,则拇指位于前上方,而小指位于后下方,那么,应该对小指施加更大的力量,就可以使小指得到强化训练。其余各指也依此操练。

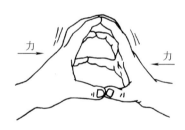

图 71　手指肌肉强化法

(11)手指开闭力强化法:保持"指屋"姿势,把右手5根手指的指尖,放在左手5根手指的指尖上面,双手互相使用,"开力"和"闭力"相互进行对抗(图72)。"开力"就是用劲撑开"指屋"的力,"闭力"就是用劲闭紧"指屋"的力。也就是说,双手都要用很大的力量来使"指屋"保持原状。对抗一段时间后双手可交换位置,再进行同样的操练。

（12）手指拉力强化法：如图 73 所示，从拇指到小指，轮流地相互拉开。可以发现，要拉开手指，必须从背部、肩部和手腕同时最大限度地用力。通过这种训练不仅可以增强手指拉力，也有利于加强从手腕到肩、背部肌肉的锻炼。

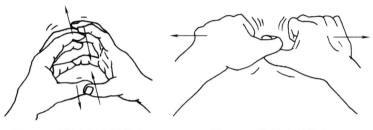

图 72　手指开闭力强化法　　　　图 73　手指拉力强化法

3. 手指操内容与操练方法　这套完整的手指操，共有 20 节，通过这套操的练习，可以刺激手掌和手指上的穴位，促进全身的经络畅通，气血调和，从而祛病健身。

第 1 节　手指旋转

本节操的动作与要领和前文中的"基本旋转法"相同，读者可参阅前述有关内容与插图进行操练。

第 2 节　叩击指尖

保持上节操中"指屋"的姿势，双手 10 个指尖稍微分离，然后有节奏地同时反复相互叩击（图 74）。每对指头叩击 20 次。这时，应该把意识均匀地集中于手与 5 对指尖上。指尖是感觉神经密布的敏感地区，因此，叩击指尖也许会感到相当疼痛。但是，这种瞬间的强大刺激对大脑功能开发有益。

第 3 节　手指内擦

双手十指相互交叉，接着双手手指拉开，再重新交叉插入，再拉开……反复摩擦各个手指根部的侧面，时间约为 30 秒（图 75）。

要使双手十指因摩擦而发出轻微的"沙、沙"声，同时感到手指发热，就可产生效果。

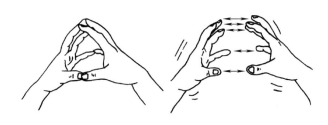

图 74　叩击指尖

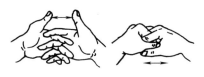

图 75　手指内擦

注意,双手十指交叉插入时应尽量深入,并且要勒紧手指根部,这就可以刺激皮肤的各种感觉器官。

第 4 节　手背按压

双手十指交叉插入并放于手背,然后各个手指按压位于手背骨骼之间的穴位。

先是右手手指按压左手手背的穴位。左手手腕要向上竖起,指尖向上,右手手腕在手掌处弯曲,右手指尖放在左手手背中央,接着按压手背骨骼之间的肌肉。然后再用左手手指尖,以同样的方式按压右手手背的穴位(图 76)。

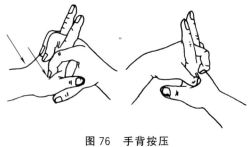

图 76　手背按压

按压处需稍微有些酸痛才有效果。双手各按 1 次作为 1 遍,可以反复操作 10 遍。

本节操主要刺激手背骨骼之间的肌肉和按压相应的穴位,有利于治疗肩酸和腰痛。

第 5 节　手指外擦

双手十指相互夹在一起,双手向左右两方拉开后再重新夹紧,通过摩擦而对手指侧面给予刺激,每个手指的指关节各摩擦 10 次(图 77)。

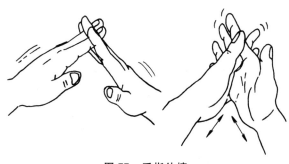

图 77　手指外擦

本节操与"手指内擦"的不同之处在于:"手指外擦"是从手指根部开始摩擦手指上的 3 个指关节,而"手指内擦"只是摩擦手指根部。

第 6 节　手掌按压

本节操的动作与要领和前文中"松弛按压法"相同,读者可参阅前述有关内容与插图进行操练。

第 7 节　手掌根部摩擦

如图 78 所示,双手手掌相互旋转摩擦手掌根部 20 次。

在手掌根部有着拇指根部的隆起部分即大鱼际,还有小指根部的隆起部分即小鱼际。手掌根部摩擦也就是相互摩擦双手的这两个部分。

第 8 节　拇指摩擦

双手手掌相对,一对拇指指侧相互接触,相互摩擦双手拇指指侧与拇指根部的隆起部分(大鱼际)10 次(图 79)。

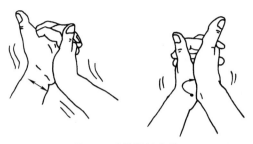

图 78　手掌根部摩擦

由于摩擦使手指产生热量,就会有心情舒畅之感。

第 9 节　小指摩擦

双手手掌相对,手指交叉组合,一对小指竖起,互相接触,然后摩擦双手小指 10 次(图 80)。

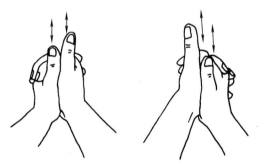

图 79　拇指摩擦

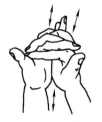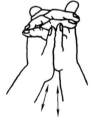

图 80　小指摩擦

由于摩擦使手指产生热量,也会有心情舒畅之感。

注意:不仅要摩擦小指根部,而且要摩擦小指指尖,因为在指尖周围存在着有关的经络。摩擦可以对大脑进行运动刺激和感觉刺激。

第 10 节　左右摩擦

双手手掌相对,接着左手拇指放在右手小指旁边的手背上,其余手指互相交叉组合,然后相互摩擦右手小指旁边和左手拇指与示指之间的合谷穴 10 次(图 81)。再反过来,将右手拇指放在左手小指旁边的手背上,相互摩擦左手小指旁边和右手拇指与示指之间的合谷穴。本节操有润肠作用,对便秘等疾病有疗效。

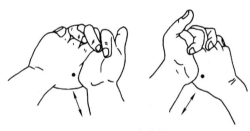

图 81　左右摩擦

第 11 节　手腕摩擦

双手十指相互交叉紧握,用右手拇指内侧和指尖摩擦左手腕和手掌交接处 10 次。然后双手交换位置,用左手拇指摩擦右手的相同部位(图 82)。

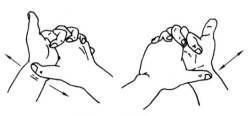

图 82　手腕摩擦

第 12 节　垂直摩擦

左手掌心向下,右手手掌垂直地放在左手手掌旁边,然后相互摩擦双手各个手指之间的部分。

首先双手在小指与环指之间左右方向拉开或者重新插入,相互刺激双手的指腹部分。然后用同样的方法摩擦环指与中指之间,中指与示指之间,示指与拇指之间的部分(图 83)。摩擦时,各个手指要用劲地相互勒紧。

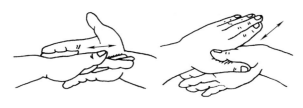

图 83　垂直摩擦

各指之间摩擦 10 次后,双手交换位置,进行同样的摩擦。

摩擦要有规律、有节奏地进行,目的在于加强皮肤的触觉、压力感觉和温度感觉。

第 13 节　手指岔开

右手握拳,形成锤子状(图 84),然后轮流用劲地用右拳的小指根部叩击左手各个手指之间的部分。从拇指与示指之间到环指与小指之间为止。然后,双手交换位置,即左手握拳,轮流叩击右手各指之间的部分。

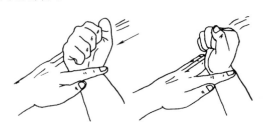

图 84　手指岔开

接下去,再右手握拳,用右手手腕部分,按照上述顺序,轮流叩击左手各个手指之间的部分。这时只需叩击到各手指的第 2 指关节即可。然后改为左拳轮流叩击右手各个手指之间的部分。

第 14 节　双指扭转

左手掌心向上,右手掌心向下。左手各个手指(从拇指到小指)轮流夹在右手示指第 3 指关节的手背部分与右手中指第 3 指关节的指腹之间,使双手手指相互扭转(图 85)。然后,用右手两个手指依次从左手手指的第 3 指关节向第 2 指关节和第 1 指关节移动,一直到指尖,用劲地进行拉伸 2 次。

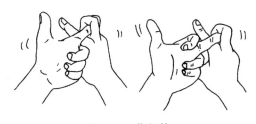

图 85　双指扭转

第 15 节　内侧双钩

双手的示指和中指,在指尖的第 1 指关节内侧,相互朝左右两个方向进行拉伸(图 86)。

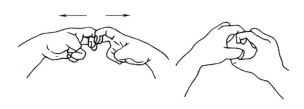

图 86　内侧双钩

操练时,首先右手两个手指的指尖斜向上方,夹住右手两个指尖拉伸 2 次。然后,双手交换位置。

除了示指和中指之外,双手的拇指和示指、中指和环指、环指和小指,也可以依照上述方法进行拉伸。

本节操既可以锻炼手指力量,还可以使手腕外侧与背部的肌肉也得到刺激,对畅通气血有利。

接下来,双手交换位置,即用左手示指、中指拉伸右手拇指到小指。

本节操可使手掌侧面的肌肉和肌腱得到拉伸。

第 16 节　手指套环

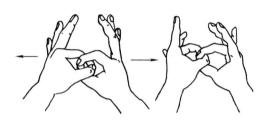

图 87　手指套环

先用双手相邻的拇指和示指捏成一个小环,再像锁那样把两个小环套在一起(图 87),然后用手腕的力量向左右两方拉伸3 次。

接下来用双手拇指和中指、拇指和环指,拇指和小指轮流捏成小环,并如上述套在一起进行拉伸。

第 17 节　手腕伸展

右手掌心向上,左手掌心向下,右手在下面,然后双手各个手指相互交叉(图 88)。

接下来,左手手腕向与左手背相反的方向弯曲,右手手腕则向右手背处弯曲,双手腕交叉组成像英文字母"Z"的形状。如此操练 3 次,再双手交换位置进行。

这节操有利于伸展手腕内侧的肌肉和肌腱,促进身心健康。

第 18 节　拍掌

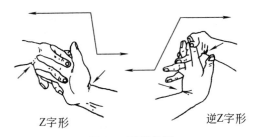

Z字形　　　　　　　　　　逆Z字形

图 88　手腕伸展

双手十指伸展,各个手指分开,然后相互用劲拍打 10 次(图 89)。

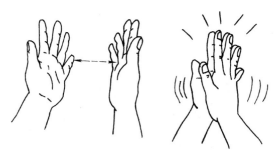

图 89　拍掌

在看戏或听音乐会时,人们会对精彩节目情不自禁地拍掌。这样,全场的气氛活跃,观众的心情也变得舒畅了。而如果平日在家进行拍掌练习,手上的 6 条经脉畅通,则可以使气血调和,心情愉快。

第 19 节　"指屋"挤压

用双手十指组成"指屋"。保持这个形状,用双腕的力量按压十指的指尖,然后停止不动几秒钟,从而提高手指和整个手掌的紧张感,同时也提高全身的活力。如此操练 5 次(图 90)。

在操练这个动作时,应该把意识集中于呼吸。吸气时,用劲地按压指尖;呼气时,"指屋"稍微松弛,但不能分开。

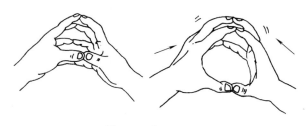

图 90 "指屋"挤压

第 20 节 "指屋"开花

双手十指组成"指屋",然后,除双手拇指和小指仍然相合外,示指、中指、环指要像花开一样张开,指尖伸展。而拇指和小指组成的小环,要尽量成为圆形。在手指"花开"时,可以想象,心里面有一朵鲜花也在盛开着(图 91)。然后,双眼微闭,并保持这个形状,静坐片刻。

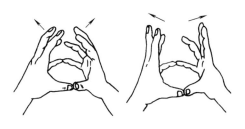

图 91 "指屋"开花

(引自《手疗轻松治病》)

(二)手掌保健操

双手通过经络系统与脏腑有着密切的关系。经络系统就是以经脉、络脉为气血运行散布的通道,在体内同有关脏腑络属,在体表与筋肉、皮肤等联系,内外贯通,纵横交错,把人体内脏和肢体各部紧密连接起来,组成统一的不可分割的整体。

　　人体十二经脉中,有 6 条经脉到达手部,即手太阳小肠经、手少阳三焦经、手阳明大肠经、手太阳肺经、手厥阴心包经、手少阴心经。这 6 条经脉均与手部有直接联系,手三阳经起于手大指端,分布于上肢外侧而到达头面;手三阴经起于胸部,分布于上肢内侧而到达手部。手部的 6 条经脉又与另外 6 条经脉相联系,十二经脉分布于胸背、头面、四肢均是左右对称。其中,每一条阴经都同另一条阳经在体内与脏腑络属,在体表是内侧和外侧表里相配,经脉的循行分布多有交叉和交会关系。这样加强了手部与机体各部分的多种复杂联系,构成了手部与全身的统一性与整体性,于是使脏腑功能的变化反映于手部。如大肠经的起始点是示指商阳,在出现消化不良的病变时示指上就会出现压痛;又如心经在手掌的循行分布,如有心悸、怔忡等精神紧张而引起的内脏失调时,在此部位可有压痛,说明手掌是内脏的指示计。手掌保健可以刺激内脏,改善内脏功能,消除紧张情绪,消除身体的不良反应和症状,预防和治疗疾病。

　　1. 手掌互搓　现代信息社会,人们工作很紧张,有人往往每天只有几个小时的时间躺在床上,但由于工作的惯性和思维的惯性,往往又辗转难以入眠,但是又必须在规定的时间起床去上班。所以能够很快地入睡是大家的愿望。睡得深沉又可以最大限度消除疲劳。那么不妨试一试手掌互搓的办法,可以很快入睡,一觉醒来,顿感神清气爽,精力充沛。

　　在睡前的 1～2 分钟,躺在床上,把双手的手掌相对,稍用力前后揉搓 1～2 分钟。以至掌心发红最好,这样就可刺激掌心血管,加快血液循环可以安神镇静。用于防治失眠、疲乏无力、精神紧张症都很有效(图 92)。

　　2. 旋转大拇指　神疲乏力,周身无力,工作一天下来,身体就像要散架一样,什么也不愿做了,这时有一个简单而有效地消除疲劳的方法,那就是旋转一下大拇指。

　　拇指跷起,其余 4 指并拢,拇指按顺时针方向旋转 30 圈,再按

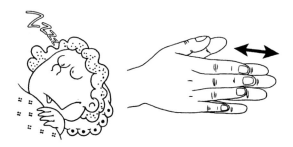

图 92　手掌互搓

逆时针方向旋转 30 圈。要领是从拇指的根部慢慢旋转,拇指尖尽量划大圈。可以补虚提神,用于体力不足、昏昏欲睡等症,并能治疗拇指麻木、疼痛。

　　当然要双手大拇指一齐转动,从拇指根部旋转,转一圈(360度),其他 4 指不动。拇指尖转的幅度应尽量大些,要努力做到这一点,因为这是关键。开始做时,转起来可能不灵活,也费力,但反复练习后,便会随心所欲,旋转自如。此时应注意充分转动拇指根部,分别向内、外两个方向交替旋转,每次转 1~2 分钟(图 93)。

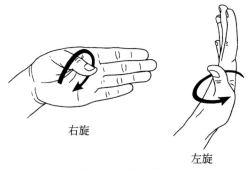

右旋

左旋

图 93　旋转大拇指

　　这个动作刺激拇指根部,也就是刺激大鱼际。大鱼际是拇指根部手掌上肌肉发达的部位,局部胖乎乎的,占手掌相当大的部分。此动作不仅可以刺激与拇指有关系的呼吸系统,而且也会刺激消化系统。健康人的大鱼际会高高隆起,弹性很好。锻炼大鱼际,会产生力量,使人精力充沛。

另外,大拇指指腹是头脑全息反射区之所在,转动大拇指也有改善大脑血液循环之功效。

3. 交叉手指　从中医全息学说我们知道,头部的反射区位于手指,刺激手指能有效改善大脑的供氧与供血,从而恢复大脑的工作效率。

长时间地学习和工作,效率肯定会下降,甚至有头晕脑涨、乱糟糟一团、无头绪的感觉,短暂的休息和室外透透气、散散步的改善效果也不十分明显,可以利用较短的时间做一下手指操,捏一下手指,这时烦躁不安和懊恼马上会烟消云散,效率又可恢复了。

双手手指自然交叉地扭在一起。可能有的人把右手大拇指放在左手大拇指上面,有的人则把左手的大拇指放在上边。哪只手的大拇指放在上面,产生的效果是各不相同的,所以左(或右)手大拇指在上交叉一会后,要换成右(或左)手大拇指在上交叉。然后,使手指尖朝向自己,从手指根部把双手交叉在一起,并使双手手腕的内侧尽量紧靠在一起。一般交叉 3 秒钟左右,就可更换一种交叉,反复进行 10～20 次。以不同方式使手指互相交叉,不仅使大脑的思维活跃,而且可以醒脑提神,刺激脑神经。对防治健忘、精力不易集中、大脑迟钝、嗜睡等都有显著的效果(图 94)。

4. 拍击手掌　如果一夜未眠或者夜间睡眠时间太短,早晨起床后仍感到头晕脑涨,不妨做一下这种简单而有效的拍手掌操。这种拍手操,会使人头脑清醒。

把手掌合起来拍击,发出"啪啪"的声音。一般在晨起时做此操,可以把双手向上方伸展,用力地拍击手掌 3 次,接着,把向上方伸展的双臂放在与脑成 90°的部位,再拍击 3 次。拍击时,手腕要用力伸展,尽量双手掌对齐。手掌心是人体许多脏器反射区之所在,拍手掌可以宁心醒脑,有助于增强心脏功能,开发大脑潜力。

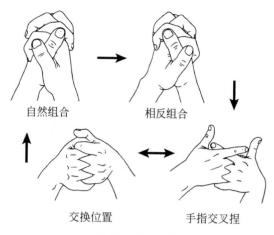

自然组合　　　相反组合

交换位置　　　手指交叉捏

图 94　交叉手指

对于防治晨起时睡懒觉、白天精神萎靡不振、记忆力不佳、注意力不集中、手麻、手凉等均有较好的效果(图 95)。

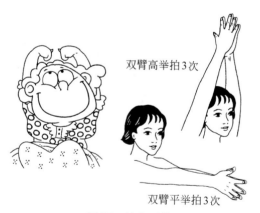

双臂高举拍3次

双臂平举拍3次

图 95　拍击手掌

拍手掌的要点是手掌合上时,尽量让手掌及手指互相贴合,中指和中指紧紧贴在一起,能刺激到手掌上的尽可能多的部位。

5. 手指节奏操　有节奏地手指刺激,可以活跃大脑,增强大脑的记忆力和思考能力。通过不断刺激指尖,可促进神经末梢的血液循环,调节人体内脏的功能,对老年人尤为适合。

用大拇指依次向其余 4 指做有节奏的对指运动,先从示指→中指→环指→小指做对指运动,然后从小指→环指→中指→示指做对指动作,共 20 次。有节奏地进行对指运动,可以防止老年人大脑的衰退、老化。通过做这种指尖的精细动作,可以提高记忆力和集中力,防止指尖麻木、疼痛(图 96)。

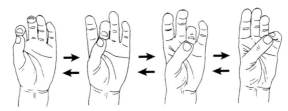

拇指压示指　　拇指压中指　　拇指压环指　　拇指压小指

图 96　手指节奏操

手指节奏操要一边做一边数数,双手要同时进行。

6. 手掌吹风　有的人由于气血不调或阴阳不和,有时特别是冬天,手脚发冷,有的人工作疲劳或长期伏案工作,会造成全身血液循环不畅,身体疲乏。如再继续做什么,效率也不会高,用温风吹一下手,效果就大不一样了,马上能改善脑血管供氧和血液循环,对于消除疲劳、恢复大脑的活力实在是简单而有效的。

在早晨或睡前用电吹风使手掌稍热,再把电吹风移开,然后再继续上述程序,这样反复进行 5～10 次,使整个手掌都被温风刺激到;然后,对指端部也同样地进行刺激,温风吹完后,再用冷风吹 3 次,然后再用此法吹手背,温风吹手可以温运气血,调节内脏功能的平衡。对于劳累过度、精神紧张、记忆力下降,用温风刺激是理想的方法之一,对于手掌及手指麻木、冷痛均有疗效(图 97)。

7. 硬毛刷叩手　公务、外交人员和公司工作人员为了应酬,

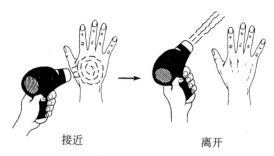

接近　　　　　　　离开

图 97　手掌吹风

往往有许多时候不得不去酒楼饭店,甚至喝下很多含乙醇的饮料,有的第二天早上起床后仍然感到不适,即所谓"宿醉"。而乙醇是通过肝脏分解排泄的。长此下去对肝脏、胰脏的功能都有损害。所以饮酒要适量,尽量不要造成宿醉。

　　偶尔有宿醉发生,第二天早晨用一把硬质的粗毛刷或尼龙刷叩手,对减轻症状有很好的治疗作用,可以不用费力地刺激手上的肝脏、肾脏、肠胃等反射区,消除宿醉症状。

　　用一把发梳对手掌、手背进行力度适中的叩击,先对手掌部进行叩击 20 次,然后换成另一只手。手掌叩完后叩击手背,用力略轻些,同样叩20 次,再换手。叩击手掌和手背能刺激到手掌和手背上的许多人体内脏反射区,同按

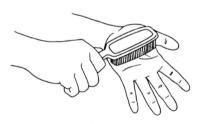

图 98　硬毛刷叩手

摩的原理和效果是一样的,但却简单得多(图 98)。

　　8. 高尔夫球滚掌　工作中,当发生不愉快的事情、情绪低落或者连续单调的工作导致心烦意乱时,在办公桌中取出高尔夫球在手掌中滚动按压,可以稳定情绪,提高工作效率,经常做这种掌上滚动,还有利于身体的保健。

　　将高尔夫球夹在双掌之间,双掌略微用力,使高尔夫球在双掌之间滚动,也可以停在手掌的某个部位,然后用力按压 3 秒钟之后,再继续滚动或按压,旋转高尔夫球能刺激手掌上的各处反射区,对于消除疲劳、提高精力有很好的效果(图 99)。

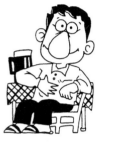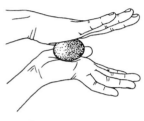

图 99　高尔夫球滚掌

　　9. 牙签束刺手　　手掌和手背上有很多穴位,刺激这些穴位可以疏通穴位所在的经络,防治身体相应部位的病变。适用于防治多种病症。

　　选 10 支牙签,用橡皮筋束在一起,用来刺激手背、手指和手掌,这是一种刺激穴位的按摩法,用来刺激整个手掌有很好的效果。牙签头尖细可刺激手上的血管,促进血液循环;还可以刺激各个脏器的反射区,是一种很实用的健身法(图 100)。

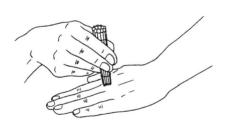

图 100　牙签束刺手

刺激的方法是用牙签束按顺序按压手部,每次持续约 3 秒钟,然后再去刺激其他地方。直到把手心、手背和手指全部刺激到。要注意刺激的程度,不可伤到皮肤。

如果身体某些部位不适或有疾病,则可重点刺激一下它在手上的反射区。

牙签刺激也是一种简单易行的手保健法。

10. 夹手指　夹手指能给手指一定力度的刺激,对于改变神经系统功能、提高大脑的活力很有效。

十个手指的指头上有一些穴位与五脏六腑相通,用晒衣夹或文具夹夹手指,可以刺激内脏,提高内脏的功能。衣夹的刺激作用较强,夹住手指就像进行穴位刺激一样。

衣夹夹手指的方法是夹子夹住指甲两侧 3 秒钟,反复夹 5～8次,交替夹上、松开,这样不但可刺激穴位,也可改变手指上的血液循环,调整内脏的功能(图 101)。

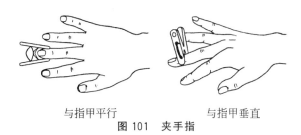

与指甲平行　　　　　　与指甲垂直

图 101　夹手指

当然也可以用夹子夹住全指,坚持 10 秒钟后,换夹其他的手指,要以手指所承受的压力不感觉到难以忍受为准,若夹子过紧,则应换成弹力略小的。反之夹子弹簧松弛,则要用新夹子。

如想要对手指的某一部位进行强刺激,只要夹的时间略长就可以了。

11. 拧毛巾　拧毛巾也是通过对手臂和手掌反射区的刺激达到保健的目的,有心脑血管系统病症的人,经常做则有利于康复。

拧毛巾时,手指、手腕、肘、肩臂甚至是全身都在用力,而好在强度又不大,各部用力也不同,却又必须协调用力才能做到。

其实拧毛巾的力度和窍门关键在于手指和手掌。无论是正手拧还是反手拧,十个手指和手掌都必须紧紧抓住毛巾,才能将湿毛巾上的水拧干。这就刺激了手指和手掌,达到了健身的目的。

拧毛巾也锻炼了手指的力度和灵活性,通过手对大脑进行了刺激,有利于活跃大脑的思维。

拧毛巾的要领是先正手方向拧,后反手方向拧,双手手指和手掌要用力(图102)。

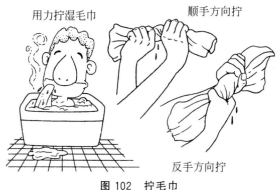

用力拧湿毛巾　　顺手方向拧

反手方向拧

图 102　拧毛巾

12. 手指吊环　手指上有肝经(环指)、肾经(小指)、心脏(中指侧)反射区,还有许多穴位。手指吊环刺激相应穴区,提高脏腑功能,防治相应疾病。

手指吊环是一个因情而设的功法。我们在乘车上、下班或外出时,习惯用整个手掌抓住车厢内的吊环,以防汽车摇晃。实际上乘车这段时间也可以利用来健身。只不过是我们把抓吊环的一只手变成一个手指这样简单。

用一只手指(大拇指除外)勾住吊环,要用指根部抓住,然后用力抓握,5～10秒钟后,然后用其他手指抓握。

当然,在摇晃很厉害的汽车上,可用2个手指去抓握,以防止跌倒,可以这样反复进行(图 103)。

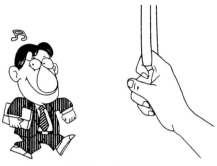

图 103　手指吊环

抓握吊环,使所有的手指都受到强力的刺激,使手指上相关的内脏也受到了锻炼。所以您只要留心生活中的事情,健身就不难,乘车就当是在做健身,倒也蛮有趣的。

13. 打倒立　打倒立对治疗和改善脑缺血,预防下肢静脉曲张有很好的效果。长期站立工作的人和持续用脑疲劳过度的人很适合做倒立。

下课后,找一处靠墙的地方,打个倒立,立上 3 秒钟,头下脚上,双手在地上支撑(图 104)。

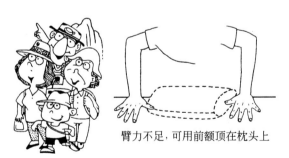

臂力不足,可用前额顶在枕头上

图 104　打倒立

倒立时,血液由于重力的作用迅速流向大脑和双手,一下就改变了上课时那昏昏欲睡的状态。

倒立时,手掌支撑整个体重,使手得到了有力的刺激,改善了手部的血液循环,使内脏功能得到了很大的提高,也锻炼了手、臂、肘和手指的肌肉。

当然,并非人人都适合于打倒立。由于体质不同,有些人打不成倒立,有些人有脑部疾病也不适合打倒立。对于臂力不足,一次立不起来的人,在双臂间放一个枕头,用头帮助承担一部分身体重量也可以。打倒立每天 1～2 次就够了。

14. 手指夹钢笔　连续工作时工作效率减低,疲劳积累,胃肠功能变差,出现这种情况时,不妨暂停一下工作,夹一下铅笔或钢笔,并坚持按习惯做下去,这样可以改善胃肠功能,消除疲劳。

由于环指和小指不经常活动,其灵活性也较差,手指夹钢笔可以增加环指和小指的灵活性,也刺激了这两个手指,从而改善了相关的脏器功能。

手指夹钢笔做法是利用手指缝,即环指和中指、环指和小指、中指和示指,分别组合,把细钢笔夹在其间。用另一只手使夹笔的两指指尖靠拢,靠拢时两指会觉得胀痛。坚持夹笔,每日练习,使手指每日得到刺激,反复练习后就不觉得痛了。这种刺激的优点在于 1 次可以刺激两根手指。每次使指尖并拢 3 秒钟,一日做 7～10 次,也可以 1 次用 3 根指头夹两支细钢笔,4 根指头夹 3 支细钢笔。每次使多个手指受到刺激,其效果可成倍地增加。开始先夹细笔,习惯了再夹粗笔(图 105)。

15. 勾拉手指　5 指分别与人体内的不同内脏器官相连,而双手同一手指互相牵拉,使同一反射区的刺激就会增加一倍,可谓效果显著。在学习工作之余,做一下这种手指运动,对提高内脏的动能很有好处。

轮流地把双手的各个相同手指相互勾住,稍用力并手指根部用力,勾拉 3 秒钟后松开,反复进行 10 次左右。这样可以使左右

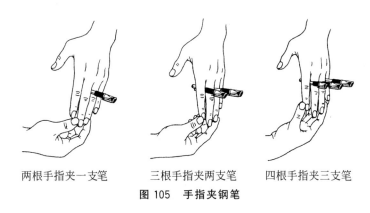

两根手指夹一支笔　　　三根手指夹两支笔　　　四根手指夹三支笔

图 105　手指夹钢笔

手的手指同时获得刺激,短期内可以增强内脏功能,行气活血。对于防治脏腑功能低下的病症以及手指麻木、屈伸不利等症都有较好的效果(图 106)。

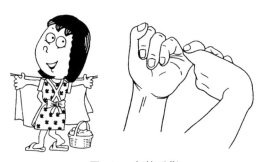

图 106　勾拉手指

　　双手互勾的力度自己也便于掌握,要点是要用手指根部互相牵拉,而不是指头,这样才能刺激整个手指和其上的反射区、穴位。

　　16. 搓鱼际　拇指根部的大鱼际与呼吸系统密切相关,可以防治感冒、鼻塞、气短、咽喉肿痛等病症。

　　用一只手使劲搓另一只手的大鱼际,两侧交替进行,时间为 3～5 分钟,以局部发热为止。摩擦大鱼际会使手掌变暖,加快血液循环,也增加了内脏血液循环速度,增强新陈代谢,行气运血(图 107)。

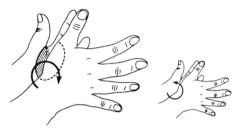

图 107 搓鱼际

有的小孩先天身体素质不好,也有的因营养不良等因素身体虚弱,一遇到天气骤冷忽热,就易发感冒,中药西药吃了一大堆,体质还是不见多大改善,不妨试试这个办法。每日搓大鱼际 1～2 分钟,对改善体质,改变易感冒、易疲劳很有效。同时也能减缓咽痛、打喷嚏、流清涕、咳嗽、头痛等感冒症状。

17. 小指直角功 小指直角功不但可增加肾脏功能,适合于中老年人的保健,对于身体虚弱或有夜尿症的孩子也有效。小孩由于心肾不交或肝肾不足等原因夜尿,有的上初中了还偶尔发生尿床的现象,这完全可以在课间或吃午餐时,用小指直角功来刺激一下,但不必时间太长,一般每次压 3 秒钟后,略微间隔一下,再压。用力也不可过大。只要坚持刺激就会有好转的。

另外,老年人排尿不畅也可刺激小指,它对泌尿生殖系统有保健作用。

其做法为利用桌子的边缘,把小指放在桌子上面,其他 4 指从桌子边缘垂下来,与小指构成 90°的直角,把力量放在小指上,反复刺激 10～15 次。小指是肾经的所在,用力紧压小指可以调节心脏及泌尿生殖系统(包括子宫、睾丸、肾脏等脏器)的功能。对于防治心悸、心前区疼痛、月经不调、遗精、阳痿、遗尿、尿频等症有明显的效果(图 108)。

18. 戒指功 环指上有内分泌的反射区,同血液循环也有关,

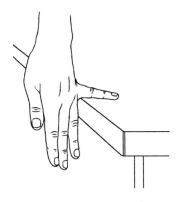

图 108　小指直角功

刺激环指可以调节激素分泌,促进血液循环,改善消化系统功能。研究表明,不断地对环指进行按压,生殖系统功能也可得到强化,可以防治痛经、月经不调、阳痿、早泄等疾病。

将戒指戴在环指或中指、示指上,先把戒指推上第 2 关节处,然后从旁边按压戒指 7～10 次,每天早、晚进行刺激(图 109)。

用戒指按压手指上的内脏

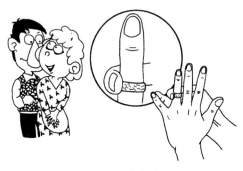

图 109　戒指功

反射带,再绝妙不过了。把戒指戴在环指上,就可刺激生殖器官,提高其功能,治疗女性疾病;把戒指戴在中指上,又可以刺激中指上的穴位,比如中魁,用以防治胃痛、胃溃疡等。

无怪乎女性都喜欢戴戒指,原来还有这么大的保健功用!

19. 手指头的游戏　对孩子进行综合的手指训练,更能开发孩子的智力。教育学家认为:一个不会自己用小刀削铅笔的孩子、不会用筷子的东方小孩、不会系鞋带的小孩、不会用刀叉的西方小孩,他们一定不是非常聪明的。因为在大脑皮质中有支配手动作的神经系统,手的动作会刺激大脑皮质的发育和生长。脑科学发展到今天,这已被人们所理解了。

手指游戏主要是针对儿童的。家长让儿童掰手腕,顶手指,勾手和划拳(石头、剪子、布游戏),用筷子吃饭,或用筷子夹黄豆(图110)。这些游戏是培养聪明孩子的手段,游戏对于锻炼发育迟缓的儿童也有较好的效果。

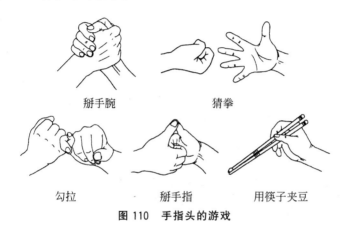

掰手腕　　　　　猜拳

勾拉　　　　掰手指　　　用筷子夹豆

图 110　手指头的游戏

拣豆豆、夹豆豆是小孩 3 岁就开始的精细动作训练,它不光能锻炼小孩的动作,也促进小孩的智力发育。

那么就让孩子自由自在地做手指头的游戏,父母也可以帮点忙掰一下手腕、顶顶手指了。

20. 自我握手　双手互握,会促进全部内脏器官的血液循环,对于性功能降低的人也有益处。

小鱼际主要与心脏、小肠等内脏相连,与生殖系统也有关,握手刺激小鱼际,长期施此法,也可以达到加强内脏活动功能的目的,使体质增强,提高人体的抗病能力。

自我握手,就是左右手的手掌靠拢在一起进行握手,右手拇指要用力抓住左手的小鱼际,左手的拇指也要用力抓住右手的小

鱼际,紧握 10 秒钟后放开,再重复上述动作共握 5～8 次
(图 111)。

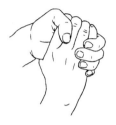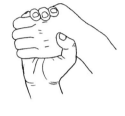

从前看双手掌的位置　　　从后看双手掌的位置

图 111　自我握手

自我握手的要领是要像与久违了的老朋友握手一样,用力握住小鱼际,如果自己每天坚持这种保健方法,体力和精力会得到很大提高。

日本前首相田中角荣精力充沛,无论是竞选总统时在民众中发表演讲,还是参加各种集会,都会精力充沛地同数百人握手,其表现可谓精力过盛。日本有医者认为他的精力正得益于他同别人握手,积极主动而又热情地用力与人握手一次,即是对手掌的一次刺激,不但给对方留下印象,也利于自我的保健。

当然了,最简便有效的方法还是自我双手互握,用大拇指用力握住小鱼际。

(引自《手足按摩治百病》)

(三)实用健手运动八法

一法:十指对压,叉指转腕。

方法:屈肘双手当胸,拇指在内,十指相对,以螺纹面相接触,做有节奏的推压,幅度由小到大,可做 4～8 次。然后十指相叉,各指自然夹持,不要用力,转动腕关节 2～8 次或 4～8 次。每日早、晚各 1 次即可。

作用:舒筋活络,宽胸理气,清醒头脑。

二法:十指叉压,动腕松指。

方法:双手平行,手心向下,两手指尖朝上相互叉入指缝中,至各指缝与手指紧贴,以肘腕稍用力,压指、压手背,使手指的近节、中节、远节、掌指关节以及腕关节有节奏地背屈。动作要和缓,不要用爆发力,幅度由小到大,自然呼吸。每回4~8次。然后两掌相对,保持叉指状态,各指自然夹持,不要用力,活动腕关节2~8次或4~8次。每天早、晚各1次即可。

作用:舒筋通络,滑利关节。

三法:先分后合,弹伸十指。

方法:手握空拳,依拇指、示指、中指、环指、小指的顺序,依次弹伸各指。弹伸拇指时,可以示指压之;弹伸其他各指,均以拇指压之,左右手同时进行。力量由小到大,速度均匀和缓,自然呼吸。每回可做4~8次。然后双手紧握拳,用力快速弹出十指,十指尽量背屈,呈荷叶掌。如此,连续2~8次或4~8次。每日早、晚各1次即可。

作用:益气活血,平衡阴阳,健脑益智。

四法:虎口相擦,按揉合谷。

方法:两手拇指、示指张开呈十字交叉状,左右手相对,两手稍用力同时做一正一反、一反一正方向的有节奏的虎口相对撞擦,可连续8次或10次。然后以拇指按揉合谷,左右交换,各按揉10次。每天早、晚各1次即可。

作用:通络和血,宁神开窍,明目聪耳,健脑益智,清热镇痛,解表祛风。

五法:切按指尖,捻拔十指。

方法:以一手拇指甲缘轻轻切按各指尖端,每指8次,左右交换。也可相互撞击指尖8次。然后以左手拇指、示指捻搓右手各指,并稍用力拔伸之,各1遍。左右交换。每天早、晚各1次即可。

作用:醒脑安神,滑利关节,活血化瘀,宽胸理气,强心健身。

六法:甩腕松指,擦热掌背。

方法:双臂肘关节自然屈曲,腕掌、指各关节放松,腕关节自然下垂,然后有节奏地甩动腕、掌、指关节4～8次。双手掌相对用力擦热,再擦热手背,每天早、晚各1次即可。

作用:活血化瘀,滑利关节,祛寒解表,健脑安神,消除疲劳。

七法:扳指扳趾,腕踝同转。

方法:自然坐位,双足悬空,两肘屈曲,两前臂平行,掌心向下,十指自然伸直,依次掌屈五指。扳屈五指的顺序是拇指、中指、小指、示指、环指,两手同时进行。掌屈后即伸直,幅度尽可能大些,但速度要均匀,勿用暴力。扳屈手指的同时,按照同样的顺序伸屈足趾。每趾轮换扳屈8次。然后同时转腕、踝关节,顺时针、逆时针各16次。每天早、晚各1次即可。

作用:润肺强心,健脾和胃,疏肝理气,活血化瘀,滑利关节,健脑安神,消除疲劳,加强泌尿生殖系统的功能等。

八法:阴阳两仪,尽在掌中。

方法:或站或坐,或躺或倚,法则自然,全身放松,平心静气。以两手掌心相对,保持一定距离,似持球状。凝神掌中,似两掌运球两极,上下左右缓慢转动。球体可大可小,两手的位置也可互换,但需始终保持掌心相对。呼吸自然,闭目养神,每次做5～10分钟,每天早、晚各1次即可。

作用:增补元气,平衡阴阳,疏通经络,调和气血,健脑益智,延年增寿。

(引自《手疗轻松治病》)

(四)甩手健身疗法

《手疗轻松治病》云:甩手疗法为上海形意拳家田瑞芳先生在1961年前传授,动作简单,易学易练,对某些慢性病确有显著疗效的一种体育疗法。

1. 准备　甩手前,务必心平气和,摒除杂念,身体各部位充分放松,悠闲自得,心情舒畅。这样"松""静"3～5分钟后再行甩手。

2. 姿势

(1)两足开立如肩宽,两足尖朝前,两腿自然站立,膝关节勿挺直,保持生理上的弯曲度。身体正直,两臂自然下垂,头要正直。

(2)虚领顶劲。即百会穴(两耳直上连线的中点)向上虚虚地领而顶起,颈部放松,下颏自然微内收。

(3)含胸拔背。胸大肌放松下沉,两肩微向前,胸部呈微微内含之状。同时,背部也由于两肩向前而呈向前倾,又由于虚领顶劲,似有上下对拉之意。腹部要放松。含胸,则气易下降。腹部放松,才有可能使气充实于小腹。这样,会很自然地"气沉丹田",达到"浊气下降,清气上升""上虚下实"的效果。

(4)肩膀部要放松下沉。耸肩,会使气上浮,而肩部放松下沉则可协助含胸,使气下沉于丹田。

(5)大腿、小腿、两脚都须注意放松。

(6)面部要微带笑容,才会使各部肌肉放松,全身有一种舒松适宜之感。

(7)舌要自然放平,如果舌抵上腭,就会使人紧张,不符合放松的要求。齿要轻合,口要轻闭,齿不合,口不闭,会使精神松懈,并容易口干舌燥;齿咬口闭太紧,又不符合放松的要求,所以口齿自然轻闭,否则会减弱锻炼效果。

3. 动作要领

(1)以肩部将自然伸直的两臂前送;两手手指自然舒松展开,两掌心微呈凹形,送出时,两掌心稍侧朝前,大拇指微屈侧向下,并且不超过肚脐的高度。

(2)两肩放松,让两臂自然荡回(两手掌仍保持上述形状和方向),两掌向后不超过臀部。不断重复上述1、2两个动作。

(3)两臂前甩时,必须用两肩松沉前送,切勿单臂前抬或耸肩。以两肩前送,自然荡回,这样一紧一松。

(4)两手手指须舒展,手心微凹。如果手指挺直,则会阻碍内气的运行,影响经络的舒畅。

(5)无论前甩或后荡,两臂都要保持自然伸直状,切勿弯曲肘部而单甩前臂。

(6)两足要放松踏平,不要有意用十趾抓地,随着甩手的功夫日深,会很自然地产生十趾抓地的劲力。

(7)甩手的总要领是:松、静、自然。

4. 次数、默数和速度

(1)次数:两臂前甩再荡回算 1 次。最好每天能早晚各甩 1 回,每回 2000 次,不宜太多。初学者可根据本人身体情况而定,起始可甩几百次,然后逐渐增加。

(2)默数:两臂前甩时,默数次数,两臂荡回时不数。默数须认真而清晰,思想集中于默数上,这样才能摒除杂念,达到静的境界。

(3)速度:一般甩 2000 次是 40 多分钟,但重要的是根据每个人身体情况而定,以甩后感到舒服为宜,最多勿超过 40 分钟。当选定了一种速度后,除了感到不适外,不要经常改变速度。因为甩手的最好效果是靠内动,而内动主要是靠适合于自己的有节律的运动(即外动引起内动),如经常变速,会破坏这种有节律的活动不易产生内动。

5. 注意事项

(1)在暴怒、狂喜、赌气之后和怀着急躁情绪等不正常的情况下,不要骤然进行甩手锻炼,须待心平气和后再进行。

(2)在狂风暴雨、打雷、大雾等不正常的气候条件下和空气不新鲜的环境中,不宜进行甩手锻炼。

(3)甩手前要宽衣松带,领部纽扣太紧者宜解开,腰带勿束得太紧,以舒适为度。戴眼镜者,要把眼镜取下,以利气血畅通。

(4)凡内脏有病者,宜轻甩轻荡,随着功夫日深,病情好转,再自然地增强甩动的劲力。

（5）甩手时，人体某些部位有时感到麻、胀、热或轻度刺痛，会发生嗳气、腹鸣、放屁等现象，是初步得气的表现，属正常反应，不必理会，更不要去追求，以免影响气血的正常运行。此外，在甩过一段时间后，足底会由发麻到发热，甚至热得发痛，这时仍要站在原地，不可离开和移动，否则会影响锻炼效果。

（6）出现自发动作时，不要惊慌，更不可追求，任其自然而动，当觉得有些累了，可逐渐暗示自己使之缓慢轻柔下来，缓缓甩荡若干次，缓缓活动几步，然后再去做其他活动。

（7）在甩手过程中，如感到头晕或不舒服时，则应停止，待休息后心平气和时再进行或停甩1天。

（8）凡是甩手锻炼者，都有一种共同的体会：即吃得下、睡得着、走得动。对神经衰弱、胃病、肩周炎、关节炎、肺结核、支气管炎、哮喘病等，有较显著的疗效；对高血压、肝病、心脏病患者，如能严格按要求进行，也有一定的疗效。

四、手病药疗保健法

手部疗法虽简便易行，效果神奇，但首先必须要有一双健康的手，否则就难于施治。现就手病护手保健的有关药疗配方介绍如下。

1. 指掌脱皮　指掌脱皮相当于西医的"角质松解症""剥脱性角质松解症"。通常可用夏枯草50克，蒺藜30克，车前草20克，薄荷20克。新起水疱者加茵陈20克；潮红瘙痒者加防风15克，荆芥15克。上药盛入瓷盆内，加水适量，浸泡40分钟，武火煎沸，文火煎30分钟即可。待水温适宜后浸泡患处，每次30分钟至1小时，每日早、晚各1次。7天为1疗程，一般应用1~2个疗程，即效或痊愈。在治疗过程中，应避免用肥皂、碱性剂洗手，切勿用手撕皮或涂擦护肤油脂，少食辛辣炙煿之品。

2. 甲沟炎 甲沟炎及脓性指头炎,多数是手指末节轻微的损伤,若未及时处理,致手指末节感染所致。可用生大黄粉 30 克,放入适量 75% 的酒精调成糊状,外敷患指,用纱布包扎或将药糊置入一次性输液器袋内,将患指伸入袋内药糊中外加包扎固定。患指握入另一手心中或适当热敷。每日换药 1 次。效佳。

3. 指掌皲裂 相当于西医的"进行性指掌角皮症"。可用白及、当归、熟地黄、白芍、伸筋草、透骨草、丝瓜络、云雾草各 15 克,甘草 6 克。上药用纱布包裹置于药罐中,加水适量浸泡 30 分钟,再煮沸 15 分钟。趁热先熏待药液温和后,将双手浸泡于药液中 20 分钟。每日 1 剂,早、晚各 1 次。屡用效佳。

4. 鹅掌风 常因手掌粗糙开裂如鹅掌而得名。可用甘草 30 克,苦参 30 克,地肤子 10 克,冰片 5~10 克。粗糙皲裂者加白及 15 克,潮红湿润肿胀者加山慈菇 10 克,水疱为主者加茯苓皮 15 克,上药除冰片外,加水适量,煎沸 30 分钟,停火后加入冰片(痒甚者加入 10 克,痒轻者加入 5 克),待温后,泡洗患处,每次 30 分钟,每日早、晚各 1 次,一般用药 5~10 天可愈。

5. 扳机指 扳机指与急慢性指损伤、产后受凉有关。药用花椒 15 克,徐长卿 15 克,甘草 10 克。共研细末,储瓶备用。取 4cm×3cm 大小的麝香壮骨膏,将药末均匀撒于膏药上(药末厚度 1~2mm),贴敷患处。每日换药 1 次。一般用药 4~8 天可愈。

6. 断指再植功能恢复 断指再植成活不等于成功,应用中药熏洗促进其功能恢复。药用白芍、当归头、熟大黄、白茯苓各 50 克,木香、血竭、红花、乳香、川芎、儿茶、没药各 25 克,牡丹皮、白芷、甘草各 15 克,莲肉 10 克。上药用冷水浸泡 15 分钟,用文武火煎沸 20 分钟。趁热熏洗患手 30 分钟,每日 2 次。同时配合功能锻炼。屡用屡验,效佳。